中医经典名著入门导读系列

《伤寒论》入门导读

编著◎吕志杰

中国健康传媒集团

中国医药科技出版社

内 容 提 要

本书对《伤寒论》原文进行了系统的解读，内容包括原文、注释、提要、简释、按语、方歌等。其中必要的校勘加于原文括号内；原文中具有特定含义的字词、术语等内容，在注释中做了相应的解释及注音；提要提炼了原文内容之要点；简释集古今注家注释之精华，对原文加以注解；按语进一步阐释了对原文和简释的思考；方歌涵盖了本书的重点方剂。本书层次分明，通俗易懂，适合中医药院校学生、中医药临床工作者及广大中医药爱好者阅读参考。

图书在版编目（CIP）数据

《伤寒论》入门导读/吕志杰编著.—北京：中国医药科技出版社，2024.8
（中医经典名著入门导读系列）
ISBN 978 - 7 - 5214 - 4661 - 6

Ⅰ.①伤…　Ⅱ.①吕…　Ⅲ.①《伤寒论》　Ⅳ.①R222.2

中国国家版本馆 CIP 数据核字（2024）第 106612 号

美术编辑　陈君杞
版式设计　诚达誉高

出版　**中国健康传媒集团** | 中国医药科技出版社
地址　北京市海淀区文慧园北路甲 22 号
邮编　100082
电话　发行：010 - 62227427　邮购：010 - 62236938
网址　www. cmstp. com
规格　787×1092mm ¹⁄₁₆
印张　14
字数　270 千字
版次　2024 年 8 月第 1 版
印次　2024 年 8 月第 1 次印刷
印刷　北京印刷集团有限责任公司
经销　全国各地新华书店
书号　ISBN 978 - 7 - 5214 - 4661 - 6
定价　**42.00 元**

获取新书信息、投稿、为图书纠错，请扫码联系我们。

丛书编委会

总前言

本套丛书之所以遴选《黄帝内经》（以下简称《内经》）等10部中医经典名著进行注解导读，是缘于这些论著为现代中医药学奠定了坚实的理论基础和基本的临床思维路径。这套《中医经典名著入门导读系列》包含《〈黄帝内经·素问〉入门导读》《〈黄帝内经·灵枢〉入门导读》《〈难经〉入门导读》《〈神农本草经〉入门导读》《〈伤寒论〉入门导读》《〈金匮要略〉入门导读》《〈针灸甲乙经〉入门导读》《〈中藏经〉入门导读》《〈脉经〉入门导读》《〈温病条辨〉入门导读》，可用"理、法、方、药"四字概之。

理，是指中医药学科的理论根基和知识架构，由《素问》《灵枢》和《难经》相互羽翼，共同奠定了中医药学的理论基础（包括中医药学的基本概念、基本原理、基本知识体系），并且在构建中医学理论体系时，不仅将精气–阴阳–五行–神论等中华传统文化的基因作为解释生命现象的认识方法和思维路径，而且将其直接移植于所构建的医学理论之中，渗透于中医药学的所有领域和各个层面，并与相关的生命科学知识融为一体，自此成为中医药学的文化基因并在其各个知识层面都有充分的表达和广泛的应用。如果要使中医药学科得以普及和使中医药文化知识得以传承，让广大读者能够明白中医中药之理，就必须用易懂而通俗的语言讲解《素问》《灵枢》《难经》。

法，法则、方法之谓。此处之"法"，分为治病之法和诊病之法。就治病之法而言，张仲景撰著的《伤寒杂病论》（后世分为《伤寒论》和《金匮要略》），以其所载方药予以呈现；华佗的《中藏经》载有医论49篇，联系脏腑生理病理分析内伤杂病的症状、脉象，辨治各脏腑疾病的虚实寒热，治疗时方剂配伍严密，重视服药方法；皇甫谧撰著的《针灸甲乙经》，将《内经》所载不足140穴增至349穴，记载了880余病证的治疗、配穴、针刺操作，蕴涵丰富的针刺、艾灸之法；《温病条辨》为吴瑭多年来温病学术研究和临床总结的力作，他创立了温病的三焦辨证体系，阐述风温、温毒、暑温、湿温等病证的治疗，条理分明。就诊病之法而言，王叔和撰著的《脉经》作为现存最早的脉学专著，应属于中医诊断方法的重大总结和成果，本书采撷《内经》《难经》及张仲景、华佗等有关诊病知识，搜集后汉以前的医学著作，阐述 24 种脉象，并论述了脏腑、经络、病证、治则、预后等，联系临床实际详述脉理，使脉学走向临床。

方，即方剂，是根据病情的需要将药物按照一定的规则进行组合运用。《内经》将这种把多种药物组合在一起的法则以"君臣佐使"规范之，张仲景则践行了《内经》的组方原则并将其付之于临床实践，以经典名方垂范后人如何进行组方，怎样随证遣方用药，使这些方剂至今仍作为研究方剂的典范。

药，即防治疾病的药物。《神农本草经》是最早的中药学著作，载药 365 种，首次遵循《内经》的旨意，从理论上总结出了药物的四气五味、主治功效、七情合和，其中虽然未明言药物的升降浮沉，但在其记述药物主治功效中深刻地蕴涵着这一命题。毫无争议地说，《神农本草经》是中药学科的发端和源头。虽然其中的义理并不深奥，但古人以写实的方法记录了应用药物所治病证及其功效，文字晦涩，不注不译不讲解，今人难以通晓明白，广大民众更会因其神秘而感到困惑。

方和药物是用来治病的，理论和治法是指导人们如何将药物组成有效方剂而对临证所见各种病证施加干预的，而《伤寒论》《金匮要略》《中藏经》以及清代《温病条辨》就是践行中医理论，运用《神农本草经》及其开创的中药学传载的诸种药物于临床治疗活动的具体体现。《伤寒论》和《温病条辨》所论以外感诸病的辨证施治为务，《金匮要略》《中藏经》则是以内科诸疾和妇科病证为主，从临床实践的角度阐述和发挥着《内经》《难经》及《神农本草经》所开创的中医中药学之宏伟事业。这些典籍，专业性强，义理深奥，中医中药专业人士习读尚且吃力，如果不注不译，不使其通俗易懂，那将使它们永远蒙上让广大读者难识其庐山真面目的神秘面纱，这就是我们要通俗讲解这些典籍的动因。

由于编著中医经典名著通俗解读版本是一件非常严肃而又审慎的工作，团队每个成员均勤勤勉勉，不敢有丝毫的懈怠，在选题、立题、注译、讲解各方面，历时数年，都是一丝不苟。要使全套 10 本中医经典名著的通俗讲解符合"信、达、雅"的最高境界绝非易事，整个团队顶住了重重压力，完成了这一艰巨的任务，尽管如此，仍有未尽人意之处，敬祈广大读者不吝赐教，以待再版时完善。

陕西中医药大学　张登本

2023 年 12 月 12 日

编写说明

中医学奠基于秦汉时期的四部经典著作，即《黄帝内经》《难经》《神农本草经》《伤寒杂病论》。医圣张仲景"勤求古训，博采众方，撰用《素问》《九卷》《八十一难》《阴阳大论》《胎胪药录》，并平脉辨证，为《伤寒杂病论》"。"医门之仲景，即儒家之孔子也。"《伤寒杂病论》是我国医药史上无与伦比的经典著作，对后世影响深远，古今医家皆推崇备至，被赞誉为"方书之祖""医方之经"。《伤寒杂病论》是张仲景在学承秦汉先贤典籍、联系临床，以独特的体例创作而成的，揭示了外感热病与内伤杂病的诊治规律，开创了中医学融理、法、方、药于一体的理论体系。由于历史的原因，该书一分为二，分编为《伤寒论》和《金匮要略方论》（简称《金匮要略》《金匮》）。《伤寒论》阐述了外感热病及内外相因性病证的治疗规律，《金匮要略》所述病证则以内伤杂病及妇人病为主，两书互为羽翼，应互相参读，方能深通其义。《伤寒论》六经病审病辨证论治体系的创建，更为古今医家所称道。为了传承、弘扬经典，利于初学者学习，编著《〈伤寒论〉入门导读》。

《〈伤寒论〉入门导读》以宋代林亿等校定，明代赵开美复刻本《伤寒论》为蓝本（本书对"臣亿等谨按"之内容删之，个别保留），断目自《辨太阳病脉证并治》至《辨阴阳易瘥后劳复病脉证并治》。凡条文字句、顺序及所加号码，仍依赵本，并参照了刘渡舟先生等点校的《伤寒论校注》本。每篇之前有"概述"，之后有小结。

每条古文包括以下项目：

【原文】为便于阅读，本书原文中之异体字、繁体字均径改为标准规范简体字。对原文有必要"校勘"的内容，以小字加在原文括号之内。

【注释】对原文中的重点、难点、疑点之字、词、句、脉象，以及特殊的方剂、药物等，参考古今文献，请教专家，结合心得，详加注释，必要者加以文献书证。对生僻字采用拼音与同音字予以注音。

【提要】概括原文内容之要点，力求提纲挈领，画龙点睛。

【简释】博采古今注家注释该条文之精华，结合心得，融会贯通，对原文所述的"病脉证治"作简明扼要的解释。对少数条文缺乏切实心得体会，则不作勉强解释，而择优选录某位注家的注释。历代注《伤寒论》、释《金匮》者成百上千，笔者最为推崇的古代医家是清代尤在泾。因此，《〈伤寒论〉入门导读》对尤氏的《伤寒贯珠集》选录的较多。

【按】在上述【简释】之下，加了不少笔者按语，简称为"按"。通过按语，对原文【简释】许多言之未尽的问题加以阐发、补充、述要、质疑等，并借此按语把仲景全书相关方证的原文沟通起来，以利综合研究，努力达到对《伤寒杂病论》的通释与发挥。

【方歌】记忆方药组成的好办法之一就是背方歌。因此，效法古人，对《伤寒论》的重点方剂编写了歌诀。为了体现经方汤头歌的特点，笔者所编方歌概括的内容有六点：首先是方中药物组成；二是原方用药剂量；三是原文主要脉证；四是相应病机；五是体现的治法；六是与相关方证的联系等。多是四句歌诀，或六句，个别者为八句。需要说明，几句方歌，不可能将上述六点都囊括，但必须因方证的不同，包括其中几个要点。

致力于仲景书的读者，必须将《伤寒论》《金匮要略》两书合二为一的学习，才能系统掌握医圣对伤寒病与杂病辨证论治之精华（临床上往往是伤寒中有杂病，杂病中亦有伤寒，可分又不可分，故医圣融为一书撰集之）。因此，笔者之编写，注重将一分为二的两书之相关内容联系起来通释之，读者亦应通读之、精研之，才能融会贯通，学得医圣之真谛。

笔者临证、教学以及研究仲景书几十年，但还深知自己的学识不足、经验有限，故书中难免有不妥之处，恳请明哲指正。在此特别说明，本书引用和参考了大量的古今文献（尽力引用一次文献，或与善本校对），谨向这些文献的原作者们表示诚挚感谢！

河北中医药大学　吕志杰

2023 年冬于悟道斋

目　录

辨太阳病脉证并治上

《伤寒论》中对太阳病的辨证论治分上、中、下三篇，共178条。其中上篇占30条。第1~11条主要论述了太阳病提纲证、太阳病分类、病传与不传以及病发阴阳与寒热真假；第12~30条则阐述了太阳中风证、桂枝汤加减证及禁忌证，并举若干误治救逆之法。

太阳，指足太阳膀胱经与手太阳小肠经。足太阳膀胱经，起于目内眦，上额，交巅，络脑，下项，挟脊抵腰，络肾属膀胱。手太阳小肠经，起于手小指外侧，循臂至肩，下行络心属小肠。

太阳病是外感热病的初期阶段。太阳主一身之表，为六经之藩篱，外邪侵袭，太阳首当其冲，故病邪在表所表现的证候，叫作太阳病，以"脉浮，头项强痛而恶寒"为提纲。由于病人体质有强弱，受邪有性质、程度之不同，故反映在证候上，即有伤寒、中风、温病之别。关于太阳病的治疗，原则上应以解表为主（《素问·阴阳应象大论篇》云："其在皮者，汗而发之。"）。太阳表证有偏虚、偏实之分，太阳伤寒表实证以麻黄汤为主方；中风表虚证以桂枝汤为主方。太阳温病亦属表证，治法亦应解表，但仲景未立方，后人根据其病机，治以辛凉轻透之剂。太阳病如果单纯表证并不难治，治疗得当，可迅速痊愈。然而，素有杂病里证而又感受外邪之人，证候复杂，表里、寒热、虚实难以分辨，若诊断不清，治不得法，误汗、误吐、误下、误火等，均可导致难治的坏病。误治后，表邪传里，可发展为阳明、少阳或三阴病。需要说明，《伤寒论》条文一半在太阳病篇，而真正属于太阳病单纯表证证治的条文屈指可数，其绝大部分条文是"伤寒杂病"混杂证候的辨证论治。

【原文】太阳之为病[1]，脉浮[2]，头项强痛[3]而恶寒[4]。（1）

【注释】

[1] 太阳之为病：可译为"太阳经发病的时候"。六经病提纲证与杂病中如此语句，皆可照此理解。

[2] 脉浮：轻取即得。《濒湖脉学》："浮如木在水中浮。"表病多见脉浮，而里病亦可见脉浮，如《金匮要略方论》（后文皆简称《金匮要略》）第六篇第4条曰："……脉浮者，里虚也。"然表证之脉浮为浮紧或浮缓而数，里虚证之脉浮必沉取少力。

[3] 头项强（jiāng僵）痛：即头痛项强。项，后颈部；强，是说颈部活动、顾盼、俯仰时拘紧而不能自如。"头项强痛"属于分承的修辞方法，而且是错承，即后两项"强痛"交错承接前两项"头项"。

[4] 而恶（wù悟）寒："而"，连词；"恶寒"，即憎寒怕冷。风寒表证与阳虚里证都可出现恶寒，但二者兼症不同。恶寒与振寒（发冷时全身振动发抖）相类，而振寒为正邪交争于里之象，如《金匮要略》第七篇第 12 条："振寒……为肺痈。"

【提要】论太阳病提纲证。

【简释】太阳统理营卫，主一身之表，固护于外，为诸经的藩篱。风寒之邪侵袭人体，太阳首当其冲，体表受邪，即为太阳病，亦称表证。邪干于表，正气向外抗邪，故脉应之而浮；风寒外束于表，卫外失司，故恶寒；太阳之经气运行不利，故头痛项强。此为太阳病的主要脉证，凡后文称太阳病者，多包括此脉证。"作为太阳病提纲证，虽未提发热……发热恶寒是太阳表病的主要证象，而恶寒尤为太阳表病的辨证要点。仲景在提纲证中不云发热而云恶寒，亦是为了醒珍眼目。"（《李培生医学文集》第 359 页）

【按】本条开头用"之为病"的形式表述，在《伤寒论》六经病诸篇中凡六见，在《金匮要略》中亦有多见。其意义都是举该病之特点，以达到提纲挈领的目的。

【原文】太阳病，发热，汗出，恶风[1]，脉缓[2]者，名为中风[3]。（2）

【注释】

[1] 恶风：即畏风，怕风。章虚谷说："恶寒必兼恶风，恶风必兼恶寒，但有微甚之别。"二者的区别：恶风是当风则恶，无风自安；恶寒是身居密室仍觉寒冷。

[2] 脉缓：缓脉有平脉与病脉之别。平人之脉，其脉如"初春杨柳舞风之象"（杨玄操），"欲从脉里求神气，只在从容和缓中"（《濒湖脉学》）。本条太阳中风之脉缓，是相对于下条伤寒之"紧"脉而言。

[3] 中（zhòng仲）风：指外感风寒引起的表证。《类证普济本事方》卷八云："今伤风，古谓之中风。"《金匮要略》第五篇对以"半身不遂"为主症的病亦称之为中风。

【提要】论太阳中风的主要脉证。

【简释】言太阳病，自当包括第 1 条脉证。若再有发热，汗出，恶风，脉缓等症，则名中风。人体初受风邪侵袭，营卫失调，卫阳外达与邪相争则发热；风性疏泄，以致卫不外固，营不内守则汗出；汗出腠疏，不胜风袭，故恶风。脉缓是与下条脉紧相对而言，非迟缓之谓。

【原文】太阳病，或已发热，或未发热，必恶寒，体痛，呕逆（按：《伤寒总病论》卷一无"呕逆"二字），脉阴阳俱紧[1]者，名为伤寒[2]。（3）

【注释】

[1] 脉阴阳俱紧：指寸关尺三部脉皆紧，寒邪束表常为浮紧脉。《濒湖脉学》："举如转索切如绳，脉象因之得紧名。总为寒邪来作寇，内为腹痛外身疼。"紧脉在《伤寒杂病论》主病有三，即主

寒、主痛、主实。

[2] 伤寒：证候名。此指狭义伤寒，专指风寒袭表而引起的表实证。

【提要】 论太阳伤寒的主要脉证。

【简释】 太阳病，寒邪侵犯体表，伤于寒者必恶寒，恶寒为肌体抵御寒邪而肌表紧束，腠理闭拒的反应；寒邪束表，阳气郁闭则发热，曰"或已发热，或未发热"，意在说明发热有迟早的不同，但为必有之症；寒邪外束太阳通体之气，经脉紧缩，营气滞涩，故身体疼痛；寒性收引，筋脉拘急，故脉不缓而紧；寒邪束表，影响胃气和降而上逆，可见呕逆。条文未明文有汗、无汗，但伤寒表实证，必是无汗。见此脉证，即为太阳伤寒。

【按】 太阳中风证与太阳伤寒证在全书条文中多次出现，二者既有区别，又有联系，其区别表现在以下四个方面：①外感风寒，以受风为主者，名曰"太阳中风"；以感寒为主者，名曰"太阳伤寒"。②感受风寒较轻者为"中风"；较重者为"伤寒"。③素体不同，体质较弱者而感受风寒较轻，则表现为表虚证，即桂枝汤证（见12条）；体质较强者，而感受风寒较重，则表现表实证，即麻黄汤证（见35条）。④中风与伤寒区别的要点是：有汗与无汗，脉浮缓与脉浮紧。

【原文】 伤寒一日，太阳受之，脉若静[1]者，为不传；颇欲吐，若躁烦，脉数急[2]者，为传[3]也。（4）

【注释】

[1] 脉若静：指太阳病初起的脉象表现。若，作假如解；"静"是未变之意，与下文"数急"相对。

[2] 脉数（shuò 朔）急：急与疾同，脉快。此句与上文"脉若静"对应，为辨别传与不传之要点。

[3] 传：指疾病传经、证候变化之义。

【提要】 论伤寒传与不传的脉证。

【简释】 此言伤寒，包括中风在内。伤寒一日，言太阳病初起。脉静是太阳病初起的脉象，即浮缓或浮紧之脉象未变，脉不变故知其病亦未变，即为不传；若有颇欲吐之势，或者表现躁烦之症，而脉象又见数急，是表邪内传的脉证。

【按】 此条凭脉辨证，测知病邪传与不传。脉诊是中医学的独特诊法和宝贵经验，《素问·脉要精微论篇》曰："微妙在脉，不可不察。"张仲景及历代医家都很重视诊脉在辨证中的实用价值。可以这样说，不掌握微妙的诊脉技巧，便不能成为合格的中医。

【原文】伤寒二三日，阳明少阳证不见[1]者，为不传也。（5）

【注释】

[1] 见（xiàn）：现的古字，即表现。

【提要】承上条论伤寒之不传的辨证。

【简释】伤寒二三日，本有传变之可能，若既不见"胃家实"之阳明病证候，又不见口苦、咽干、目眩等少阳病证候，此乃病邪未传，证候未变，邪气仍在太阳。

【按】《素问·热论篇》："伤寒一日，巨阳受之；二日，阳明受之；三日，少阳受之。"受者，感受邪气也。仲景师承《黄帝内经》之义而论之。传变的意义，是由外传内，或由此传彼。但传变与否，要凭脉证而定，不必拘于日数。

上条举太阳病而言脉，此条举阳明、少阳病而言证，两条互参，意在说明，临床上要脉症合参，如上条后半段之例。三阳病辨证如此，三阴病亦应如此；热病如此，杂病亦应如此，百病皆然。

【原文】太阳病，发热而渴，不恶寒者，为温病[1]。若发汗已，身灼热者，名风温[2]。风温为病，脉阴阳俱浮，自汗出，身重[3]，多眠睡，鼻息必鼾[4]，语言难出。若被下[5]者，小便不利，直视失溲[6]；若被火[5]者，微发黄色，剧则如惊痫，时瘈疭[7]；若火熏之，一逆尚引日[8]，再逆促命期[9]。（6）

【注释】

[1] 温病：为温邪所致的外感热病，属广义伤寒之一。

[2] 风温："即温病之坏病，非温病外又有风温也"（程郊倩）。故这与后世温病学所说的"风温"不同。

[3] 身重：为热邪壅盛，正气损伤所致的身体笨重，这与湿邪阻滞所致的身体困重不同。

[4] 鼾（hān 酣）：熟睡时粗重的呼吸声，俗称打呼噜。此乃热盛神昏的表现之一。

[5] 被下、被火：被，遭遇。"被下"指误用了下法；"被火"指误用烧针、火熏、艾灸等火疗法。

[6] 失溲（sōu 搜）：溲，大小便。《史记·扁鹊仓公列传》："令人不得前后溲。"司马贞《史记索隐》："前溲，谓小便；后溲，大便也。"结合前文，"失溲"当指二便失禁。

[7] 瘈疭（chì zòng 翅纵）：俗称"抽风"。瘈疭之"瘈"，是筋急挛缩；"疭"，是筋缓纵伸。此为手足时伸时缩之抽动不止的状态，是热极生风的证候。

[8] 一逆尚引日："逆"，反也，指治法违反病情，即误治。"引日"，延续时日。

[9] 促命期：指缩短了生存的期限。"促"，缩减，短缺。

【提要】温病证候及误治后的变证。

【简释】《素问·热论篇》："今夫热病者，皆伤寒之类也。"《难经·五十八难》："伤寒有五，有中风、有伤寒、有湿温、有热病、有温病。"可知温病属广义伤寒病范畴。温病的主要特点是"发热而渴，不恶寒"。这与太阳病中风、伤寒之发热，口不渴，必恶寒的证候不同。温病为热邪，邪热充斥内外，最易伤耗阴津，故起病之初发热的同时，即口微渴，而不恶寒，或微恶寒。

温病的治疗以清热透邪为大法，切忌辛温发散。即使温病初起，邪在肺卫，亦只宜辛凉之剂，若误用麻桂辛温发汗方法，必致邪热更盛，发热不但不降，反而升高为"身灼热"等变证，名之曰"风温"。风温为病，其证候以周身灼热，即高热灼手，体温高达40℃上下为主症，其脉象必浮数有力，邪热迫津外泄，故自汗出；壮火食气，正气损伤，故身重。病情进一步加重，邪热不仅伤耗气阴，并且"逆传心包"，神识不明，则病人表现"多眠睡，鼻息必鼾，语言难出"等昏迷状态。

上述风温变证，应当用甘寒清热，养阴救液，醒神开窍的方法，切忌用泻下、火攻之法。若辨证不准，妄用攻下，必然促使病情恶化，出现小便不利，甚至两目直视，大小便失禁等危候；若误用火攻，是以热治热，两阳相熏灼，轻者因热伤血分而皮肤微发黄色，重者热极风动，灼伤津液，筋失所养而出现惊痫，时时抽搐。治温病最忌用火，若已被火而复以火熏之，一次误治，尚可延续时日；若一再误治，则病人就有生命危险了！

【原文】病[1]有发热恶寒者，发于阳也；无热恶寒者，发于阴也。发于阳，七日愈；发于阴，六日愈。以阳数七，阴数六[2]故也。(7)

【注释】

[1] 病：多数医家认为是指广义伤寒病，个别学者认为是"伤寒与杂病统纳其中"。

[2] 阳数七，阴数六：《易传·系辞·上》曰："天一地二，天三地四，天五地六，天七地八，天九地十。"凡奇数一三五七九象天，偶数二四六八十象地。天为阳，地为阴，所以赋予阴阳于数。

【提要】论阴阳寒热的辨证纲领。

【简释】发热恶寒发于阳，无热恶寒发于阴，是根据疾病初期有无发热，以判定病发于阳或发于阴。若感受邪气后，阳气与邪气相争于表，则发热恶寒之症并见，即病发于阳；若邪气侵犯人体，阳气不能与之相争，则无热恶寒，即病发于阴。疾病的愈期，每因受邪的轻重、人体的强弱、治疗的当否而有所不同。此云"发于阳，七日愈；发于阴，六日愈"之实际意义有待研究。

【按】历代医家对此条都颇为重视，主张将其移于六经病篇之首，作为六经病辨证的总纲。但对其文义的具体理解则多有争议。归纳诸家之见，大体有六。

（1）认为发于阳与发于阴是辨外感病之阳证与阴证的总纲；

（2）认为发于阳是发于阳经，发于阴是发于阴经；

（3）认为发于阳是发于太阳，发于阴是发于少阴；

（4）认为发于阳是风邪为病（风为阳邪），发于阴是寒邪为病（寒为阴邪）；

（5）认为发于阳是发于表，发于阴是发于里。

（6）现代有的学者认为，句首的"病"字是广义的，泛指百病，伤寒与杂病统纳其中。发于阳指外感病，发于阴指内伤病。此种见解的理论根据是《灵枢·百病始生》"夫百病之始生也，皆生于风雨寒暑，清湿喜怒。喜怒不节则伤脏，脏伤则病起于阴也"以及《素问·调经论篇》所言"夫邪之生也，或生于阴，或生于阳，其生于阳者，得之风雨寒暑，其生于阴者，得之饮食居处，阴阳喜怒"。

上述诸家之不同见解，都是根据阴阳的基本概念，阐发各自对病"发于阳"与"发于阴"之个人理解，都有一定的临床指导意义。

【原文】太阳病，头痛至七日以上自愈者，以行其经[1]尽故也。若欲作再经[2]者，针足阳明，使经不传则愈。(8)

【注释】

[1] 行其经：指邪在太阳本经。

[2] 欲作再经：指邪气将传经于阳明。

【提要】太阳病自愈之机及预防传经的针法。

【简释】太阳病包括脉浮、头痛、发热、恶寒等症，今只言头痛，是省文。《素问·热论篇》："其不两感于寒者，七日巨阳病衰，头痛少愈"（如果病不是阴阳表里两感于寒的，则第七日太阳病邪气渐退，经气渐和，故头痛在短时间向愈）。这说明，太阳病至七日，正胜邪却，故自愈。若不愈，欲作再经，邪气有欲向阳明传变趋势，则可予先针足阳明经穴。《灵枢·经水》云："足阳明，五脏六腑之海也，其脉大血多。"由于阳明经多气多血，故针刺其穴位，可调动气血以助正御邪，使邪不再经而病得解。

【按】"七日"是太阳经抗邪之期，勿误解为疾病传变过程。文中言"行其经尽"，意指正气与外邪交争于太阳经，数日之后正胜邪退，病将告愈。验之临床，感冒者一般7日左右自愈。如果及时正确治疗，病程可缩短为2~3日；如果失治误治，则可延至10日以上，甚至发生传变。

此外，"若欲作再经者，针足阳明"之说，乃以针法为例，提示医家应重视防病传变的"治未病"思想。

【原文】太阳病，欲解时，从巳至未上[1]。（9）

【注释】

[1] 从巳至未上：指从巳（9～11）时到未（13～15）时的6个小时时间。古人用十二地支（子、丑、寅、卯、辰、巳、午、未、申、酉、戌、亥）表示十二个时辰，每个时辰相当于今天的2个小时。

【提要】推测太阳病欲解之时。

【简释】太阳病正胜邪微，在将解未解之际，预计将解于巳至未上。这段时间日丽中天，阳光普照，是一日之中阳气隆盛之时。太阳病欲解于此时，是因人体阳气得天阳之气（如得麻桂之剂）的资助，故病可向愈。证之临床，确有应验。特别是大病久病，与时辰及气候之变化关系更为密切。刘渡舟先生说："我年幼时学中医，就见过有些老大夫诊病水平很高，对于疾病什么时候加重、什么时候痊愈，有一定预见性。说明这些理论还是比较科学的。"（《刘渡舟伤寒论讲稿》第32页）

【按】六经病证"欲解时"机制之探讨。《素问·宝命全形论篇》云："人以天地之气生，四时之法成""天覆地载，万物悉备，莫贵于人"。人生活在大自然之中，与天地四时之气息息相关，人体的阳气随天阳的变化而变化，正常的生理活动与天气相应，异常的病理变化也必然随天气而变化。这种相应，这种变化，以年为周期，亦以一日之中的时辰为周期。本条正是以天人相应为指导思想，预测太阳病欲解之时，具有一定的临床意义。

论中其他五经皆有欲解时一条，引录如下。

阳明病，欲解时，从申至戌上。（193）

少阳病，欲解时，从寅至辰上。（272）

太阴病，欲解时，从亥至丑上。（275）

少阴病，欲解时，从子至寅上。（291）

厥阴病，欲解时，从丑至卯上。（328）

方有执说："厥阴属木，王於丑寅卯之三时。正气得其王时，邪退而病解，在六经皆然。"（《伤寒论条辨·辨厥阴病脉证并治》）

总之，六经病欲解时的推断是以天人相应的整体关系为依据。健康时，人体的阴阳消长与自然界的阴阳消长相一致；患病时，自然界的阴阳消长对人体气血阴阳的变化也必然产生一定的影响，这种影响就是预测和推断疾病欲解的理论依据。疾病的欲解虽与自然界阳气盛衰有关，但这只是一个外部影响，只是提供了一定的有利条件，并不是决定的因素，而病解与否，决定的因素是人的内因、正确的诊治、邪正进退的发展趋势等情况。总之，对其欲解时不可过分拘执。

【原文】风家[1]，表解而不了了者[2]，十二日愈。(10)

【注释】

[1] 风家：家，指久患某病之人。风家，指平素易感受外邪的人。

[2] 不了了者：指患者表证虽解而身体还不轻爽。《輶轩使者绝代语释别国方言·二》："了，快也。"

【提要】预测风家表解，正复自愈之时。

【简释】平素容易感受外邪之人，患了太阳病，经过治疗之后，表邪虽解而身体尚未完全康复，病者仍觉身体不爽快，这些不适感不必再治疗，经过一定时日的调养，自然会消失。十二日，乃约略之辞，不可拘泥。这提示外感病缓解之后尚需调养，以防"瘥后劳复"，确有实际意义。

【按】本条所谓"风家"，古今注家认为是指太阳中风 (桂枝汤证)，或是泛指太阳病患者。笔者认为，仲景书常以"家"字代表某种宿疾，故"风家"是指经常易患中风之人。由于平素卫阳不足，表气不固，则易感受外邪，表解之后，其正气恢复而阴阳自和，尚需多待时日，故不能"至七日以上自愈者"(8)，可待"十二日愈"。

【原文】病人身大热，反欲得衣者，热在皮肤，寒在骨髓也；身大寒，反不欲近衣者，寒在皮肤，热在骨髓也。(11)

【提要】举例说明辨寒热真假的要点。

【简释】病人身大热，反而怕冷，欲穿衣覆被者，是热在外表、寒在内里的真寒假热证；身大寒，反不怕冷，不欲穿衣覆被者，是寒在外表、热在内里的真热假寒证。对如此"寒极似热"与"热极似寒"的证候，一定要四诊合参，综合分析，去伪存真，治病求本。

【按】发热、恶寒是外感病常见的症状，病情单纯者容易辨证，病情危重而证候复杂者，则往往出现假象。本条以寒热为例，根据病人表现的矛盾证候，透过现象而探求本质，以分辨寒热之真假，这对于危重病人的辨证论治极有指导意义。如何四诊合参，辨别寒热之真假呢？

【原文】太阳中风，阳浮而阴弱[1]，阳浮者热自发，阴弱者汗自出，啬啬恶寒[2]，淅淅恶风[3]，翕翕发热[4]，鼻鸣干呕者[5]，桂枝汤主之。(12)

桂枝汤方：桂枝三两 (去皮[6])，芍药三两，甘草二两 (炙)，生姜三两 (切)，大枣十二枚 (擘)。上五味，㕮咀[7]三味，以水七升，微火煮取三升，去滓，适寒温[8]，服一升。服已须臾[9]，啜[10]热稀粥一升余，以助药力。温覆令一时许，遍身漐漐微似有汗者益佳[11]，不可令如水流漓，病必不除。若一服汗出病瘥[12]，停后服，不必尽剂。若不汗，更服依前法。又不汗，后服小促其间[13]，半日许令三服尽。若病重者，一日一夜服，周时[14]观之。服一剂尽，病证犹在者，更作服[15]。若不汗出，乃服至二三剂。禁生冷、黏滑、肉面、五辛[16]、酒酪[17]、臭恶[18]等物。

【注释】

[1] 阳浮而阴弱：为双关语，既言脉象，又指病机。阴阳以浮沉言，非寸尺也。其脉象轻取明显，故曰"阳浮"；重按少力，故曰"阴弱"。第95条解释其病机为"荣弱卫强"。

[2] 啬啬（sè 涩）恶寒：怕冷畏缩的样子。

[3] 淅淅（xī 析）恶风：如寒风冷雨侵犯体表之状。

[4] 翕翕（xì 息）发热：如羽毛覆盖之温暖发热的样子。第192条曰："翕翕如有热状。"

[5] 鼻鸣干呕者：外邪束表，影响肺窍不利与胃失和降的表现。鼻鸣是鼻塞乍通而发出的声音，可能就是指打"喷嚏"之声。联系临床，鼻鸣多见，干呕（恶心）少见。

[6] 去皮：吴谦曰："桂枝气味辛甘，全在于皮。若'去皮'，是枯木矣，如何有解肌发汗之功？宜删此二字，后仿此。"（《医宗金鉴·订正仲景全书·伤寒论注》）"去皮"不是去掉桂枝的皮质部，可能是指去掉表面的粗皮。

[7] 㕮咀（fǔ jǔ 府举）：本义用口将药物咬碎。李东垣说："㕮咀，古制也。古无刀，以口咬碎，令如麻豆煎之。"后世则用工具将药制碎。

[8] 适寒温：使药液凉至温和可口时服之为适宜。适，使动用法。

[9] 须臾（yú 于）：片刻，大约15分钟。

[10] 啜（chuò 绰）：吃，喝。

[11] 遍身漐漐（zhé 折）微似有汗者益佳：患者服药、喝粥、温覆之后，以全身微微地持续汗出为宜。"漐漐"，指汗出极微，皮肤潮润的样子。"似"字之本义，《尔雅》释"似"为"嗣也"，即持续之义。《伤寒杂病论》方后注中用"似"字处不少，应认真对待，正确理解。

[12] 病瘥（chài）：病愈。

[13] 小促其间：稍稍缩短服药的间隔时间。

[14] 周时：一昼夜24小时，称周时。

[15] 更作服："更"，再、又。"作"，量词，表示动量，相当于"次"。

[16] 五辛：泛指有刺激性气味的蔬菜。

[17] 酪（lào 落）：由动物乳汁做成的食物。

[18] 臭恶：指不良气味的食物。

【提要】 论太阳中风的证治、药物煎服法及饮食禁忌。

【简释】 太阳中风，概指第1条的"脉浮，头项强痛而恶寒"与第2条的"发热，汗出，恶风，脉缓"等脉证。阳浮而阴弱，即"荣弱卫强"之机与脉浮缓之象。卫阳抗邪，正邪交争，故热自发；营阴弱于内，不能自守，故汗自出。所谓

"啬啬恶寒，淅淅恶风，翕翕发热"，是生动形象地描述了太阳中风，风寒束表之证候。此外，外邪束表，肺窍不利则鼻鸣；影响于胃，胃气上逆则干呕。对如此外感风寒营卫不和的证候，应以桂枝汤为主治之方。方中桂枝辛温，解肌祛风；芍药酸寒，敛阴和营；生姜之辛，助桂枝以解表；大枣之甘，助芍药以和里；炙甘草味至甘而补中，调和诸药。全方五药配合，刚柔相济，相反相成，是于发汗中寓敛汗之旨，和营中有调卫之功，共奏助正祛邪，安内攘外之效。服用本方，尤须啜粥以助药力，使谷气得充，培养汗源，则微汗而解。柯韵伯对于桂枝汤的临床运用，作了如下论述，他说："此为仲景群方之魁，乃滋阴和阳，调和营卫，解肌发汗之总方也。凡头痛发热，恶风恶寒，其脉浮而弱，汗自出者，不拘何经，不论中风、伤寒、杂病，咸得用此发汗。若妄汗、妄下而表不解者，仍当用此解肌。如所云头痛发热，恶寒恶风，鼻鸣干呕等病，但见一症即是，不必悉具，惟以脉弱自汗为主耳"（《伤寒来苏集·伤寒附翼·太阳方总论》）。

桂枝汤方后注文的服药法则，除了注重啜粥之外，并可归纳为如下 6 个方面。

（1）服解表药后，要嘱病人覆被 2 小时左右，达到全身微微地汗出，不要汗出过多，以免伤正而邪仍不解。

（2）中病即止，不必尽剂。

（3）在 6 小时内将一剂药服完，即每隔 2 小时服 1 次，若第 1、2 次服药后仍不出汗者，第 3 次服药时间可稍提前。清代温病名家吴鞠通所创的辛凉解表方银翘散，在服药时要求"病重者二时一服"，"轻者三时一服"，即宗仲景之法而来。

（4）对外感重者，要"一日一夜服"，采取日夜连续用药方法，务使药力接续，以驱外邪。

（5）外感病服药一二剂，最多服至第三剂即应热退病愈或见效。否则不是辨证不准，就是选方有误，或是病情已变，此时，医者应重新辨证论治。这便是"乃服至二三剂"之义。

（6）桂枝汤方后注最后指出"禁生冷、黏滑、肉面、五辛、酒酪、臭恶等物"，这明确指出了病人在服桂枝汤时的饮食禁忌。推而广之，服用其他方药治病，同样有饮食禁忌，如《伤寒论》其他不少条文的方后注中都说"如桂枝汤法将息及禁忌"，即是此意。

上述服药法则，特别是"半日许令三服尽"之法，不仅能提高桂枝汤的疗效，而且应视为治外感病之解表剂的通法。

【按】桂枝汤为仲景群方之冠，功能解表和里，外证得之调和营卫以解表，内证得之调和阴阳以和里，故前人王子接等说桂枝汤是和剂。桂枝汤与麻黄汤之专于发表以及三承气之专于泻里者不同。

《伤寒论》涉及桂枝汤的条文除本条外，还有以下28条，即第13、15、16、17、18、19、24、25、26、28、29、42、44、45、53、54、56、57、62、91、95、162、164、234、240、276、372、387条。根据《伤寒论》对本方证的叙述，桂枝汤的具体运用可归纳为如下五点：①太阳中风，症见发热，汗出，头痛，恶风，鼻鸣，干呕，脉浮缓或浮弱等。②太阳病汗下后，外证未解，如下之后，其气上冲；伤寒发汗已解，半日许复烦，脉浮数等。③营卫不和，症见常自汗出，或脏无他病，时发热，自汗出而不愈者。④表里证俱在，当先解表者。如伤寒不大便六七日，而头痛有热，小便清者；心下痞而兼恶寒者；阳明病，脉迟，汗出多，微恶寒者；或病人烦热如疟，脉浮虚者；太阴病，脉浮者。⑤表里同病而里病为急者，当先治其里，里和表未解，仍身体疼痛者，或霍乱病吐利止而身痛不休者。

《金匮要略》涉及桂枝汤证主要有两篇：一是妊娠病篇第1条治妊娠恶阻；一是产后病篇第8条治产后中风。此外，第十篇第19条有乌头桂枝汤；第十七篇第36条与《伤寒论》第372条相同。

【方歌】

辛甘微酸桂枝汤，芍药甘草枣生姜，
解肌发汗和营卫，内病失调和阴阳。
伤寒类方须研究，随证加减明主方。
背诵原文记方歌，术之与道圣书藏。

【原文】太阳病，头痛，发热，汗出，恶风，桂枝汤主之。(13)

【提要】承上条论桂枝汤的主治证候。

【简释】本条所述太阳病四个症状，从头痛、发热、恶风三个症状，难以分辨是中风表虚证还是伤寒表实证，唯汗出一症才是桂枝汤证的突出特点。柯韵伯："此条是桂枝本证，辨证为主，合此证即用此汤，不必问其为伤寒、中风、杂病也。今人凿分风寒，不知辨证，故仲景佳方置之疑窟。"（《伤寒来苏集·伤寒论注·桂枝汤证上》）

【原文】太阳病，项背强几几[1]，反汗出恶风者，桂枝加葛根汤主之。(14)

桂枝加葛根汤方：葛根四两，桂枝二两（去皮），芍药二两，生姜三两（切），甘草二两（炙），大枣十二枚（擘）。上六味，以水一斗，先煮葛根减二升，内[2]诸药，煮取三升，去滓，温服一升。覆取微似汗[3]，不须啜粥，余如桂枝法将息[4]及禁忌。

【注释】

[1] 几几（shū 殊）：病人项背拘紧不柔和之状，甚者"不能展顾之貌"（尤在泾）。成无己《注解伤寒论》云："几几，音殊，短羽鸟飞几几也。"

[2] 内：音义同"纳"，加入之意。

[3] 覆取微似汗：似，助词，用在动词前相当于"地"；用在名词前相当于"的"。第12条之所谓"微似有汗"，就是"微微地汗出"；本条的"覆取微似汗"，就是"用被子覆盖患者，让他取得微微的汗液"。后文凡桂枝汤类、葛根汤类、麻黄汤类等发汗解表剂，皆采取"覆取微似汗"的原则。

[4] 将息：调养，护理，并包括服药法。

【提要】太阳中风兼太阳经气不舒的证治。

【简释】太阳之经输在背，太阳病，邪入于输而经气不舒，故项背强几几。后文第31条曰："太阳病，项背强几几，无汗恶风，葛根汤主之。"两条相比较：彼曰"无汗"，为表实证；此曰"汗出"，为表虚证。"项背强几几"多见于太阳病表实证，而今见于表虚证，故曰"反"。是此经输实而表虚证，治宜桂枝汤以解肌，加葛根以疏通经脉之气，而解经输之邪也。

【原文】太阳病，下之后，其气上冲[1]者，可与[2]桂枝汤，方用前法[3]。若不上冲[1]者，不得与之。（15）

【注释】

[1] 气上冲……不上冲：气上冲代指表证仍在，不上冲代指表邪内陷。

[2] 可与：同"予"，给的意思。《伤寒杂病论》用方的说法不同，多数曰"主之"，其次曰"宜"，少数曰"宜……主之"，个别曰"可与"。刘渡舟先生认为："主之"是临证决定的意思，也就是非此方不可。"宜"与"主之"较为接近，是应该的意思。"可与"和"主之"、"宜"就大不相同了，是设法预变的意思，带有一定商榷的口吻。

[3] 前法：指前条桂枝汤方后的煎服法。

【提要】太阳病误下后的不同证情及治法。

【简释】太阳病，应从表解，反而用了下法，易使邪气内陷致变。辨证的关键在于其气上冲与不上冲。成无己曰："太阳病属表，而反下之，则虚其里，邪欲乘虚传里，气上冲者，里不受邪而气逆上与邪争也，则邪仍在表，故当复与桂枝汤解外。其气不上冲者，里虚不能与邪争，邪气已传里也，故不可更与桂枝汤攻表。"（《注解伤寒论》）

【原文】太阳病三日，已发汗，若吐，若下，若温针[1]，仍不解者，此为坏病[2]，桂枝不中[3]与之也。观其脉证，知犯何逆，随证治之。桂枝（按：

《金匮玉函经》卷二有"汤"字）本为解肌[4]，若其人脉浮紧，发热汗不出（按：《金匮玉函经》《千金要方》《千金翼方》卷九"汗不出"并作"无汗"二字）者，不可与之也。常须识[5]此，勿令误也。（16）

【注释】

[1] 温针：是针刺与艾灸合并使用的一种方法，即针刺一定穴位，将艾绒缠于针柄上点燃，使热气透入。

[2] 坏病：施治不当所致变病。柯韵伯："坏病者，即变证也。"

[3] 不中（zhōng 仲）：不适合。《论语·子路》："刑罚不中，则民无所措手足。""不中"为（河南）地方之方言。

[4] 解肌：方有执："肌，肤肉也。"解肌指发肌肉之汗以祛风邪，与麻黄汤发皮肤之汗不同。

[5] 识（zhì 志）：记住，铭记。

【提要】承上条论太阳病误治而致坏病的处理原则以及桂枝汤的功用与禁忌证。

【简释】患太阳病历经数日，用发汗，或吐、或下、或温针等法治疗，病仍不解，此为坏病。几经误治的坏病，不可再与桂枝汤。应当仔细观察其脉证，明确其所犯的何种错误，随着误治所造成的坏病证候，进行恰当的治疗。桂枝汤是治太阳中风的主方，为解肌发汗祛邪而设，适用于脉浮缓，发热，汗出等症。若脉浮紧，发热，汗不出，此为太阳伤寒，当用麻黄汤。临床要铭记辨证论治的法则，切勿妄治。

【按】条文"观其脉证，知犯何逆，随证治之"一句，不仅仅是治疗"坏病"的法则，而且是治疗一切疾病的总则。因为，任何疾病，热病也好，杂病也罢，无不根据四诊合参，全面分析病人的临床表现，从而判断病因病机，然后确立治法，并处方、用药。切记："观其脉证，知犯何逆，随证治之。"此乃中医临床的大经大法，不可粗略读过。

【原文】若酒客病，不可与桂枝汤，得之则呕，以酒客不喜甘故也。（17）

【提要】以酒客为例，提示湿热内蕴者禁用桂枝汤。

【简释】嗜酒之人，久必伤脾，脾失健运，湿热内生。若酒客患太阳病桂枝证，不可与桂枝汤。若误服桂枝汤辛甘温之剂，辛温助热，味甘酿湿，胃失和降而上逆，则发生呕吐。辛甘温的桂枝汤对酒客家患中风不可用，可辨证采用辛凉透邪，甘淡微苦化湿之法。

【原文】喘家作，桂枝汤加厚朴杏子佳。(18)

桂枝加厚朴杏子汤方：桂枝三两（去皮），甘草二两（炙），生姜三两（切），芍药三两，大枣十二枚（擘），厚朴二两（炙，去皮），杏仁五十枚（去皮尖）。上七味，以水七升，微火煮取三升，去滓，温服一升。覆取微似汗。

【提要】论喘家而病太阳中风的治法。

【简释】"平日素有喘之人，名曰喘家，喘虽愈，而得病又作，审系桂枝证"（陈念祖《伤寒论浅注》卷一）宜用桂枝汤加厚朴、杏仁，解肌祛风以除新邪，利肺降气以治宿喘。

【原文】凡服桂枝汤吐者，其后必吐脓血也。(19)

【提要】里热盛者禁用桂枝汤。

【简释】桂枝汤辛温解表且能助阳，里热病证自当禁用。本条以服桂枝汤后吐脓血为例，说明阳热内盛，或湿热蕴结之人，误服辛温之剂，以温助热，可致热伤血络等不良后果。所谓"桂枝下咽，阳盛则毙"（《伤寒论·伤寒例》），即此之类也。

【按】"吐"，可见于病源于胃之呕吐与病源于肺之咳吐。从"吐脓血"三字着眼，吐血来自于胃，而吐脓多来自于肺，若与《金匮要略》第七篇肺痈病联系起来看，"吐脓血"是病源于肺也。

肺痈早期（表证期）"风伤皮毛"的证候与太阳中风的表现颇相类似，若不治病求因，详加辨证，误服了桂枝汤，则是以温热之药而治热毒内蕴之病，其结果是以热助热，"热伤血脉……热之所过，血为之凝滞，蓄结痈脓"，"其后必吐脓血"。因此，对于里热之人，桂枝汤不宜也，临床应谨记之。

【原文】太阳病，发汗，遂漏不止[1]，其人恶风，小便难，四肢微急，难以屈伸者，桂枝加附子汤主之。(20)

桂枝加附子汤方：桂枝三两（去皮），芍药三两，甘草三两（炙）（按：据桂枝汤剂量，甘草应为二两），生姜三两（切），大枣十二枚（擘），附子一枚（炮，去皮，破八片）。上六味，以水七升，煮取三升，去滓，温服一升。本云[2]：桂枝汤，今加附子。将息如前法。

【注释】

[1] 遂漏不止：遂，因而；漏，指汗漏。

[2] 本云：校勘语。也称"旧云"。

【提要】论过汗伤卫阳而表不解的证治。

【简释】太阳病的治法，虽然以发汗为主，但以絷絷汗出为佳。今发汗太过，伤及阳气，卫阳不固，故遂漏不止，其人恶风；汗漏于外，则津亏于内，故小便难（量少而不畅）；阴阳俱伤，四肢失于阳气的温煦与阴液的濡养，故四肢轻度拘急，屈伸不利。"是宜桂枝汤解散风邪，兼和营卫，加附子补助阳气，并御虚风也。"（《伤寒贯珠集·太阳篇上·太阳斡旋法》）

【按】此条遥承第12条"……不可令如水流漓，病必不除"之戒，补出治疗方法。一般来说，桂枝汤发汗，不至于"遂漏不止"。故此条所谓"太阳病发汗"，盖指本为桂枝汤证，却用了麻黄汤峻汗之剂所造成的后果。

【原文】太阳病，下之后，脉促胸满者，桂枝去芍药汤主之。（21）

桂枝去芍药汤方：桂枝三两（去皮），甘草二两（炙），生姜三两（切），大枣十二枚（擘）。上四味，以水七升，煮取三升，去滓，温服一升。本云：桂枝汤，今去芍药。将息如前法。

【提要】论太阳病误下后，胸阳受挫，表证未解的证治。

【简释】太阳病本应采用汗法，反误用下法，挫伤正气，邪气影响心胸，故胸满；心胸阳气奋起抗邪，故脉促。正气虽然受到误下的挫伤，但表邪尚未内陷，故用桂枝汤去芍药之阴柔，振奋心胸之阳气，宣散在表之邪气。

【按】太阳病误下导致"脉促"，后文第34条与第140条有类似记述。这三条"脉促"之义有两种解释：一是指脉来急迫，一是指脉数而时有一止。分析三条"脉促"之病机，结合临床之观察，以脉来急促更切合条文本义，但脉数时有一止者亦可用本方。

【原文】若微恶寒者，桂枝去芍药加附子汤主之。（22）

桂枝去芍药加附子汤方：桂枝三两（去皮），甘草二两（炙），生姜三两（切），大枣十二枚（擘），附子一枚（炮，去皮，破八片）。上五味，以水七升，煮取三升，去滓，温服一升。本云：桂枝汤，今去芍药加附子。将息如前法。

【提要】承上条论误下后卫阳亦虚的证治。

【简释】若误下之后，阳气损伤较甚，故不但胸阳受挫而胸满，而且卫阳不足而微恶寒。由于表证未解，阳气已虚，故用桂枝去芍药加附子汤助阳气，祛表邪。

【按】《脉经》《金匮玉函经》《千金翼方》及《注解伤寒论》等，皆把第21条与22条连为一条，《伤寒贯珠集》亦如此。

【原文】太阳病，得之八九日，如疟状[1]，发热恶寒，热多寒少，其人不呕，圊便欲自可[2]，一日二三度发，脉微缓者，为欲愈也。脉微而恶寒者，此阴阳俱虚[3]，不可更[4]发汗、更下、更吐也。面色反有热色[5]者，未欲解也，以其不能得小汗出，身必痒，宜桂枝麻黄各半汤。（23）

桂枝麻黄各半汤方：桂枝一两十六铢（去皮），芍药，生姜（切），甘草（炙），麻黄（去节）各一两，大枣四枚（擘），杏仁二十四枚（汤浸，去皮尖及两仁者）。上七味，以水五升，先煮麻黄一二沸，去上沫，内诸药，煮取一升八合，去滓，温服六合。本云：桂枝汤三合，麻黄汤三合，并为六合，顿服。将息如上法。

【注释】

[1] 如疟状：指恶寒发热一日二三度发，类似疟病，但发无定时。疟病以恶寒与发热交替出现，发有定时为特点，详见《金匮要略》疟病篇。

[2] 圊（qīng 清）便欲自可：大便正常之意。圊：即厕所。

[3] 脉微而恶寒者，此阴阳俱虚：此指表里俱虚，脉微为里虚，恶寒为表虚。

[4] 更：再次之意。由此推论，所谓"阴阳俱虚"，是误用汗、吐、下所致。

[5] 热色：面色潮红的样子。

【提要】论太阳病八九日，邪虽衰而表未解的证治。

【简释】太阳病得之八九日，时日较久，病如疟状，表现为发热恶寒，热多寒少，一日二三度发，脉象趋于和缓，其人并无呕吐及大小便失常等传里之变，可知为表证未解而病邪已衰，正气抗邪外出欲愈之势。其面色潮红与身痒，皆表邪欲解而未解，邪郁于表而不得小汗出之故。宜用桂枝麻黄各半汤，取其微汗而解。方名桂枝麻黄各半汤，实际为桂枝汤、麻黄汤二方各取三分之一，为发汗轻剂。因本证无汗不得专用桂枝汤，寒少不得专用麻黄汤，故以轻量桂麻合剂，小发其汗，解表而不伤正。尤在泾："夫既不得汗出，则非桂枝所能解，而邪气又微，亦非麻黄所可发，故合两方为一方，变大制为小制，桂枝所以为汗液之地，麻黄所以为发散之用，且不使药过病，以伤其正也。"（《伤寒贯珠集·太阳篇上·太阳权变法》）

原文中所谓"脉微而恶寒者，此阴阳俱虚，不可更发汗、更下、更吐也"，为自注句（《伤寒杂病论》条文中此种文法不少，不可不识）。夹叙夹议于此，意在提示"阴阳俱虚"证与邪郁于表"欲解"证具有类似证候，应注意鉴别，以免误诊误治。

【原文】太阳病，初服桂枝汤[1]，反烦不解者，先刺风池、风府[2]，却与桂枝汤则愈。（24）

【注释】

[1] 初服桂枝汤：桂枝汤煮取三升，分三次服。初服指第一次服一升。

[2] 风池、风府：风池是足少阳胆经穴位，在项后发际凹陷中；风府是督脉穴位，在项后入发

际一寸处。《素问·骨空论篇》云："风从外入……大风颈项痛，刺风府。"

【提要】论太阳中风证邪气较重者，应采取针药并用法。

【简释】太阳中风证服了桂枝汤，本应病情向愈。今服药后不仅没有汗出病减，反而感觉烦闷，甚至热势加重。观其脉证，此非药不对证，而是因表邪较甚，阻于经络，药不胜病。应先刺风池、风府，以疏通经络，泄太阳风邪。侵入经络之风邪得挫，然后再服桂枝汤以解肌表，即可"遍身染染微似有汗"而愈。

【按】据高飞博士经验："凡寒邪束表，郁闭较重者，药后欲汗前，体内阳气得药力相助与邪气相搏，每令人发烦，或欲去衣被，此时可助以热饮。个别患者汗欲出不能者，我常参考《伤寒论》'初服桂枝汤，反烦不解者，先刺风池、风府'之法，按揉患者太阳、风池等穴，疏通经脉，可立使汗出。"（学术讲座资料）

【原文】服桂枝汤，大汗出，脉洪大者，与桂枝汤，如前法。若形似疟，一日再发者，汗出必解，宜桂枝二麻黄一汤。（25）

桂枝二麻黄一汤方：桂枝一两十七铢（去皮），芍药一两六铢，麻黄十六铢（去节），生姜一两六铢（切），杏仁十六个（去皮尖），甘草一两二铢（炙），大枣五枚（擘）。上七味，以水五升，先煮麻黄一二沸，去上沫，内诸药，煮取二升，去滓。温取一升，日再服。本云：桂枝汤二分，麻黄汤一分，合为二升，分再服，今合为一方。将息如前法。

【提要】承上条再论服桂枝汤后两种不同的转归与证治。

【简释】上一条论述了初服桂枝汤汗不出，病不解的处治，此条接着论述服药后汗大出的处理。服桂枝汤，大汗出，脉洪大，若见烦渴，是表邪已入阳明，为白虎汤证；今不见烦渴，是无里热，而脉象洪大者，乃因大汗出时阳盛于外之故，非里热炽盛之洪大脉。由于病邪仍在太阳，故再用桂枝汤，如前法。若形如疟，发热恶寒，一日再发，此为汗后微邪郁于肌表，宜用桂枝二麻黄一汤。此方解肌发汗之力较桂枝麻黄各半汤更微。

【原文】服桂枝汤，大汗出后，大烦渴不解，脉洪大[1]者，白虎加人参汤主之。（26）

白虎加人参汤方：知母六两，石膏一斤（碎，绵裹），甘草（炙）二两，粳米六合，人参三两。上五味，以水一斗，煮米熟汤成，去滓。温服一升，日三服。

【注释】

[1] 脉洪大：洪脉之象。《濒湖脉学》曰："洪脉来时拍拍然，去衰来盛似波澜。"上述可知，洪

脉指下盛满，如滔滔之洪波，脉之来时如浪涛拍指，去时似波涛回荡。朱丹溪曰："大，洪之别名。"仔细揣度，二者尚有差别：洪脉主热盛，如白虎汤证；大脉主邪盛，如承气汤证。本条曰"脉洪大"，总为邪热盛极之象。《濒湖脉学》共论 27 脉，有"洪"无"大"脉。

【提要】 承上条续论服桂枝汤后邪入阳明的证治。

【简释】 服桂枝汤大汗出后，津液被劫，里热炽盛，故脉洪大，大烦渴不解，当用白虎加人参汤。本方以白虎汤清阳明之热，加人参以益气生津。凡热性病表现为脉洪大或滑数，高热汗出，烦渴多饮，舌红，苔黄，无表证者，白虎汤为主治良方。

【按】 白虎加人参汤证除本条外，后文还有第 168、169、170、222 条，以及《金匮要略》暍病篇第 26 条、消渴病篇第 12 条，详见相关条文病证。

【原文】 太阳病，发热恶寒，热多寒少，脉微弱者，此无阳[1]也，不可发汗，宜桂枝二越婢一汤[2]。（27）

桂枝二越婢一汤方：桂枝（去皮），芍药、麻黄、甘草（炙）各十八铢，大枣四枚（擘），生姜一两二铢（切），石膏二十四铢（碎，绵裹）。上七味，以水五升，煮麻黄一二沸，去上沫，内诸药，煮取二升，去滓。温服一升。本云：当裁为越婢汤、桂枝汤合之，饮一升。今合为一方，桂枝汤二分，越婢汤一分。

【注释】

[1] 无阳：尤在泾曰："无阳与亡阳不同，亡阳者，阳外亡而不守也，其根在肾；无阳者，阳内竭而不用也，其源在胃。"

[2] 越婢汤：载于《金匮要略》第十四篇第 23 条。

【提要】 论外感温邪初起的证治。

【简释】 太阳病，既未误治，又非邪郁日久，而初起便发热恶寒、热多寒少，即发热较重而恶寒较轻，此为外感温邪之卫分证的特点。并可见咽干或咽痛，口微渴等证候。上述病情，既要解表散邪，又不可纯用辛温之剂发汗，宜桂枝二越婢一汤。本方取桂枝汤四分之一、越婢汤八分之一合为一方，为轻疏微散之小剂。

本条"脉微弱者，此无阳也，不可发汗"一句，历代注家见解不一，各有阐发。章楠认为，此句属倒装文法，他说："此条经文，宜作两截看，宜桂枝二越婢一汤句，是接热多寒少句末，今为煞句，是汉文兜转法也。若脉微弱者，此无阳也，何得再行发汗？仲景所以禁示人曰'不可发汗'，宜作煞句读，经文了了，毫无纷论矣。"此说可参。

【按】 临床对伤寒表实证应用麻黄汤或大青龙汤，服药后汗已出，恶寒已退，发热已轻，而表邪仍未尽除者，笔者常酌情选用"三个合方"之一。对表邪未解而内有郁热或邪已化热的患者，首选桂枝二越婢一汤。

【原文】服桂枝汤，或下之，仍头项强痛，翕翕发热，无汗，心下满微痛，小便不利者，桂枝去桂加茯苓白术汤主之。(28)

桂枝去桂加茯苓白术汤方：芍药三两，甘草二两（炙），生姜三两（切），白术、茯苓各三两，大枣十二枚（擘）。上六味，以水八升，煮取三升，去滓，温服一升。小便利则愈。本云：桂枝汤，今去桂枝加茯苓、白术。

【提要】论水气内停，表邪不解的证治。

【简释】尤在泾："头项强痛，翕翕发热，无汗，邪在表也。心下满微痛，饮在里也。此表间之邪，与心下之饮，相得不解，是以发之而不从表出，夺之而不从下出也。夫表邪挟饮者，不可攻表，必治其饮，而后表可解。桂枝汤去桂，加茯苓、白术，则不欲散邪于表，而但逐饮于里，饮去则不特满痛除，而表邪无附，亦自解矣。"（《伤寒贯珠集·太阳篇上·太阳斡旋法》）

【按】对于本条的理解，历代注家争议较多。关于处方去桂问题，有的注家主张不是去桂枝，而是去芍药，还有的注家主张既不去桂，也不去芍。应领会其大意，临床结合辨证决定方药。

【原文】伤寒，脉浮，自汗出，小便数，心烦，微恶寒，脚挛急[1]，反与桂枝（按：《注解伤寒论》桂枝下有"汤"字）欲攻其表，此误也。得之便厥[2]，咽中干，烦躁吐逆者，作甘草干姜汤与之，以复其阳；若厥愈足温者，更[3]作芍药甘草汤与之，其脚即伸；若胃气不和，谵语者，少与调胃承气汤；若重发汗，复加烧针者，四逆汤主之。(29)

甘草干姜汤方：甘草四两（炙），干姜二两。上二味，以水三升，煮取一升五合，去滓，分温再服。

芍药甘草汤方：白芍药　甘草各四两（炙）。上二味，以水三升，煮取一升五合，去滓，分温再服。

调胃承气汤方：大黄四两（去皮，清酒[4]洗），甘草二两（炙），芒硝半升。上三味，以水三升，煮取一升，去滓，内芒硝，更上火微煮令沸，少少温服之。

四逆汤方：甘草二两（炙），干姜一两半，附子一枚（生用，去皮，破八片）。上三味，以水三升，煮取一升二合，去滓，分温再服。强人可大附子一枚，干姜三两。

[1] 脚挛（luán 孪）急：小腿肚痉挛拘急。

[2] 厥：手足逆冷。

[3] 更（gēng 耕）：改换。

[4] 清酒：米酒。据《唐本草》云：古时酒类"惟米酒入药用"。米酒呈琥珀色，一般称为"清酒"。

【提要】 本条以举例示范的形式论述虚人外感误汗的变证及随证救治的方法。

【简释】 尤在泾："脉浮，自汗出，微恶寒者，虽伤于寒，而表不实，乃桂枝汤证也。然小便数，心烦，脚挛急，则阴虚而里热矣。是当以甘辛攻表，而以甘寒顾里，乃反与桂枝汤，治表而遗里，宜其得之而便厥也。咽中干，烦躁吐逆，皆阴虚阳逆之象，设非以温药徒攻其表，何至此哉？夫既阴虚于下，而又阳逆于上，则必先复阳气，而后复阴气，故作甘草干姜汤甘辛复阳之剂，阳复则厥愈而足温矣。更作芍药甘草汤甘酸复阴之剂，阴生则两脚自伸矣。阴阳既复，而或胃气有未和，因而谵语者，则少与调胃承气汤以和其胃，胃和则谵语止矣。盖甘草、干姜，固足以救虚阳之逆，而亦能伤胃气之和，此咸寒调胃之法，不得不斡旋于阴阳既复之后也。若重发汗，复加烧针，是逆而再逆，其厥逆之象，必有加于前，而补救之法，必非甘草、干姜所能胜任者矣，四逆汤甘辛大热，乃克复阳气之大药也。此条前后用药，温凉补泻，绝不相谋，而适以相济，非深造自得，卓有成见者，乌能及此。"
（《伤寒贯珠集·太阳篇上·太阳斡旋法》）

【按】 本条证治盘根错节，故历代注家见解不一，尤氏解读较为入理。但不论哪一位注家都难以达到丝丝入扣的解说。笔者认为，此条不一定是客观病例的记述，而是以举例示范的形式，具有设词御变之意，为"随证治之"之范例，体现了辨证论治的法则。

【原文】 问曰：证象阳旦[1]，按法治之而增剧，厥逆，咽中干，两胫拘急而谵语。师曰：言夜半手足当温，两脚当伸。后如师言。何以知此？答（一作"师"）曰：寸口脉浮而大，浮为风，大为虚，风则生微热，虚则两胫挛，病形（唐容川作"证"字）象桂枝，因加附子参其间，增桂令汗出，附子温经，亡阳故也。厥逆，咽中干，烦躁，阳明内结，谵语烦乱，更饮甘草干姜汤。夜半阳气还，两足当热，胫尚微拘急，重与芍药甘草汤，尔乃胫伸。以承气汤微溏，则止其谵语，故知病可愈。(30)

【注释】

[1] 阳旦：成无己："阳旦，桂枝汤别名也。"喻嘉言说："桂枝汤，遇时令温热，则加黄芩，名

阳旦汤。"喻氏之说，可作为桂枝汤证灵活加味之法。阳旦汤证详见《金匮要略》第二十一篇第8条。

【简释】尤在泾："此即前条之意，而设为问答，以明所以增剧，及所以病愈之故。然中间语意，殊无伦次，此岂后人之文耶？昔人读《考工记》，谓不类于周官，余于此条亦云。成氏云，阳旦，桂枝汤别名。"（《伤寒贯珠集·太阳篇上·太阳斡旋法》）

【按】本条是上条的注文，其文字医理颇费解，笔者赞成以上尤在泾之见解。

辨太阳病脉证并治中

太阳病中篇自第31~127条，共97条。这近百条内容可谓庞杂，仔细分析，可以理出互相联系的10条线索，归纳如下：①太阳伤寒的麻黄汤证及其禁忌证。②补述了桂枝汤所治疗的杂病证候。③太阳病影响于里证，如太阳阳明合病的葛根汤证；伤寒表实而内有郁热的大青龙汤证。④表邪传里，里证为主，如葛根芩连汤证、麻杏甘石汤证。⑤病素疾，加以外感证，如小青龙汤证、桂枝加厚朴杏子汤证、小建中汤证。⑥经腑同病证，如五苓散之蓄水证、桃核承气汤与抵当汤之蓄血证。⑦余热留扰胸膈之诸栀子豉汤证。⑧太阳病传变为少阳病，如小柴胡汤证、大柴胡汤证、柴胡加芒硝汤证。⑨外邪导致内伤病，如炙甘草汤证。⑩太阳病误治后诸多变证的救治方法，以及诸多杂病与伤寒夹杂病变的随证治之。总之，虽曰"太阳病脉证并治"，实则不止太阳病，更多的是内外兼病，或伤寒与杂病夹杂证候的辨证论治。

【原文】 太阳病，项背强几几，无汗，恶风，葛根汤主之。(31)

葛根汤方：葛根四两，麻黄三两（去节），桂枝二两（去皮），生姜三两（切），甘草二两（炙），芍药二两，大枣十二枚（擘）。上七味，以水一斗，先煮麻黄、葛根，减二升，去白沫，内诸药，煮取三升，去滓，温服一升。覆取微似汗。余如桂枝法将息及禁忌。

【提要】 论太阳伤寒并经输不利的证治。

【简释】 风寒伤及太阳经输，经输不利则项背强几几；风寒束表，则无汗，恶风，而恶寒，发热，脉浮等，自在不言之中。故用葛根汤发汗以解表，兼通经输。本方为桂枝汤加麻黄、葛根而成，用治项背强几几，虽发汗而不伤津液，最为适宜。方中主药葛根，《名医别录》言其"主治伤寒中风头痛，解肌发表出汗，开腠理"；《神农本草经》谓其治"身大热……诸痹，起阴气"，可知葛根在本方中起到发汗散邪，升津舒筋等功用。

【按】 葛根汤证除了本条与下文第32条外，《金匮要略》第二篇第12条亦有提及，曰："……欲作刚痉，葛根汤主之。"

【方歌】

> 项背强几因伤寒，葛根汤中桂枝全，
> 方中麻黄治表实，合病但呕半夏安。

【原文】太阳与阳明合病者，必自下利，葛根汤主之。(32)

【提要】论太阳与阳明合病自下利的证治。

【简释】太阳与阳明合病者，为邪盛于外，影响于里，故云"必自下利"。因里证为表病所引起，故治疗仍应侧重在表。用葛根汤发散表邪，表解则里自和。此外，方中葛根可升清止泻，有"逆流挽舟"之效。

【按】伤寒合病、并病定义之争鸣。《伤寒论》中有关合病原文共七条，其中太阳阳明合病者为第32、33、36条；太阳少阳合病者为第172条；阳明少阳合病者为第256条；三阳合病者为第219、268条；并病，即第48、142、150、171、220条等五条。

【原文】太阳与阳明合病，不下利，但呕者，葛根加半夏汤主之。(33)

葛根加半夏汤方：葛根四两，麻黄三两（去节），甘草二两（炙），芍药二两，桂枝二两（去皮），生姜二两（切）（按：《注解伤寒论》作三，为是），半夏半升（洗），大枣十二枚（擘）。上八味，以水一斗，先煮葛根、麻黄，减二升，去白沫，内诸药，煮取三升，去滓，温服一升。覆取微似汗。

【提要】论二阳合病表证兼呕的证治。

【简释】太阳与阳明合病，为伤寒之邪气较盛，不但充斥于表，而且浸淫于里，故曰"必自下利"；其不下利者，则必上逆而"呕"。夫邪盛于外而之内者，仍当先治其外邪，葛根汤乃桂枝汤与麻黄汤合用之法，去杏仁加葛根，该方解经中两阳相合之邪，其不下利而但呕者，则加半夏以下逆气。

【按】第31条为太阳病项背强几几，无汗恶风；第32条为太阳与阳明合病而下利；第33条为太阳与阳明合病而呕，此三条大同小异，所同者为太阳伤寒证，所异者为项强、下利、呕等兼症不同。故均以葛根汤为主外散风寒，兼呕者，加半夏以降其逆。

联系太阳病上篇，第3条伤寒表实证有"呕逆"；第12条桂枝汤证有"干呕"，皆为太阳病外邪束表，影响到里气不和之故。治病求本，法当解表，表邪解除则里气自和。若素有里病，又感受外邪，表病引起里病复发，则治法应表里兼顾。

【原文】太阳病，桂枝证，医反下之，利遂不止[1]，脉促者，表未解也；喘而汗出者，葛根黄芩黄连汤主之。(34)

葛根黄芩黄连汤方：葛根半斤，甘草二两（炙），黄芩三两，黄连三两。上四味，以水八升，先煮葛根，减二升，内诸药，煮取二升，去滓，分温再服。

【注释】

[1] 利遂不止：桂枝证误下，热邪内陷，为协热下利。《金匮要略·呕吐哕下利病脉证治第十七》篇之"下利"包括泄泻与痢疾。

【提要】 论里热挟表邪下利的证治。

【简释】 尤在泾："太阳中风发热，本当桂枝解表，而反下之，里虚邪入，利遂不止，其脉则促，其证则喘而汗出。夫促为阳盛，脉促者，知表未解也。无汗而喘，为寒在表；喘而汗出，为热在里也。是其邪陷于里者十之七，而留于表者十之三。其病为表里并受之病，故其法亦宜表里两解之法。葛根黄芩黄连汤，葛根解肌于表，芩、连清热于里，甘草则合表里而并和之耳。盖风邪初中，病为在表，一入于里，则变为热矣。故治表者，必以葛根之辛凉；治里者，必以芩、连之苦寒也。而古法汗者不以偶，下者不以奇，故葛根之表，则数多而独行，芩、连之里，则数少而并须，仲景矩矱 (yuē 约。尺度、标准)，秩然不紊如此。"（《伤寒贯珠集·太阳篇下·太阳救逆法》）

【按】 大论中用葛根者有四方：前葛根汤用之四两；治肝郁奔豚之奔豚汤用葛根五两；治产后中风之竹叶汤用葛根三两；此方用之半斤，即八两之重！治热利方为何重用葛根呢？以"葛根味辛性凉，既可解肌热，又可清肠热，还可升胃肠津气"（刘渡舟）。一药三用，故为君药而重用之，以大力建功。

曹颖甫门人总结了"三对方证"的密切关系，颇能启发临床思路，引录如下："余前谓桂枝汤证化热，则为白虎汤证；麻黄汤证化热，则为麻杏甘石汤证。今当续为之说，曰葛根汤证化热则为葛根芩连汤证。征之于临床，考之于经文，历历不爽。"

【方歌】

> 热利葛根芩连汤，君八臣三草二两，
> 葛根汤分芩连方，桂枝证盛白虎良，
> 麻黄汤证已化热，麻杏甘石最适当。

【原文】 太阳病，头痛发热，身疼腰痛，骨节疼痛，恶风无汗而喘者，麻黄汤主之。(35)

麻黄汤方：麻黄三两 (去节)，桂枝二两 (去皮)，甘草一两 (炙)，杏仁七十个 (去皮尖)。上四味，以水九升，先煮麻黄，减二升，去上沫，内诸药，煮取二升半，去滓，温服八合。覆取微似汗，不须啜粥，余如桂枝法将息。

【提要】 论太阳伤寒表实证的证治。

【简释】太阳病，寒邪束于表，卫气被郁，血行不利，不通则痛，故身疼腰痛，骨节疼痛；阳气外浮与邪相争，故发热；邪气外束，阳气不能畅达，故恶风，恶风乃恶寒之互辞；肺合皮毛，皮毛闭塞，肺气不降，故无汗而喘，总由寒邪外束于表所致，以麻黄汤主治之。方中麻黄散风寒，开皮毛，发汗定喘；桂枝通阳，助麻黄增强发汗解表之功；杏仁利肺气止喘；甘草调和诸药，四药相合，共奏解表发汗，宣肺定喘之功。附带说明：方中杏仁70个，笔者称其重量为31g。

【按】本条应与第3条合看。第3条言体痛，本条则言头痛、身疼、腰痛、骨节疼痛；第3条言必恶寒，本条言恶风；第3条言脉阴阳俱紧，本条言无汗而喘，两条互参，则麻黄汤证了然于胸。此外，《伤寒论》涉及麻黄汤证的还有如下条文：36、37、46、51、52、55、232、235。

方后注强调服了麻黄汤要"覆取微似汗"，不出汗则无效。至于"不须啜粥"，应当活看，桂枝法必须"啜热稀粥一升余，以助药力"，而麻黄不一定喝粥，但喝点儿温水热粥，亦有益无害。

【方歌】

麻黄汤主发汗矣，杏仁七十三二一，

寒热诸痛无汗喘，伤寒杂病表实宜。

【原文】太阳与阳明合病，喘而胸满者，不可下，宜麻黄汤。(36)

【提要】论太阳阳明合病而表证重的证治。

【简释】原文既然言"阳明病"，并曰"不可下"，则必然具备阳明可下之证候；又言太阳病及外邪束肺的"喘而胸满"，则必然以表邪为急，急者先治，故曰"宜麻黄汤"。该方解表定喘，胸满自除。

【按】在表里同病的情况下，应先解表，后治里，此仲景一定之法。但是，仲圣还有表里兼治之变法，如后文第38条之大青龙汤证、第40条之小青龙汤证以及《金匮要略》第十篇第9条之厚朴七物汤证。

【原文】太阳病，十日已去，脉浮细而嗜卧者，外已解也。设胸满胁痛者，与小柴胡汤 (按：小柴胡汤见第96条)。脉但浮者，与麻黄汤。(37)

【提要】论太阳病日久之三种转归及随证处理。

【简释】太阳病过了十日以上，脉浮细而喜安心静卧，是表邪已去，正气尚未全复之状。若见胸满胁痛，为邪传少阳，应以小柴胡汤和之。若见脉浮不变，主病仍在表，表实证候仍在，虽十日以上，仍可与麻黄汤以发汗解表。但病日已久，再用麻黄汤，则应当慎用，故不曰"主之"，而说"与"。

【原文】太阳中风，脉浮紧，发热，恶寒，身疼痛，不汗出而烦躁者，大青龙汤主之。若脉微弱，汗出恶风者，不可服之。服之则厥逆[1]，筋惕肉瞤[2]，此为逆也。(38)

大青龙汤方：麻黄六两（去节），桂枝二两（去皮），甘草二两（炙），杏仁四十枚（去皮尖），生姜三两（切），大枣十枚（擘）（按：成注本作"十二枚"），石膏如鸡子大（碎）。上七味，以水九升，先煮麻黄，减二升，去上沫，内诸药，煮取三升，去滓，温服一升。取微似汗。汗出多者，温粉[3]粉（按：成注本作"扑之"）之。一服汗者，停后服。若复服，汗多亡阳，遂虚，恶风，烦躁，不得眠也。

【注释】

[1] 厥逆：指四肢冰凉。详见后少阴病篇。

[2] 筋惕肉瞤（shùn 顺）：即身体站立不稳，肌肉动掣之虚象。《素问·气交变大论篇》："民病飧泄霍乱，体重腹痛，筋骨繇（yáo 摇）复（吴昆注："动摇反复也。"），肌肉瞤酸（肌肉动掣酸痛）。"彼此病因病机不同，彼由暴泄，此由大汗，而损伤津气则一，故证候有类似之处。

[3] 温粉：即炒米粉。

【提要】论伤寒表实兼郁热的证治及大青龙汤禁忌证。

【简释】风寒之邪外束于表，故见发热，恶寒，身疼痛，不汗出，脉浮紧等表实证。邪实于表，不得汗泄，阳气内郁，郁而化热，热邪内扰，故较上述麻黄汤证又增"烦躁"一症。法当发汗解表，兼清里热，大青龙汤主之。本方由麻黄汤倍用麻黄、甘草，加石膏、生姜、大枣而成。方中重用麻黄，佐桂枝、生姜，以加强发汗解表的作用；取石膏辛寒清透之功，以清里热，除烦躁；甘草、大枣和中，全方共奏解表清里之功。如果误服，势必大汗亡阳，而表现四肢厥冷，身体站立不稳，肌肉跳动等坏病证候，所以说"此为逆也"。

【方歌】

大青龙汤桂麻黄，杏草石膏姜枣藏，

伤寒表实兼郁热，溢饮发汗亦此方。

【原文】伤寒，脉浮缓，身不疼，但重，乍有轻时，无少阴证者，大青龙汤发之。(39)

【提要】论大青龙汤证的不典型脉症，或水湿在表的证治。

【简释】本条承接上条，两条互参，才能互相发明。上条言"太阳中风"，本条言"伤寒"，中风与伤寒为互辞，皆指外感邪气。上条所言脉症，为风寒束表，郁而化热之典型证候，是述其常；本条所言脉症，则为大青龙汤证之不典型证候，是述其变。知常达变，方能活用、广用大青龙汤。所谓"无少阴证者"，是警示医者，对不典型的大青龙汤，要注意与少阴虚寒证鉴别。

【按】此条最难解的是"身不疼，但重"。但者，只也。这身重一症，若联系《金匮要略·痰饮咳嗽病脉证并治第十二》篇之溢饮证治就好理解了。该篇第2条曰："饮水流行，归于四肢，当汗出而不汗出，身体疼重，谓之溢饮。"第23条曰："病溢饮者，当发其汗，大青龙汤主之，小青龙汤亦主之。"此外，《金匮要略》论述风湿、风水的主症特点之一都是"身重"。水湿为病，其证候之或轻或重，与气候有关，常是晴天减轻，阴雨天加重，这可解释此条"乍有轻时"。

【原文】伤寒表不解，心下有水气[1]，干呕，发热而咳，或渴，或利，或噎[2]，或小便不利、少腹[3]满，或喘者，小青龙汤主之。(40)

小青龙汤方：麻黄三两（去节），芍药三两，干姜三两，五味子半升，甘草三两（炙），桂枝三两（去皮），半夏半升（洗），细辛三两。上八味，以水一斗，先煮麻黄，减二升，去上沫，内诸药，煮取三升，去滓，温服一升。若渴，去半夏，加栝楼根一两。若微利，去麻黄，加荛花，如一鸡子，熬[4]令赤色。若噎者，去麻黄，加附子一枚，炮。若小便不利，少腹满者，去麻黄，加茯苓四两。若喘，去麻黄，加杏仁半升，去皮尖。且荛花不治利，麻黄主喘，今此语反之，疑非仲景意。臣亿等谨按：小青龙汤大要治水。又按《本草》，荛花下十二水，若水去，利则止也。又按《千金》，形肿者应内麻黄，乃内杏仁者，以麻黄发其阳故也。以此证之，岂非仲景意也。

【注释】

[1] 心下有水气："心下"之病位可有两说：一指肺部；一指胃脘。曰为肺部，即《金匮要略》第十二篇第11条所谓的"膈上病痰……必有伏饮"之说也。曰为胃脘，这需要从《黄帝内经》去求索。《素问·咳论篇》有这样一段问答："黄帝问曰：肺之令人咳，何也？岐伯对曰：五脏六腑皆令人咳，非独肺也。帝曰：愿闻其状。岐伯曰：皮毛者，肺之合也，皮毛先受邪气，邪气以从其合也。其寒饮食入胃，从肺脉上致肺则肺寒（按：肺寒则内外合邪因而客之，则为肺咳。肺手太阴之脉起于中焦，下络大肠，还循胃口，上膈属肺）。"总之，"形寒饮冷则伤肺"（《灵枢·邪气脏腑病形》），即外感寒邪，内食生冷，皆可伤及于肺，肺被伤，故发为咳喘等症。

[2] 噎（yē 耶）：指咽喉部梗阻感。

[3] 少腹："少"，通"小"。少腹，概指下腹部。

[4] 熬：《说文解字·火部》："熬，干煎也。"与烘、炒、焙意近。

【提要】论伤寒表不解，心下有水气证治。

【简释】伤寒表不解，心下有水气，概括了外感风寒，内有水饮（肺中伏饮）之病机。如此病机证候，《金匮要略》第十二篇第11条论述最明确。其原文大意是说：痰饮潜伏于肺，肺气不利，故经常可见胸满喘息，咳吐痰涎等症。一旦气候骤变，或外感风寒，引动伏饮，内外合邪，病情加重，不但"满喘咳吐"等伏饮症状加剧，而且并发恶寒，发热，无汗，或背痛腰痛等表证。所以用外散寒邪，内蠲水饮的小青龙汤主治。方用麻黄、桂枝发汗解表，兼能宣肺平喘；芍药配桂枝调和营卫；干姜、细辛、半夏温化内积之水饮；五味子敛肺止咳，亦制约温燥药之辛散；炙甘草调和诸药。原文所述或见证候，是水饮潜伏于肺，波及相关脏腑之病变。尤在泾："夫饮之为物，随气升降，无处不到，或壅于上，或积于中，或滞于下，各随其所之而为病，而其治法，虽各有加减，要不出小青龙之一法……加减法。

微利者，水渍入胃也。下利者，不可攻其表，故去麻黄之发表，而加芫花之行水。

渴者，津液不足，故去半夏之辛燥，而加栝楼之苦润。若饮结不布而渴者，似宜仍以半夏流湿而润燥也。

噎者，寒饮积中也。附子温能散寒，辛能破饮，故加之。麻黄发阳气，增胃冷，故去之。

小便不利，小腹满，水蓄于下也。故加茯苓以泄蓄水，不用麻黄，恐其引气上行，致水不下也。

喘者，水气在肺，故加杏仁下气泄肺。麻黄亦能治喘而不用者，恶其发气也。"（《伤寒贯珠集·太阳篇上·太阳权变法》）

【按】小青龙汤证的五种或然症及加减法中，"噎者，去麻黄，加附子"应深入领悟。小青龙汤证的基本病机是"伤寒表不解，心下有水气"，即外寒内饮。方中麻黄止咳平喘之功，取其辛温宣发向上向外之力，这种功力对发越外邪有利，而对下焦阳虚，水寒之气上逆所致的"噎"则不利（《金匮要略》第十二篇第36条："寸脉沉，尺脉微，手足厥逆，气从少腹上冲胸咽。"），故"去麻黄"之发越阳气，"加附子"之补助阳气，确为上工治本之加减法也。

小青龙汤方中有"细辛三两"，自古有"细辛不过钱"的说法，这始于宋代陈承撰写的《本草别说》，原书已佚失。《本草纲目》记载说，"承曰：细辛……若单用末，不可过一钱，多则气闭塞不通者死，虽死无伤。"这就明确表明，细辛不过钱是指"单用末"，即单味用，作散剂服。若用于汤剂加入复方，则另当别论。

【方歌】

小青龙汤桂芍麻，五味姜辛草半夏，

外寒内饮咳喘病，肺胀化热石膏加。

【原文】伤寒，心下有水气，咳而微喘，发热不渴。服汤已渴者，此寒去欲解也。小青龙汤主之。（41）

【提要】承上条补述小青龙汤主症及服药后向愈之机。

【简释】内饮外寒，相得不解，气凌于肺，为咳而微喘，发热不渴，应以小青龙汤外解寒邪，内消水饮。若服了小青龙汤后渴者，是寒外解而饮内行的征象，故为欲解。"小青龙汤主之"六字，当在"发热不渴"句下。

【原文】太阳病，外证未解，脉浮弱者，当以汗解，宜桂枝汤。（42）

【提要】论太阳病桂枝汤证。

【简释】太阳病外证，即头痛，发热，恶风寒等表证，外证未解，宜从汗解。然必审其脉之强弱而施治，若脉浮弱，则是第 12 条所述太阳中风"阳浮而阴弱"之候，治宜桂枝汤，助正以逐邪。"

【按】纵观第 3、46、47、55 条典型的麻黄汤证之脉象为"脉浮紧"，而不典型者为第 51 条所述的"脉浮"。若"脉浮弱者"，宜桂枝汤。由此可知，桂枝汤证与麻黄汤证的鉴别要点：主症是有汗与无汗；主脉是浮紧与浮弱。脉浮弱者，为浮脉而沉取少力，即使无汗，亦不可专用麻黄汤，可用桂麻各半汤。

以上"在连续七条论述麻黄汤以及大小青龙汤这些伤寒表实诸证治之后，从这一条开始又再次论述桂枝汤证治，这就有一个虚实对比，可以深化辨证论治的思想"（刘渡舟）。

【原文】太阳病，下之微喘者，表未解故也，桂枝加厚朴杏子汤主之。（43）

【提要】论太阳病误下而引起微喘的治疗。

【简释】太阳病，当用汗法解表，却用下法而见微喘者，此误下之后，伤及肺气，肺失肃降而上逆。但伤之较轻，邪气尚未传里，犹在表也，故与桂枝汤以解外，加厚朴、杏仁以降气定喘。

【按】本条与第 18 条相比较：彼为素有喘疾而感受外邪；此为外感表证而误下后致喘。二者喘有新久，成因不同，但总的病机相同，故治法亦相同。

【原文】太阳病，外证未解，不可下也，下之为逆。欲解外者，宜桂枝汤。（44）

【提要】论太阳病表证未解者禁用下法。

【简释】病在表，当用汗法；里实，当用下法。若表证尚在，虽有里证，亦不可下，当先用桂枝汤解表。若误用下法，必致邪气内陷，引起变证，故曰"下之为逆"。

【原文】太阳病，先发汗不解，而复下之，脉浮者不愈。浮为在外，而反下之，故令不愈。今脉浮，故知在外，当须解外则愈，宜桂枝汤。(45)

【提要】太阳病汗下后，脉浮者仍当解外。

【简释】尤在泾："既汗复下，邪气不从表散，而又不从里出者，以其脉浮而邪在外，故虽复下之，而病不愈也。夫病在外者，仍须从外引而去之，今虽已汗下，而其脉仍浮，知其邪犹在外，故须桂枝汤解散外邪则愈。少阳篇云：柴胡汤证具，而以他药下之，柴胡证仍在者，复与柴胡汤，必蒸蒸而振，却发热汗出而解，与此同意，所当互参。"(《伤寒贯珠集·太阳篇下·太阳救逆法》)

【按】曰"先发汗不解，而复下之"，以一个"先"字，则可能是表里同病。其治则应是先解表，而后治里。为何"先发汗不解"呢？或汗不如法，或病重药轻，或一汗不解尚需再汗。总之，大法不可移，不要乱了方寸。

【原文】太阳病，脉浮紧，无汗，发热，身疼痛，八九日不解，表证仍在，此当发其汗。服药已微除，其人发烦，目瞑，剧者必衄，衄乃解，所以然者，阳气重故也。麻黄汤主之。(46)

【提要】论太阳伤寒八九日不解的证治。

【简释】太阳病，经过八九日不解，其证候仍表现为脉浮紧，无汗，发热，身疼痛等表实证，故仍宜用麻黄汤发其汗。服药后，病情略有减轻，其人突出表现是烦热，闭眼畏光，甚则发生鼻衄，衄血后则热邪随之而泄，病亦得解。此种衄血，俗称红汗。"所以然者，阳气重故也"一句，是自注文字，言衄血是由于营中之郁热较重，热伤血络所致。"麻黄汤主之"，应遥接"此当发其汗"后。

【按】太阳病表实证鼻衄，常见于体壮外感者。笔者验案即有发生鼻衄者。

【原文】太阳病，脉浮紧，发热，身无汗，自衄者愈。(47)

【提要】承上条再论伤寒表实证自衄者愈。

【简释】柯韵伯对本条的解释十分入理。他说："汗者心之液，是血之变，见于皮毛者也。寒邪坚敛于外，腠理不能开发，阳气大扰于内，不能出玄府而为汗，故迫血妄行而假道于肺窍也，今称红汗，得其旨哉！"(《伤寒来苏集·伤寒论注·麻黄汤证上》)

【按】验之临床，太阳病伤寒证，自衄而愈者，虽或有之，但实属个案。这种个案佐证了对高热病人采取针刺放血疗法是符合人体祛邪规律的。

【原文】二阳并病[1]，太阳初得病时，发其汗，汗先出不彻，因转属[2]阳明，续自微汗出，不恶寒。若太阳病证不罢者，不可下，下之为逆，如此可小发汗。设面色缘缘正赤者[3]，阳气怫郁[4]在表，当解之熏之。若发汗不彻，不足言[5]，阳气怫郁不得越，当汗不汗，其人躁烦，不知痛处，乍在腹中，乍在四肢，按之不可得，其人短气，但坐[6]以汗出不彻故也，更发汗则愈。何以知汗出不彻？以脉涩故知也。(48)

【注释】

[1] 并病：一经病未解，他经又病，两经病证有先后之分谓并病。此处指太阳病未解，而又出现阳明病。

[2] 转属：病邪由太阳转入阳明。

[3] 设面色缘缘正赤者：假如患者满面通红的样子。《医宗金鉴》："缘缘，接连不已也。"

[4] 怫（fú 伏）郁：《汉书·邹阳传》颜注："怫郁，蕴积也。"此处引申为阳气被外邪所抑郁。

[5] 不足言：此句是插入语，指后果可想而知，可译作"不难断言"。《古文虚字集释》卷八："足，犹难也。"

[6] 但坐：只是因为。尤在泾："坐，犹缘也。"

【提要】论太阳病发汗不彻的两种转归之证治。

【简释】本条文字繁复，认真分析可知，条文乃着重论述太阳病发汗不彻而出现的两种转归。其一是太阳病转属阳明。即由于初得太阳病时，虽发其汗，但汗出不彻，太阳病邪不得外解而入里化热，"因转属阳明"。仲景特别提出了"续自微汗出，不恶寒"这两个反映邪入阳明的症状特点。其二是因汗出不彻，病邪仍在太阳。即太阳病经发汗后，因发汗不彻，汗出太少，外邪不得宣散，正与邪争，阳郁于表，可见"面色缘缘正赤"，"其人躁烦"；邪循经行，则痛无定处，乍在腹中，乍在四肢，按之不可得；外邪束表，肺气不宣，则"其人短气"。"以脉涩故知也"，乃自注文句，解说"脉涩"是由于"汗出不彻"，阳气郁遏所致。对"汗出不彻"的表证，"可小发汗"，如桂枝麻黄各半汤。若针对"二阳并病"，内有郁热者，则以桂枝二越婢一汤为宜。对此"二阳并病"，切不可施用攻下之法，"下之为逆"。

【原文】脉浮数者，法当汗出而愈。若下之，身重心悸者，不可发汗，当自汗出乃解。所以然者，尺中脉微，此里虚，须表里实，津液自和，便自汗

出愈。（49）

【提要】论误下里虚的脉症及处理。

【简释】脉浮数者，主正邪相争在表，应从汗解。若误用下法，徒伤里气，出现身重，心悸，尺中脉微等症，不可再发汗。盖脉微是与脉浮数对比而言，不能理解为阳气衰微之微脉。若真正为阳气衰微，必冷汗出或虚汗不止，应及时救治，不可等待"表里实，津液自和"，自汗出愈。

【按】对本条最后所谓"……须表里实，津液自和，便自汗出愈"之理解，尤在泾认为应待其自愈，不可以药治。而顾尚之言："不可发汗者，言不可用麻黄以大发其汗，非坐视而待其自愈也。用小建中以和其津液，则自汗而解也。"笔者认为，两说可以并存，应视误下后之具体病情，或适当调治，或待其自愈。

【原文】脉浮紧者，法当身疼痛，宜以汗解之。假令[1]尺中迟者，不可发汗。何以知然？以荣气不足，血少故也。（50）

【注释】

[1] 假令：连词，表示假设，即假使、如果的意思。

【提要】论太阳病尺脉迟者禁汗。

【简释】脉浮紧，主表实，应见身疼痛，宜以汗法解表。如果脉非"阴阳俱紧"（3），而是"尺中迟者"，此为血少，不可以麻黄汤强发其汗，应用小建中汤类补虚发汗。条文"何以知然"以下，是仲景自注句，说明不可发汗之理。

【按】上条说尺中脉微不可发汗，此条说尺中脉迟不可发汗。总之，气虚血少者，虽表证未解，不可单纯发汗解表，原则上应扶正补虚与解表祛邪兼顾。

【原文】脉浮者，病在表，可发汗，宜麻黄汤。（51）

脉浮而数者，可发汗，宜麻黄汤。（52）

【提要】论脉浮或浮数主表病，宜麻黄汤。

【简释】以上二条举脉略症，但临证应脉症互参，确为表实证，方可予麻黄汤。

【按】外感风寒之初，寒邪束表，必恶寒，体痛，无汗，脉浮紧等，详见第3、35条所述。正气奋起抗邪，势必发热，此时脉象由浮紧变成浮紧而数，麻黄汤为首选之方；若舌苔由白变微黄，则宜大青龙汤；若表邪未解，肺热已盛，则宜麻杏甘石汤；若脉洪数，舌苔黄，则为太阳病转属阳明，则应予白虎汤。此皆大论成法，学者应心领神会，学以致用。

【原文】病常自汗出者，此为荣气和，荣气和者，外不谐，以卫气不共荣气谐和故尔。以荣行脉中，卫行脉外，复发其汗，荣卫和则愈。宜桂枝汤。(53)

【提要】论杂病常自汗出的成因及治疗。

【简释】病，是指杂病，非指太阳中风病。本病是由于荣卫不和，卫气不固，腠理开泄而病常自汗出。今用桂枝汤复发其汗，调和荣卫，汗出则愈。

【按】《灵枢·本脏》篇曰："卫气者，所以温分肉，充皮肤，肥腠理，司开合者也。"本条所谓"外不谐"，即卫气司开合功能失调，是"病常自汗"的主因。从发病过程来看，所述"营气和"只是与"外不谐"相对而言。试想，病常自汗出而营阴外泄，岂有不弱之理？

【原文】病人脏无他病，时发热自汗出而不愈者，此卫气不和也，先其时发汗则愈，宜桂枝汤。(54)

【提要】论表病里和时发热自汗出的证治。

【简释】本条所述"病人"与上条一样，是指杂病。具体来说，是一个病不在里而在表的患者。里和，故云"脏无他病"；表病，故云"此卫气不和"。先其时（即发热、汗出未发之时）以桂枝汤发汗，旨在使卫气自和，则时发热自汗出亦止。

【原文】伤寒，脉浮紧，不发汗，因致衄者，麻黄汤主之。(55)

【提要】论伤寒表实失汗致衄，仍须汗解。

【简释】伤寒脉浮紧，应用麻黄汤发汗，使外邪随汗而解。今当发汗而失于发汗，则邪无出路，损伤血络，因而致衄。衄后表实证仍在者，仍应以麻黄汤主之。

【按】本条与第47条、46条等三条俱为表实证的衄血，但第47条是未经服药的衄血，其病邪随衄而解，故曰"自衄者愈"；第46条是已经服药而邪热较盛的衄血，其邪亦随衄而解，故曰"衄乃解"。本条所述衄血的特点，尤氏指出："必欲衄而血不流，虽衄而热不解"。陈修园分析说："伤寒脉浮紧，不发汗。因致衄者，其衄点滴不成流，虽衄而表邪未解，仍以麻黄汤主之，俾玄府通，衄乃止。"（《伤寒论浅注》卷一）

【原文】伤寒不大便六七日，头痛有热者，与承气汤（按：《金匮玉函经》在"与承气汤"句上，有"未可"二字）；其小便清者，知不在里，仍在表也，当须发汗。若头痛者必衄。宜桂枝汤。(56)

【提要】根据小便清与赤辨表里证治。

【简释】外感病，已经有六七日不大便，并见头痛有热，如属太阳病传入阳明所致的里实热证，可用承气汤下之。但又当验之于小便：小便短赤，知为里热，下之无误；小便清长，知不在里，病犹在表，治宜解表，可用桂枝汤。"宜桂枝汤"，应遥接"当须发汗"句下。"若头痛者必衄"一句，为表证头痛，由于病日较久，热郁于经，伤及阳络而衄血。

【按】本条是对一个"不大便六七日，头痛有热"的患者进行太阳病与阳明病的鉴别诊断。联系临床，仔细分析，外感病患者，不大便六七日，岂能绝无里证而纯为表证？是否为如下情况：即一个习惯性便秘的病人（临床男女老少皆有之）感受了外邪。对如此病情如何施治呢？《金匮要略》第一篇第15条讲了一个原则："夫痼疾加以卒病，当先治其卒病，后乃治其痼疾也。"联系此条，痼疾是便秘，卒病是外邪，治法先后之分自然明白。

【原文】伤寒发汗，已解，半日许复烦[1]，脉浮数者，可更发汗，宜桂枝汤。(57)

【注释】

[1] 复烦：《说文解字》火部释"烦"为"热头痛"。成无己："烦者，热也。"复烦，指再次出现发热，恶风寒，头痛，脉浮数等表证。

【提要】论太阳病已解而复发的证治。

【简释】尤在泾曰："伤寒发汗，解，半日许复烦者，非旧邪去而新邪复乘也，余邪未尽，复集为病，如余寇未尽，复合为乱耳。脉浮数者，邪气在表之征，故可更发其汗，以尽其邪。但以已汗复汗，故不宜麻黄之峻剂，而宜桂枝之缓法，此仲景随时变易之妙也。"(《伤寒贯珠集·太阳篇上·太阳斡旋法》)

【按】原文既曰"发汗已解"，那么，"半日许复烦"用余邪未尽解释似乎不太尽理，故古今有的注家认为"半日许复烦"的成因是：发汗之后邪已解，因不慎而复感外邪。验之临床，"半日许复烦"，既有余邪未尽的可能，又有复感外邪的可能，二说并存可也。进一步分析，二说强调的病因有所不同，但病机皆为外证未解，治法"可更发汗"则一。

【原文】凡病[1]，若[2]发汗、若吐、若下，若亡[3]血、亡津液，阴阳自和者，必自愈。(58)

【注释】

[1] 凡病：可有两解，一是泛指广义伤寒，二是包括伤寒与杂病。

[2] 若：前三个"若"字，为无定代词，译为"有的"，所述"发汗"、"吐"、"下"，显然都是治法；后一个"若"字为表示假设的连词，所述"亡血"、"亡津液"为汗、吐、下的结果。

[3] 亡：两个"亡"字即损伤之义。

【提要】论凡病阴阳自和者自愈。

【简释】凡病，若是外感热病而误用发汗、或吐、或下等治法，导致亡津液，或内伤杂病如吐衄、便血、金疮、痈疽、产后、崩漏等病，导致亡血，此时，若经过治疗而病邪已去，则不一定再用药物治疗，可以借助饮食调养、休养等自身调节，以达到阴阳自和，病必自愈。

【按】"阴阳自和"是指人体在一定条件下的自我调节功能。此即《汉书·艺文志·方技略》所谓"有病不治，常得中医"之机制。古希腊"医学之父"希波克拉底说："病人的本能就是病人的医生，而医生是帮助本能的。"《伤寒论》许多条文（此条与第59、93、94、287、360条等）均讲到，病治到一定程度，就要靠自身的调节功能而达到"自愈"的目的。这种思想发人深思，应当继承与发挥。

【原文】大下之后，复发汗，小便不利者，亡津液故也，勿治之，得小便利，必自愈。(59)

【提要】举例说明误治后的症状与对策。

【简释】大下必阴从下亡，又汗多必津从外失，阴津内亏，故小便不利（少），不可盲目的利其小便，应视病邪是否解除，采取不同对策。若病邪已除，可不必再用药物治疗，应"以饮食消息止之"（《金匮要略·疟病脉证并治第四》篇第1条），"得小便利"（本条），"阴阳自和者，必自愈"（上条）。若由于汗、下不当，既损伤正气，又病症未除，甚至病情加重，则当"观其脉证，知犯何逆，随证治之"（16），如后文第60、61、69、93条所述。

【原文】下之后，复发汗，必振寒，脉微细。所以然者，以内外俱虚故也。(60)

【提要】误施汗下而内外俱虚的脉症。

【简释】尤在泾曰："振寒，振栗而寒也。脉微为阳气虚，细为阴血少。既下复汗，身振寒而脉微细者，阴阳并伤，而内外俱虚也。是必以甘温之剂，和之、养之为当矣。"（《伤寒贯珠集·太阳篇下·太阳救逆法》）

【原文】下之后，复发汗，昼日烦躁不得眠，夜而安静，不呕，不渴，无表证，脉沉微，身无大热者，干姜附子汤主之。(61)

干姜附子汤方：干姜一两，附子一枚（生用，去皮，切八片）。上二味，以水三升，煮取一升，去滓，顿服。

【提要】承上条论误治后阳虚烦躁的证治。

【简释】尤在泾："大法昼静夜剧，病在肾阴；夜静昼剧，病在胃阳。汗下之后，昼日烦躁不得眠，夜而安静者，邪未尽而阳已虚。昼日阳虚欲复而与邪争，则烦躁不得眠；夜而阴旺阳虚，不能与邪争，则反安静也；不呕不渴，里无热也；身无大热，表无热也，而又无头痛恶寒之表证，其脉又不浮而沉，不洪而微，其为阳气衰少无疑，故当与干姜、附子，以助阳虚而逐残阴也。以上三条（59、60、61），并是汗下后，小便不利者，伤其阴也；振寒，脉微细者，阴阳并伤也；昼日烦躁不得眠，夜而安静者，伤阳而不及阴也，于此见病变之不同。"（《伤寒贯珠集·太阳篇下·太阳救逆法》）

【按】对于本条"昼日烦躁不得眠，夜而安静"一句，古今注家多作如下解释：误施汗下之后，损伤阳气，病人于白天得到天阳相助，尚能与阴邪抗争，故见烦躁而不得眠；晚上阴气用事，阳虚之体无力与盛阴抗争，故见夜而安静。这种解释不无道理。但仔细推敲，认真琢磨，联系上下文及前后条文全面分析，则上述见解有重新认识的必要。

联系前面几个条文：第58条讲发汗、吐、下之后，损伤津液，若病邪已去，勿治之，待"阴阳自知者，必自愈"。第59条是讲"大下之后，复发汗"，损伤津液的一个常见症状——"小便不利"，若病邪已去，"勿治之，得小便利，必自利"。第60条亦是"下之后，复发汗"，伤及表里，列举了内外俱虚的一症一脉，即"必振寒，脉微细"，未明示是否治之。此条同样是"下之后，复发汗"，同样是伤及表里，内外俱虚，下文列举了汗下不当，损伤正气以后的即日证候："昼日烦躁不得眠（此处"眠"字应作"卧"解，即不得安静），夜而安静……"这个昼与夜的病情变化是动态的病机过程，即汗下后之初，正气受到损伤，气血阴阳失调，所以病人有点烦躁不安（与茯苓四逆汤证"发汗若下之，病仍不解，烦躁者"之病机有别）；随着饮食调养，自身调节，到了晚上病情趋于稳定，所以夜晚睡眠还是比较安静的。再下文曰"不呕，不渴，无表证，脉沉微，身无大热者"，是说病邪已去，虽"无大热"，可能有点微热（测体温略高），而"脉沉微"为阳虚之象，故用小剂干姜附子汤善后调治。正如徐大椿所说："此邪已退而阳气衰弱，故只用姜、附回阳。"（《伤寒论类方·四逆汤类》）

通过以上分析，使我们进一步认识到，学习仲景之书一定要融会贯通，一定要前后条文联系起来去读。因为，大论原文是前后联系，密切相关的。其文法往往是详于此而略于彼。例如：同样是汗下不当之后，第59条曰"小便不利"；第60条曰"必振寒，脉微细"；此条曰"昼日烦躁不得眠，夜而安静"，这三条所述脉症，难道不是详此略彼吗？由于平素体质不同，感受外邪的轻重不同，汗下失序损伤正气的程度不同，故善后处理方法也有所不同，较轻者，采取非药物疗法，可"自愈"；较重者，需要采用方药适当调治，以利康复。以上第 58～61 条，就是因人、因病而采取的不同善后处理方法。

【原文】发汗后，身疼痛，脉沉迟者，桂枝加芍药生姜各一两人参三两新加汤主之。(62)

桂枝加芍药生姜各一两人参三两新加汤方：桂枝三两 (去皮)，芍药四两，甘草二两 (炙)，人参三两，大枣十二枚 (擘)，生姜四两 (切)。上六味，以水一斗二升，煮取三升，去滓，温服一升。本云：桂枝汤，今加芍药、生姜、人参。

【提要】论发汗后身疼痛的证治。

【简释】发汗后身疼痛，脉沉迟者，沉为在里，迟为血气不足；汗后身痛为汗多伤耗营血，筋脉失其濡养，故用新加汤主治。

【按】对于本条"发汗后，身疼痛"之病因病机，古今注家有两种不同见解，一种认为是发汗不当，邪气未尽，故仍为"身疼痛"。持此见解的有成无己、郑重光、周扬俊及尤在泾等。一种认为是发汗后，邪已尽去，但由于邪气骤去，血气暴虚，不荣则"身疼痛"。持此见解的有方有执、陈念祖及刘渡舟先生等。笔者认为，探讨仲景制方本义，则新加汤是为发汗不当，邪气未尽而设。若发汗之后，邪已尽去，体表之血气虚而"不荣则痛"者，则新加汤亦可为善后调补之良方。

【原文】发汗后，不可更行桂枝汤，汗出而喘，无大热者，可与麻黄杏仁甘草石膏汤。(63)

麻黄杏仁甘草石膏汤方：麻黄四两 (去节)，杏仁五十个 (去皮尖)，甘草二两 (炙)，石膏半斤 (碎，绵裹)。上四味，以水七升，煮麻黄，减二升，去上沫，内诸药，煮取二升，去滓，温服一升。

【提要】论发汗后热邪壅肺作喘的证治。

【简释】本为风寒表实证，予麻黄汤"发汗后"，汗虽出而表不解者，可更行桂枝汤。若本为肺有蕴热，又复感外邪，以辛温之剂发汗，发汗之后，表邪已解或未解，而肺热加重者，不可更行桂枝汤辛温之方，而应当采用辛凉之剂。因为，症见"汗出而喘"，是邪热迫肺之候；"无大热者"是指发热等表证减轻，而肺热证候反加重，必是高热不退，舌红，苔黄，脉滑数。应用麻杏甘石汤辛凉宣肺、清热平喘。方中麻黄味辛微苦而温，为肺经专药，能开皮毛，宣肺气；石膏辛甘大寒，清中兼透，其用量倍于麻黄，二者寒、温相伍，目的在于清宣肺热，使宣肺而不助热，清肺而不留邪，寓"火郁发之"之意；杏仁宣肺利气；炙甘草调和诸药，四味药相合，清宣降三法具备。

【按】后第162条说："下后，不可更行桂枝汤，若汗出而喘，无大热者，可与麻黄杏仁甘草石膏汤。"两条或汗或下不同，其为邪入肺中则一，故治法亦同。

【方歌】

> 麻杏甘石清宣方，肺热咳喘此方良，
>
> 儿病温病五官病，寻求根源肺失常。

【原文】发汗过多，其人叉手自冒心[1]，心下悸[2]，欲得按者，桂枝甘草汤主之。(64)

桂枝甘草汤方：桂枝四两（去皮），甘草二两（炙）。上二味，以水三升，煮取一升，去滓，顿服。

【注释】

[1] 叉手自冒心："冒"作"覆盖"解。即两手重叠覆按在自己的胸前。

[2] 心下悸：心下，指心中；悸，自觉心动。

【提要】论过汗损伤心阳的证治。

【简释】汗为心液，发汗过多，损伤心阳，心脏失去阳气的温煦而空虚无主，故心中悸动不宁；虚则喜按，故病人双手按于心前区，治用桂枝甘草汤。方中桂枝辛甘而温，补助心阳；炙甘草甘温，益气补中，二味合用，辛甘化阳，为补益心阳之单捷小剂，可振奋心胸之阳气。

【原文】发汗后，其人脐下悸者，欲作奔豚[1]，茯苓桂枝甘草大枣汤主之。(65)

茯苓桂枝甘草大枣汤方：茯苓半斤，桂枝四两（去皮），甘草二两（炙），大枣十五枚（擘）。上四味，以甘澜水一斗，先煮茯苓减二升，内诸药，煮取三升，去滓，温服一升，日三服。

作甘澜水法：取水二斗，置大盆内，以杓扬之，水上有珠子五六千颗相逐，取用之。

【注释】

[1] 奔豚：病证名。患者自觉有气由小腹上冲心胸，甚至上冲咽喉，有如小猪奔跑之状，故称奔豚。详见《金匮要略·奔豚气病脉证治第八》篇。

【提要】汗后心阳虚欲作奔豚证治。

【简释】上条曰"发汗过多"，伤及心阳，引发心悸。本条曰"发汗后，其人脐下悸者"，亦因过汗损伤心阳，上不制下，火不制水，肾气发动，故见脐下悸动，此欲作奔豚。治用茯苓桂枝甘草大枣汤，此培土制水以止悸之方。

【原文】发汗后，腹胀满者，厚朴生姜半夏甘草人参汤主之。(66)

厚朴生姜半夏甘草人参汤方：厚朴半斤 (炙，去皮)，生姜半斤 (切)，半夏半升 (洗)，甘草二两 (按：成注本有"炙"字)，人参一两。上五味，以水一斗，煮取三升，去滓，温服一升，日三服。

【提要】论脾虚气滞腹胀满的证治。

【简释】发汗后，腹胀满者，多是素有脾虚气滞而腹胀满 (具有腹满时减，复如故，按之不痛等特点) 之人，因新感外邪而施发汗之方法，新邪解而故病依旧。厚朴生姜半夏甘草人参汤为消补兼施之剂。方中重用厚朴苦温为君，其"苦能下泄，然苦从乎温，则不下泄而为温散"，善治表里同病而"内外牵连者" (《本经疏证》)；生姜、半夏辛温为臣，宣通胃气；少用人参、甘草甘温，补益脾气。诸药配伍，补而不滞，消而无伤，以消为主，以补为辅，适合于脾虚气滞者。

【原文】伤寒，若吐若下后，心下逆满，气上冲胸，起则头眩，脉沉紧，发汗则动经，身为振振摇者，茯苓桂枝白术甘草汤主之。(67)

茯苓桂枝白术甘草汤方：茯苓四两，桂枝三两 (去皮)，白术、甘草 (炙) 各二两。上四味，以水六升，煮取三升，去滓，分温三服。

【提要】论内饮而外感误治的证治。

【简释】素有内饮，复感外邪，治当兼顾。若误施吐下，损伤脾胃之阳，可致内饮复发或加重，饮停于中而气逆于上，则见"心下逆满，气上冲胸，起则头眩，脉沉紧"；若单纯发汗，伤动经气，经脉失养，可致身体震颤摇动。治用苓桂术甘汤通阳健脾制水。方中茯苓淡渗利水；桂枝通阳降冲；白术、甘草补脾制水。全方温而不燥，利而不峻，为温化痰饮主方之一，在此则为救逆之方法。

【原文】发汗，病不解，反恶寒者，虚故也，芍药甘草附子汤主之。(68)

芍药甘草附子汤方：芍药、甘草各三两 (炙)，附子一枚 (炮，去皮，破八片)。上三味，以水五升，煮取一升五合，去滓，分温三服。

【提要】论虚人误发其汗的证治。

【简释】发汗病不解，反恶寒，此恶寒非表邪不去，而是素体本虚所致"畏寒"，故云"虚故也"。本证是阳虚阴亦不足，故用芍药甘草附子汤治疗。方中附子辛热，温经复阳以实卫气；芍药、甘草酸甘化阴以养阴血。此方即第29条主治"脚挛急"的芍药甘草汤加附子而成，三药配合，成阴阳双补之剂。

【原文】发汗，若下之，病仍不解，烦躁者，茯苓四逆汤主之。(69)

茯苓四逆汤方：茯苓四两，人参一两，附子一枚（生用，去皮，破八片），甘草二两（炙），干姜一两半。上五味，以水五升，煮取三升，去滓，温服七合，日二服。

【提要】论汗下后阴阳两虚而烦躁的证治。

【简释】汗下后，病仍不解，反增烦躁，乃病已转属少阴。因误汗外虚阳气，误下内虚阴液，阴阳俱虚，水火不济，故生烦躁，治用茯苓四逆汤。本方功能回阳益阴，兼伐水邪。方用四逆汤回阳救逆，加人参、茯苓补气益阴，宁心安神。吴谦言："茯苓感太和之气化，伐水邪而不伤阳，故以为君；人参生气于乌有之乡，通血脉于欲绝之际，故以为佐；人参得姜、附，补气兼以益火；姜、附得茯苓，补阳兼以泻阴；调以甘草，比之四逆为稍缓和，其相格故宜缓也。"（《医宗金鉴》卷三）

【按】本条叙述过简，若以方测证，可知本方证为虚人外感，误施汗下而转属少阴。再以病机推测证候，应并见畏寒，肢冷，下利，脉微细等。

【原文】发汗后，恶寒者，虚故也；不恶寒，但热者，实也，当和胃气，与调胃承气汤。(70)

【按】调胃承气汤方，见第29条。

【提要】论发汗后虚实不同的两种变证及实证的治疗。

【简释】发汗后虚实变证之根由，常与病人的体质有关。若为体虚之人，感受外邪，发汗不当，伤阳损阴，则易变为虚证。故本条曰："发汗后，恶寒者，虚故也。"若为阳盛之体，或内有郁热，辛温发汗，病邪则易从热化而变为阳明实证。故本条又曰："不恶寒，但热者，实也。"由于胃家实尚轻，故曰"当和胃气，与调胃承气汤"。本方功能泄热和胃，润燥软坚。方中大黄苦寒，泄热去实，推陈致新；芒硝咸寒，润燥软坚，通利大便；炙甘草味甘气温，既能和中，又能缓硝、黄峻下，三味相合，泻下阳明燥热结实而不损胃气。

【按】仔细研读《伤寒论》中有关调胃承气汤证的原文（第29、70、105、123、207、248、249条）便可认识到，仲景用调胃承气汤有两法：一是"少少温服之"，意在荡除燥热，调和胃气；一是"顿服之"，则重在泄下燥热内结。

【方歌】

大黄芒硝炙甘草，调胃承气燥热消；

腑气壅滞小承气，枳朴大黄缓下好；

腑实重证大承气，枳朴硝黄峻下妙；

热病杂病胃家实，腑气一通乐逍遥。

【原文】太阳病，发汗后，大汗出，胃中干，烦躁不得眠，欲得饮水者，少少与饮之，令胃气和则愈。若脉浮，小便不利，微热消渴者，五苓散主之。(71)

五苓散方：猪苓十八铢（去皮），泽泻一两六铢，白术十八铢，茯苓十八铢，桂枝半两（去皮）。上五味，捣为散，以白饮和服方寸匕，日三服。多饮暖水，汗出愈。如法将息。

【提要】论发汗后胃中干与蓄水证两种证候的调治。

【简释】此条自"令胃气和则愈"一句之前后，应分为两段。第一段所述"太阳病，发汗后，大汗出"，是"胃中干"的原因；而胃中津液干涸又是"烦躁不得眠，欲得饮水者"的原因。下文"少少与饮之，令胃气和则愈"一句，是针对发汗伤津，胃燥较轻的饮水补液自治疗法。

第二段曰："若脉浮，小便不利，微热消渴者"，是外有太阳表证，内有膀胱蓄水证。有表邪故脉浮，微热；内有水饮，气化不行，故消渴，小便不利。与五苓散化气行水，表里两解。猪苓、泽泻利水于下，茯苓、白术健脾利湿，桂枝通阳化气，五药共为散剂，以白饮和服，使膀胱津液得以通调，外则输津于皮毛，内则通行于上下，自然小便利，口渴除。观方后云"多饮暖水，汗出愈"，则本方不但有利水之功，且具有发汗之用，可知五苓散为太阳经腑两解之法。

【按】本条把发汗后引发的两种变证并列：一为"胃中干"（发汗伤津之故）而渴欲饮水，与水则愈；一为水蓄于下而"消渴"，利水则愈。同一口渴症而治法不同，其前者为生理现象，为善后调理法；后者为病理表现，应辨证论治。

《伤寒论》本条与下文第72、73、74条及后文第141、156、244、386条等，都是论述或涉及五苓散证，以本方主治太阳蓄水证、水逆证等。在《金匮要略》第十二篇第31条，则以五苓散治疗痰饮病"脐下悸，吐涎沫而癫眩"者。综合《伤寒杂病论》五苓散证可知，本方证以蓄水证为病机要点，而表证则为或然证。

裴永清对五苓散证是否一定兼有表邪问题有如下见解：有人或问，《伤寒论》中五苓散方后注有云"多饮暖水，汗出愈"，既谓"汗出愈"，岂不是必兼表邪之明证？诚然，有表邪者必汗出而解，但反过来，汗出而解者不一定都是表邪，这又必须从《黄帝内经》中找答案。《黄帝内经》言"三焦膀胱者，腠理毫毛其应也"，因此，汗出既是解表邪的一个途径和标志，同时也可以是膀胱气化复司，三焦水道通利的一个契机。三焦为"水道"，膀胱为"水腑"，膀胱气化不利则水饮内停，三焦不畅，小便不利。一旦膀胱气化复司，津气布敷，三焦通畅，内则小便得利，外则可见汗出，此皆饮邪之去路，气化复司之征象。故而我们不能把"多饮暖水，汗出愈"六句拘泥于专指解表，而把五苓散证死于必兼表证之下。（《伤寒论临证指要五十论》第7页）

【方歌】

二苓白术五苓散，重用泽泻桂为半，

太阳蓄水水逆证，通阳化气利小便。

【原文】发汗已，脉浮数，烦渴者，五苓散主之。（72）

【提要】承接上条，补述蓄水证的脉症。

【简释】本条指出使用发汗法以后，病人脉象浮数，说明太阳病表证未解。吴谦："脉浮数之下当有'小便不利'四字，若无此四字，则为阳明内热口燥之烦渴，白虎汤证也……今小便不利而烦渴，是太阳腑病，膀胱水蓄，五苓证也。故用五苓散，如法服之，外疏内利，表里均得解矣。"（《医宗金鉴》卷二）

【原文】伤寒，汗出而渴者，五苓散主之；不渴者，茯苓甘草汤主之。（73）

茯苓甘草汤方：茯苓二两，桂枝二两（去皮），甘草一两（炙），生姜三两（切）。上四味，以水四升，煮取二升，去滓，分温三服。

【提要】辨下焦蓄水与中焦停水证治的鉴别。

【简释】伤寒汗出而渴，为水蓄下焦，气化不行，水不化津，津不上承，故渴，应以五苓散化气行水。若水停中焦，水津尚能敷布者，则不渴，故用茯苓甘草汤温胃化饮。本方用茯苓淡渗利水，桂枝通阳化气，生姜温胃散水，甘草和中。

【按】前文第71、72条已概括了五苓散的主要脉症，即脉浮或浮数，消渴或烦渴，微热，小便不利等。本条则是用对比的方法，以渴与不渴鉴别五苓散证与茯苓甘草汤证。据后第356条所谓"伤寒，厥而心下悸，宜先治水，当服茯苓甘草汤"之论述，该方证典型者应有"厥而心下悸"。

【原文】中风发热，六七日不解而烦，有表里证，渴欲饮水，水入则吐

者，名曰水逆，五苓散主之。（74）

【提要】论水逆的证治。

【简释】尤在泾："太阳风邪，至六七日之久而不解，则风变热而传里，故烦而渴。有表里证，即身热烦渴之谓。渴欲饮水，水气不行，而反上逆则吐。名水逆者，言因水气而逆，非火逆、气逆之谓。故当以五苓散，辛甘淡药，导水而泄热也。"（《伤寒贯珠集·太阳篇上·太阳权变法》）

【原文】未持脉[1]时，病人手叉自冒心，师因教试令咳而不咳者，此必两耳聋无闻也。所以然者，以重发汗，虚，故如此。发汗后，饮水多必喘，以水灌[2]之亦喘。（75）

【注释】

[1] 持脉：以手切脉。

[2] 灌：同"盥（guàn 冠）"，用凉水洗浴。

【提要】论重发汗后的心肾阳虚证候以及形寒饮冷伤肺之理。

【简释】本条采用望、问、闻三诊合参，详审发汗太过致虚之候，法当以补剂温养，并精心护理。汗后伤津，求救于水，宜少少与饮之。若不加节制，饮水过多，水停于胃，水寒射肺，故喘；以水灌洗之，水寒之气外伤皮毛，内侵于肺，肺气不宣，亦喘。此形寒饮冷则伤肺之义。

【按】《素问·金匮真言论篇》："南方赤色，入通于心，开窍于耳，藏精于心。"《灵枢·脉度》："肾气通于耳，肾和则耳能闻五音。"可知本条"耳聋"一症，是由于重发汗后，心阳虚损，并伤及肾气，精气不得上通于耳故也。耳聋一症，此论因虚所致者，这与后第264条曰"少阳中风，两耳无所闻"不同。

【原文】发汗后，水药不得入口，为逆；若更发汗，必吐下不止。发汗吐下后，虚烦[1]不得眠，若剧者，必反复颠倒，心中懊憹[2]，栀子豉汤主之；若少气[3]者，栀子甘草豉汤主之；若呕者，栀子生姜豉汤主之。（76）

栀子豉汤方：栀子十四个（擘），香豉四合（绵裹）。上二味，以水四升，先煮栀子得二升半，内豉，煮取一升半，去滓，分为二服，温进一服（得吐者，止后服）。

栀子甘草豉汤方：栀子十四个（擘），甘草二两（炙），香豉四合（绵裹）。上三味，以水四升，先煮栀子、甘草取二升半，内豉，煮取一升半，去滓，分二服，温进一服（得吐者，止后服）。

栀子生姜豉汤方：栀子十四个（擘），生姜五两（切），香豉四合（绵裹）。上三味，以水四升，先煮栀子、生姜取二升半，内豉，煮取一升半，去滓，分二服，温进一服（得吐者，止后服）。

【注释】

[1] 虚烦："虚"，非指正气之"虚"，乃是与有形之"实"邪相对而言。"虚烦"，虽无实邪，却是残热余邪内郁，故"烦"字，言胸脘烦扰不安也。

[2] 反复颠倒，心中懊恼（ào náo 奥蛲）：比虚烦更甚，为身不得安，心不得安，无可奈何之状。

[3] 少气："少气和短气不同，少气是呼吸微弱，自觉气不够用；短气是呼吸促迫，又有阻隔。因此，少气为虚，短气为实"（刘渡舟）。

【提要】 论发汗后伤及胃阳与发汗吐下后热扰胸膈的治疗。

【简释】 前文已论及，发汗不当，或伤心阳（第64条），或伤脾阳（第67条），或伤肾阳（第69条）等。本条曰"发汗后，水药不得入口，为逆"，为伤及胃阳也。上述四者，必素有旧病，发汗只是诱因。

吴谦曰："未经汗吐下之烦，多属热，谓之热烦；已经汗吐下之烦，多属虚，谓之虚烦。不得眠者，烦不能卧也。若剧者，较烦尤甚，必反复颠倒，心中懊恼也……因汗吐下后，邪热乘虚客于胸中所致。既无可汗之表，又无可下之里，故用栀子豉汤，顺其势以涌其热，自可愈也。"（《医宗金鉴》卷二）栀子豉汤功能清宣郁热，除烦透邪。方中栀子苦寒泄热，清心除烦；香豉气味俱轻，宣热和胃。二药相合，清宣互济，发散火郁而除烦，为清宣心胸郁热之良剂。如果兼见少气者，加入甘草以益气和中；如果兼见恶心欲吐者，加入生姜以降逆和胃止呕。

【按】 关于方后注"得吐者，止后服"之说，后世医家有争议。有人认为本证乃火郁于胸膈证，药后火郁得开，正气得伸，驱邪外出，故作吐而解。并指出火郁愈甚，懊恼愈重者，药后得吐的机会也愈多。亦有的注家不同意药后作吐之说，因为栀子、豆豉均无涌吐作用。还有人主张把"得吐者，止后服"改为"得汗者，止后服"，理由是本方为清宣之剂，而有解表作用。临床实践证明，服栀子豉汤有吐者，有不吐者，有汗出者，亦有不汗出者，故不可强调一面。

【方歌】

> 热扰胸膈栀豉汤，少气甘草呕加姜；
> 气滞腹满加枳朴；误下中寒干姜良。
> 微苦微辛透郁热，叶氏颇善用此方。

【原文】 发汗，若下之，而烦热，胸中窒者，栀子豉汤主之。(77)

【提要】论热郁胸中，气机不畅的证治。

【简释】发汗或攻下之后，邪热内扰，导致烦热，胸中窒。烦热即上条虚烦加重之意；胸中窒为邪热壅滞气机而窒塞不通之感。病情比上条较重，病机却相同，故亦以栀子豉汤主治之。

【原文】伤寒五六日，大下之后，身热不去，心中结痛者，未欲解也，栀子豉汤主之。(78)

【提要】论火郁而心中结痛的证治。

【简释】"伤寒五六日，大下之后，身热不去"，是说感受外邪，邪气在表，误施攻下，表证仍在。"心中结痛"是不但有窒塞感，而且有疼痛感，是气滞血郁，郁而化火所致。心中结痛较第76条之"心中懊憹"，77条之"胸中窒"为重。根据"火郁发之"的原则，仍以栀子豉汤主之，外以透散表热，内以清泄郁火。

【原文】伤寒下后，心烦腹满，卧起不安者，栀子厚朴汤主之。(79)

栀子厚朴汤方：栀子十四个（擘），厚朴四两（炙，去皮），枳实四枚（水浸，炙令黄）。上三味，以水三升半，煮取一升半，去滓，分二服，温进一服（得吐者，止后服）。

【提要】论热扰胸膈兼腹满的证治。

【简释】伤寒误下，多致虚寒，然亦有邪热内陷者。今既心烦又腹满，为热与气结，壅于胸腹之间；"卧起不安"即第76条"反复颠倒"之互辞，乃"虚烦不得卧"之剧者。故以栀子厚朴汤清热除烦，行气消满。本方证邪热内陷较栀子豉汤证为深，故不用豆豉之宣透；但尚未形成阳明腑实，故不用大黄之攻下。

【原文】伤寒，医以丸药大下之，身热不去，微烦者，栀子干姜汤主之。(80)

栀子干姜汤方：栀子十四个（擘），干姜二两。上二味，以水三升半，煮取一升半，去滓，分二服，温进一服（得吐者，止后服）。

【提要】论热扰胸膈及误下中寒的证治。

【简释】伤寒表证，医以丸药大下之，误下之后表邪未解而身热不去，邪热内陷而致微烦。治用栀子干姜汤，清胸中之热而温肠胃之寒。因证有微烦，故用栀子；因大下肠胃必冷，故用干姜。此为寒热并用的方剂。

【按】原文中所述的"医以丸药大下之""丸药"为何药？柯韵伯言："攻里不远寒，用丸药大下之，寒气留中可知。"（《伤寒来苏集》卷三）刘渡舟先生说："汉代流行的一些泻下药，一种是巴豆制剂，为热性泻下药，另一种是甘遂制剂，为寒性泻下剂。"（《刘渡舟伤寒论讲稿》第83页）笔者以为，上述两家见解都值得商榷。在《金匮要略》第二十三篇之杂疗方，有一个"三物备急丸（大黄、干姜、巴豆）"，此丸是一个寒热并用的峻烈大下之剂。

以上五条，第76条论述栀子豉汤证之主症特点及或然症；77、78两条论述栀子豉汤证之变症，三条所述，病机相同，但病情有轻重，故证候有所不同，虽皆以栀子豉汤主之，而剂量可酌情增减，或适当加味。第79、80两条则病机有变，或为热扰胸膈兼阳明气滞，或为热扰胸膈且太阴虚寒，故治法为之变，皆仍以栀子之轻苦清泄郁热，或并用行气之枳、朴，或并用干姜之温中。试问，病因皆由表证误下，何以有不同之变证？盖成因有二：一是误下之法有别；二为体质使然，如下文"病人旧微溏者"。

【原文】凡用栀子汤，病人旧微溏者，不可与服之。（81）

【提要】栀子汤的禁忌证。

【简释】栀子为苦寒之药，易伤脾胃而滑大肠。上述第76~80条等五条诸栀子汤证，若病人脾阳素虚日久，大便微溏者，不可与服之，以免栀子之类的苦寒药更伤已虚之脾阳。如此上有郁热，下有脾寒之病情，单纯栀子汤不可用，但可仿用上条的栀子干姜汤寒热并用之法。

【原文】太阳病发汗，汗出不解，其人仍发热，心下悸，头眩，身瞤动[1]，振振欲擗地（按：擗地《金匮玉函经》作"仆地"）者[2]，真武汤主之。（82）

真武[3]汤方：茯苓、芍药、生姜各三两（切），白术二两，附子一枚（炮，去皮，破八片）。上五味，以水八升，煮取三升，去滓，温服七合，日三服。

【注释】

[1] 身瞤（rún）动：眼皮跳动叫"瞤"，瞤与动是同义连用，身瞤动是说局部或全身肌肉掣动（颤抖）。"身瞤动"与第38条"筋惕肉瞤"义近。

[2] 振振欲擗（pǐ痞）地者：振，摇动。这里的"振振"是摇摆不定的意思。擗，当作"躄（bì）"，即仆倒，"欲躄地"即站立不稳之状。此句与第67条"身为振振摇者"义近。

[3] 真武：本名玄武（宋代因避讳而改），古代神话传说为北方司水之神。本方以玄武命名，寓镇水之意。

【提要】论太阳病误汗，阳虚水泛的证治。

【简释】太阳病本当发汗，若发汗不及时或汗不如法，都将发生不同的变证。本条说的是素体阳虚而有水气病者，又感受外邪，汗不得法更伤阳气证候。尤在泾："发汗过多，不能解太阳之邪，而反动少阴之气，于是身仍发热，而悸、眩、瞤动等证作矣。少阴之气，水气也，心属火而水乘之，故悸；头为阳而阴加之，故眩；经脉纲维一身，以行血气，故水入之则振振瞤动也。擗，犹据也，眩动之极，心体不安，思欲据地以自固也。此与阳虚外亡有别，阳虚者，但须四逆以复阳，此兼水饮，故必真武以镇水。方用白术、茯苓之甘淡，以培土而行水；附子、生姜之辛，以复阳而散邪；芍药之酸，则入阴敛液，使汛滥之水，尽归大壑而已耳。"（《伤寒贯珠集·太阳篇上·太阳斡旋法》）

【按】真武汤证还见于后文第 316 条，应互参。本方为温阳利水剂，主治阳虚而水气为患者，若仅阳虚而无水泛之证候，恐不是真武汤证。

【方歌】

温阳利水真武汤，术附苓芍配生姜，

阳虚水泛诸般病，身痛阳虚参易姜。

【原文】咽喉干燥者，不可发汗。（83）

【提要】咽喉干燥者禁汗。

【简释】咽喉为三阴经脉所循之处。若阴津亏少，不能上滋咽喉，故干燥。对此类阴亏之人，虽有风寒表证，亦不可单纯使用辛温发汗之剂治疗，应于解表剂中酌加育阴利咽之品，或甘寒清热之药。

【原文】淋家[1]，不可发汗，汗出必便血[2]。（84）

【注释】

[1] 淋家：素有淋病，名曰淋家。《金匮要略》第十三篇有"淋病"之名。

[2] 便血：此条是指尿血。

【提要】淋家禁汗。

【简释】淋家多为下焦蓄热，阴津素亏，虽有外感，亦不能纯用汗法。若发汗不当而伤阴，不但阴津愈亏，更惧热邪内迫，伤及血络，引发尿血等症。

【按】淋病以尿痛、尿频、尿急及小腹里急等为特点，甚者可并发恶寒发热等类似外感的症状（西医诊为"泌尿系感染"）。对此，断不可误诊为外感太阳表邪而发其汗，当以治淋为主。古人有"淋属少阳"之说，即指淋病患者伴有寒热如疟之少阳病热型。笔者曾辨证以小柴胡汤为主方治淋病而取效。笔者临床还观察到，淋家外感，单纯发汗解表，确会导致淋病复发。如此教训，印证了本条的临床警示作用。

【原文】疮家[1]，虽身疼痛，不可发汗，发汗则痉[2]。（85）

【注释】

[1] 疮家：指久患疮疡之人。

[2] 痉：《金匮要略》第二篇有"痉病"之名，其病因之一即曰："疮家，虽身疼痛，不可发汗，汗出则痉"。

【提要】疮家禁汗。

【简释】久患疮疡者，气血已伤，虽有表证，不可单纯发汗。施用汗法不当，则阴液受伤更甚，筋脉失其濡养，必发生筋脉强直，肢体拘挛的痉病。

【按】《金匮要略》第十八篇第1条曰："诸浮数脉，应当发热，而反洒淅恶寒，若有痛处，当发其痈。"第4条曰："肠痈者……发热……恶寒……大黄牡丹汤主之。"这就使我们领悟到，身体内外发生疮痈，由于气血郁滞，热毒壅盛，正邪相争，亦可表现为类似感受外邪之发热恶寒等症。若不加辨别，误认为表证，错施汗法，贻害无穷！这正如成无己所说："疮家身疼如伤寒，不可发汗，发汗则表气愈虚，热势愈甚，生风，故变痉也。"（《注解伤寒论》）

【原文】衄家[1]，不可发汗，汗出，必额上陷脉[2]急紧，直视不能眴[3]，不得眠。（86）

【注释】

[1] 衄（nù）家：素易鼻出血的人。

[2] 额上陷脉：《灵枢·九针十二原》有"针陷脉则邪气出"一句。"陷脉"，指孔穴在筋骨陷中而言。"额上陷脉"，指额上两侧凹陷处之脉。

[3] 直视不能眴（xuàn炫）：《说文解字》："眴，目摇也。"义为目光不定。此文乃指两目呆滞而不能灵活转动。

【提要】衄家禁汗。

【简释】津血同源。衄家，阴液必不足，虽有表证，亦不可单纯发汗。若发汗不当则阴液重伤，筋脉失其濡养，则可表现额上陷脉急紧，目直视不能转动，以及夜卧不安等证候。

【按】《金匮要略》第十六篇第4条与本条相同。

【原文】亡血家[1]，不可发汗，发汗则寒栗而振[2]。（87）

【注释】

[1] 亡血家：泛指久病失血之人。"亡"，丢失之义。

[2] 寒栗而振：由于畏寒战栗而身体震颤。

【提要】亡血家禁汗。

【简释】平素阴血极度亏损的亡血者，虽有表证，不能单纯发汗。若发汗不当，既伤阴血，又伤阳气，身体失其温煦，则呈现寒栗而振的证候。尤在泾曰："疮家、衄家，并属亡血，而此条复出亡血家者，该吐、下、跌仆、金刃、产后等证为言也。"（《伤寒贯珠集·太阳篇上·太阳权变法》）

【按】《金匮要略》第十六篇第9条曰："亡血不可发其表，汗出即寒栗而振。"与本条类同。

【原文】汗家重发汗，必恍惚心乱[1]，小便已阴疼[2]，与禹余粮丸[3]。(88)

【注释】

[1] 恍惚心乱：神志模糊而心中慌乱不安。

[2] 阴疼：指尿道疼痛。

[3] 禹余粮丸：本方失传，待考。

【提要】汗家禁汗。

【简释】汗家，临床有自汗、盗汗之分，总为平素常易汗出之人，此类人必阴阳失调，甚至阴阳俱虚。若再发其汗，重伤阴液，心无所养，神无所藏，则恍惚心乱；阴竭于下，小便后虚火下注而疼痛。如此者应用禹余粮丸治之。尤在泾："禹余粮，体重可以去怯，甘寒可以除热，又性涩，主下焦前后诸病也。"（《伤寒贯珠集·太阳篇上·太阳权变法》）

【原文】病人有寒，复发汗，胃中冷，必吐蛔。(89)

【提要】病人素体虚寒者禁汗。

【简释】病人有寒，谓其人素有脾胃虚寒。如此阳虚之体，感受外邪，若不顾体虚，只是发汗，更伤阳气，其里寒更甚，而致胃中虚冷，有蛔虫之患者可致吐蛔。如此证候，"宜理中汤送乌梅丸可也"（《医宗金鉴》卷四）。

【按】宿病"诸家"感受外邪禁汗辨。上述第83条至第89条的"咽喉干燥者"、"淋家"、"疮家"、"衄家"、"亡血家"、"汗家"、"病人有寒"等病证，皆论述素体正气亏虚之人，感受外邪，皆不可发汗之例。这七条从不同角度阐明了两点：一是，人的体质有所不同，若阴本虚而反发汗，势必阴液更伤；阳本虚而反发汗，势必阳气愈损。二是，汗虽为津液所化而属阴，但汗出于外必须依赖于阳气的蒸化，此即《素问·阴阳别论篇》所谓："阳加于阴，谓之汗。"若不当汗而汗之或发汗太过，则既伤阴，又伤阳，不可不慎用汗法。

总之，诸里虚病证兼表证，自当分辨其里虚之病性，并视其轻重缓急，先里后表，或先表后里，或采用滋阴解表、助阳解表、益气解表等诸表里并病之法治之。详见前后相关条文。

【原文】本发汗而复下之，此为逆也，若先发汗，治不为逆。本先下之而反汗之，为逆，若先下之，治不为逆。(90)

【提要】论表里同病的先后缓急治则。

【简释】尤在泾："此泛言汗下之法，各有所宜，当随病而施治，不可或失其度也。如头痛发热恶寒者，本当发汗而反下之，是病在表而治其里也，故曰逆；腹满便闭恶热者，本当下之而反汗之，是病在里而治其表也，故亦为逆。若审其当汗而汗之，或当下而下之，则何逆之有？《外台》云：表病里和，汗之则愈，下之则死；里病表和，下之则愈，汗之则死。不可不慎也。"(《伤寒贯珠集·太阳篇下·太阳救逆法》)

【按】本条中之"下之"，并非专指下法，实赅除汗法外之攻邪诸法而言。举凡泻火热、逐瘀血、利水邪等，皆可谓之"下"。

【原文】伤寒，医下之，续得下利清谷不止，身疼痛者，急当救里；后身疼痛，清便自调者，急当救表。救里，宜四逆汤；救表，宜桂枝汤。(91)

【提要】再论表里同病的先后缓急治则。

【简释】本条与上条一样，亦论表里同病的治则，但病情有所不同，上条为里实证，本条为里虚寒证。本条是说在素体正气不足的情况下感受外邪，医者误用下法，导致下利清谷又复发生，此时虽表证未解，但里证为急，急者先治，应先治其里，后治其表。所谓"救里，宜四逆汤；救表，宜桂枝汤"，只是举例而言。

【按】推究以上两条大意，可知仲景治伤寒之表里同病的总则为四个字——急者先治。即表证急者，应先解表；里证急者，应先治里。这比"急则治其标，缓则治其本"的法则更明确，更易掌握和运用。

此条部分内容与《金匮要略》第一篇第14条同。

【原文】病发热头痛，脉反沉，若不瘥，身体疼痛，当救其里，宜四逆汤。(92)

【按】四逆汤方，见第29条。

【提要】论表里同病先治里虚的原则。

【简释】"病发热头痛"是太阳表证，"脉反沉"是里脉，表证而见里脉，治疗时当顾及里虚，应发汗温经并施。"若不瘥"，是里气虚寒为甚，虽有身体疼痛的表证，"当先救其里，宜四逆汤"。四逆汤不仅回阳，并能散寒，虽非解表之方，却有解表之功。

【按】千般疢难，当病情发展到阳气衰微，阴寒内盛之垂危阶段时，回阳救逆为施治大法，四逆汤为代表方剂。本方证在太阳病、阳明病、太阴病、少阴病、厥阴病、霍乱病等各篇都有论述。张仲景对四逆汤的运用，归纳如下：一是误汗亡阳证（29）。二是表里同病，里虚寒盛证（91、92、372）。三是少阴寒化、心肾阳虚证（323、324）。四是太阴、厥阴虚寒证（277、353、354、377）。五是霍乱阳气虚衰证（388、389）。六是阴盛格阳证（225）。

阳衰阴盛，变化多端，见症不一，处方亦当灵活变通以切合病情，故仲景以回阳救逆的四逆汤为基本方，创制了一系列的类方。例如，四逆加人参汤（385）、茯苓四逆汤（69）、通脉四逆汤（317）、通脉四逆加猪胆汁汤（390）、白通汤（314）及白通加猪胆汁汤（315）等七方。其中四逆汤、通脉四逆汤亦载于《金匮要略》第十七篇。诸方的鉴别在于：四逆汤主温阳；白通汤及通脉四逆汤主温通；四逆加人参汤与茯苓四逆汤温阳救阴并重；白通加猪胆汁汤（并加人尿）与通脉四逆加猪胆汁汤皆加入反佐药。七方证均属阴证、里证、寒证、虚证，但因临床证候不尽相同，故方药有别。

【方歌】

回阳救逆四逆汤，生附炙草与干姜，
阳虚诸病此为主，随证加减系列方。

【原文】太阳病，先下而不愈，因复发汗，以此表里俱虚，其人因致冒[1]，冒家汗出自愈。所以然者，汗出表和故也。里未和，然后复下之。（93）

【注释】

[1] 冒：指头目昏蒙如物覆盖。《金匮要略》第二十一篇所论产后病有"郁冒"之病。其病因为新产妇人"亡血复汗"，外感风寒。

【提要】论太阳病汗下失序因致冒的治法。

【简释】尤在泾："下之则伤其里，汗之则伤其表，既下复汗，表里俱虚而邪仍不解，其人则因而为冒。冒，昏冒也，以邪气蔽其外，阳气被郁，欲出不能，则时自昏冒，如有物蒙蔽之也。若得汗出，则邪散阳出，而冒自愈。《金匮》云：冒家欲解，必大汗出也。然亦正气得复，而后汗自出耳，岂可以药强发之哉？若汗出冒解，而里未和者，然后复下之，以和其里，所谓里病表和，下之而愈是也。"

【原文】太阳病未解，脉阴阳俱停—作微，必先振栗汗出而解。但阳脉微者，先汗出而解；但阴脉微—作尺脉实者，下之而解。若欲下之，宜调胃承气汤。（94）

【提要】论太阳病战汗而解的脉诊及机制。

【简释】本条承接上条，应上下互参，彼此发明，以释其义。本条曰"太阳病未解"，即上条"太阳病，先下之而不愈，因复发汗"而未解，"以此表里俱虚"，故"脉阴阳俱停（微）"。邪气未去，正气已虚，邪正相持，"其人因致冒"；正邪相争，"必先振栗汗出而解"，此即战汗之象。须知上条所说的"冒家"，岂能不治而"汗出自愈"耶？必赖助正达邪之法，方能战汗而解。尤在泾："然本论云：'尺中脉微者，不可下。'此又云：'但阴脉微者，下之而解。'盖彼为正虚而微，此为邪退而微也。脉微则同，而辨之于邪与正之间，亦未易言之矣。"（《伤寒贯珠集·太阳篇上·太阳权变法》）

【按】本条脉理，颇值得品味。所谓"脉阴阳俱停"，"阳脉微"，"阴脉微"，都是现实的脉象，体现了真实的病情。若脱离了具体的病机，则难免误解。"太阳病未解"，为何"脉阴阳俱停"呢？一个"停"字，寓含着正邪相持，争战之前的一时性休整之脉象（吴谦认为是"三部沉伏不见"），譬如拳击时要把拳头收回来以积蓄力量。蓄积能量之后，正邪相争，正气驱邪外出，"必先振栗汗出而解"，其脉变为和缓。一个"先"字，埋下了伏笔。若正邪相争，正气驱邪下出，则必"下之而解"。是汗之而解，还是下之而解，既是方药之功力，更是人体的本能。须知"防病治病是人的本能"。而良医之高明处就是帮助病人的本能，因势利导，战胜疾病。

【原文】太阳病，发热汗出者，此为荣弱卫强[1]，故使汗出，欲救邪风[2]者，宜桂枝汤。（95）

【注释】

[1] 荣弱卫强：此即第12条"太阳中风，阳浮而阴弱"之义。外邪袭表，卫阳奋起而抗邪于外，故曰"卫强"；肌表受邪而失其固密，营阴外泄而汗出，故曰"荣弱"。

[2] 欲救邪风："救"，即治疗或解除的意思。"邪风"，即风邪。

【提要】论太阳中风荣弱卫强的证治。

【简释】尤在泾："此即前条（53）卫不谐，营自和之意，而申其说。救邪风者，救卫气之为风邪所扰也。然仲景营弱卫强之说，不过发明所以发热汗出之故，后人不察，遂有风并于卫，卫实而营虚；寒中于营，营实而卫虚之说。不知邪气之来，自皮毛而入肌肉，无论中风伤寒，未有不及于卫者，其甚者，乃并伤于营耳。郭白云所谓涉卫中营者是也。是以寒之浅者，仅伤于卫；风而甚者，并及于营；卫之实者，风亦难泄；卫而虚者，寒犹不固。无汗必发其汗，麻黄汤所以去表实而发邪气；有汗不可更发汗，桂枝汤所以助表气而逐邪气。学者但当分病证之有汗、无汗，以严麻黄、桂枝之辨，不必执营卫之孰虚孰实，以证伤寒、中风之殊。且无汗为表实，何云卫虚？麻黄之去实，宁独遗卫？能不胶于俗说者，斯为豪杰之士。"（《伤寒贯珠集·太阳篇上·太阳正治法》）

【按】此条对整个太阳病的辨证论治具有承前启后的作用。"太阳病篇到了这条，关于伤寒中风，麻黄、桂枝、大小青龙、葛根五个汗法，张仲景已经都交代了，表里缓急也谈了，禁汗法也谈了，发汗法也谈了。除了蓄血的腑证在后边讲以外，表证都已经讲完了。后面就要讲邪气由太阳之表往半表半里传变的小柴胡汤证了。这一条既总结以前，又指导以后。"（《刘渡舟伤寒论讲稿》第89页）

【原文】伤寒五六日，中风，往来寒热[1]，胸胁苦满[2]，嘿嘿不欲饮食[3]，心烦喜呕[4]，或[5]胸中烦而不呕，或渴，或腹中痛，或胁下痞硬，或心下悸、小便不利，或不渴、身有微热，或咳者，小柴胡汤主之。(96)

小柴胡汤方：柴胡半斤，黄芩三两，人参三两，半夏半升（洗），甘草三两（炙），生姜三两（切），大枣十二枚（擘）。上七味，以水一斗二升，煮取六升，去滓，再煎取三升，温服一升，日三服。若胸中烦而不呕者，去半夏、人参，加栝楼实一枚。若渴，去半夏，加人参合前成四两半，栝楼根四两。若腹中痛者，去黄芩，加芍药三两。若胁下痞硬，去大枣，加牡蛎四两。若心下悸、小便不利者，去黄芩，加茯苓四两。若不渴、外有微热者，去人参，加桂枝三两，温覆微汗愈。若咳者，去人参、大枣、生姜，加五味子半升、干姜二两。

【注释】

[1] 伤寒五六日，中风，往来寒热："伤寒"与"中风"为互文，皆指感受外邪。"往来寒热"指患者五六日以来，恶寒发热时轻时重，寒热往来如疟状。疟病证治，详见《金匮要略》第四篇。

[2] 胸胁苦满：胸胁胀满难受。"苦"，具有"为动"用法，即胸胁为胀满所苦（难受）。

[3] 嘿嘿（mò 默）不欲饮食："嘿"同"默"。"嘿嘿"，形容词，即表情沉默，不欲言语。此句形容病人对饮食反应淡漠，没有食欲的样子。

[4] 心烦喜呕："心"，在仲景书中有两个含义：一指五脏之心，一指六腑之胃，本条是指胃。"心烦"即胃中搅扰纠结貌（《史记·乐书》有云："水烦则鱼鳖不大。"注曰："烦，犹数搅动也。"）。"喜呕"，呕而觉快，故曰喜。

[5] 或：“或者，未定之辞，以少阳为半表半里，其气有乍进乍退之机，故其病有或然或不然之异。”（尤在泾）

【提要】 论小柴胡汤主治证候与或然症的处理。

【简释】 感受外邪五六日，近日表现往来寒热，胸胁苦满，嘿嘿不欲饮食，心烦喜呕等症。由于邪正相争，故往来寒热，即邪气盛则恶寒发热加重，正气胜则寒热减轻；邪气壅于少阳之经，故胸胁苦满；邪气郁于少阳之腑，胆气犯胃，胃失和降，故嘿嘿不欲饮食，心烦喜呕。柯韵伯曰：“寒热往来，病情见于外；苦喜不欲，病情得于内。看苦、喜、不欲等字，非真呕、真满、不能饮食也；看往来二字，见有不寒热时。寒热往来，胸胁苦满，是无形之半表；心烦喜呕，默默不欲饮食，是无形之半里。”（《伤寒来苏集·伤寒论注·卷三》）小柴胡汤为和解表里之主方，主治“半在表半在里”(148) 之证候。《神农本草经》曰柴胡“治心腹肠胃中结气，饮食积聚，寒热邪气，推陈致新”；黄芩主“治诸热”，柴、芩合用，一散一清，清透并用，外解半表之邪，内清半里之热，故而和解少阳；半夏、生姜调理胃气，降逆止呕；人参、甘草、大枣益气和中，既扶正以助祛邪，又实里以防邪入；柴胡配半夏，犹能升清降浊；生姜合大枣，更可调和营卫。本方诸药为伍，寒温并用，升降协调，扶正祛邪，有疏利三焦，宣通内外，调达上下，和畅气机的作用。虽不用汗、吐、下三法，而达到祛邪之目的。

条文所述小柴胡汤证或然症之病机及随症加减之方义，引录尤在泾注释如下。

“胸中烦而不呕者，邪聚于膈而不上逆也。热聚则不得以甘补，不逆则不必以辛散，故去人参、半夏，而加栝楼实之寒，以除热而荡实也。

渴者，木火内烦，而津虚气燥也，故去半夏之温燥，而加人参之甘润，栝楼根之凉苦，以彻热而生津也。

腹中痛者，木邪伤土也。黄芩苦寒，不利脾阳，芍药酸寒，能于土中泻木，去邪气，止腹痛也。

胁下痞硬者，邪聚少阳之募。大枣甘能增满，牡蛎咸能软坚，好古云：牡蛎以柴胡引之，能去胁下痞也。

心下悸，小便不利者，水饮蓄而不行也。水饮得冷则停，得淡则利，故去黄芩，加茯苓。

不渴，外有微热者，里和而表未解也。故不取人参之补里，而用桂枝之解外也。

咳者，肺寒而气逆也。经曰：肺苦气上逆，急食酸以收之，又曰：形寒饮冷则伤肺，故加五味之酸，以收逆气，干姜之温，以却肺寒。参、枣甘壅，不利于逆，生姜之辛，亦恶其散耳。”（《伤寒贯珠集·少阳篇·少阳正治法》）

【按】伤寒与杂病小柴胡汤证治概要。在《伤寒杂病论》中，小柴胡汤证分布甚广，《伤寒论》有关原文共 19 条，其太阳病篇最多，计 12 条（37、96、97、98、99、100、101、103、104、144、148、149），其他篇依次为：阳明病篇 3 条（229、230、231）；少阳病篇 2 条（265、266）；厥阴病篇 1 条（379）；阴阳易瘥后劳复病篇 1 条（394）。《金匮要略》有关小柴胡汤证的条文是：黄疸病篇第 21 条；呕吐哕下利病篇第 15 条（与《伤寒论》第 379 条文字相同）；产后病篇第 1 条。从上述条文的分布综合分析可以认定：小柴胡汤为治疗少阳病的主方，而并非仅限于少阳病。其证治"上可及于头目，中可见于胸胁，下可达于血室，外可解太阳之表，内可和阳明之里"（《伤寒论临床应用五十论》第 104 页）。小柴胡汤之所以有如此广泛之用途，就在于本方功能调理枢机，通畅三焦，扶正达邪。随证加减，可表可里，可气可血，变化无穷。上述第 96 条方后注中列举的七个加减之法，乃举例而言。《伤寒论》中的第 103、104、107、147 条四个小柴胡汤类方，何不就是小柴胡汤的加减之法？而第 146 条的柴胡桂枝汤，则是小柴胡汤与其他方的合方应用。后世医家师小柴胡汤随证加减之法、合方变通应用广矣。

【方歌】

> 小柴胡汤半参黄，扶正祛邪甘枣姜，
> 外感内伤诸般病，根系少阳此方良。
> 阳明合病加芒硝；大柴胡治胆腑方。

【原文】血弱气尽，腠理开，邪气因入，与正气相搏，结于胁下。正邪分争，往来寒热，休作有时，嘿嘿不欲饮食，脏腑相连，其痛必下，邪高痛下，故使呕也，小柴胡汤主之。服柴胡汤已，渴者属阳明，以法治之。（97）

【提要】承上条论小柴胡汤证的病因病机。

【简释】"血弱气尽，腠理开，邪气因入"这三句是讲病因的，即在正气不足，气血虚弱，腠理不固的情况下，邪气因得乘虚而入。"与正气相搏，结于胁下"二句，是释小柴胡汤证"胸胁苦满"；"正邪分争，往来寒热，休作有时"三句，是释"往来寒热"；"脏腑相连，其病必下，邪高痛下"三句，是释"默默不欲饮食，心烦喜呕"。少阳病四大主症具备，自当以小柴胡汤主之。服小柴胡汤之后，"渴者属阳明"，是少阳证罢，转属阳明，自当辨证以治阳明病之法治之。需要鉴别的是：小柴胡汤证或然症之一有"若渴"，为木火内郁，属兼症；此所谓"渴者"，为胃热伤津，属主症。

【原文】得病六七日，脉迟浮弱，恶风寒，手足温，医二三下之，不能

食，而胁下满痛，面目及身黄，颈项强，小便难者，与柴胡汤，后必下重；本渴饮水而呕者，柴胡不中与也，食谷者哕。(98)

【提要】论病人素虚而外感，误下致变的柴胡疑似证。

【简释】得病六七日，脉浮弱，恶风寒，颈项强，为表证仍在；而脉迟，"手足自温者，系在太阴"(278)。如此脾阳素虚者，感受风寒，表里同病，法当温中解表为宜。若认为实证而误用下法，导致脾胃更虚，则不能食；土虚木郁，肝胆失其条达疏泄之性，则胁下满痛，或胆汁不循常道而泛滥，则面目及身黄；脾失运化水湿之职，水不下行，则小便难。如此证候，可与柴胡桂枝干姜汤(147)之太阳、少阳、太阴三病兼治法。若与"大柴胡汤"下之，再伤中阳，脾气下陷，可致"下重"。

"本渴饮水而呕者"，指水饮病而言，亦不可误认为柴胡证之呕。水饮病若误与柴胡汤，方不对证，伤及胃气，可致"食谷作哕"等症。

【按】本条谓脾气虚寒所致"面目及身黄"，不可"与柴胡汤"。后文第231条曰："一身面目悉黄"可"与小柴胡汤"。《金匮要略·黄疸病脉证并治第十五》篇指出："诸黄，腹痛而呕者，宜柴胡汤。"对小柴胡汤治黄疸的适应证应综合分析。

【原文】伤寒四五日，身热恶风，颈项强，胁下满，手足温而渴者，小柴胡汤主之。(99)

【提要】三阳病证俱见，治从少阳。

【简释】伤寒四五日，症见身热，恶风，颈项强，属太阳；胁下满，属少阳。手足温而渴，属阳明。三阳证见，治可用小柴胡汤和解少阳为主，并兼顾表里，如第96条随证加减之法。例如，内有口渴，去半夏之温燥，加栝楼根以清热生津；外有表邪，去人参之补里，加桂枝以发汗解表。如此加减，则更加切合本条证候。

【原文】伤寒，阳脉涩，阴脉弦，法当[1]腹中急痛，先与小建中汤，不瘥者，小柴胡汤主之。(100)

小建中汤方：桂枝三两(去皮)，甘草二两(炙)，大枣十二枚(擘)，芍药六两，生姜三两(切)，胶饴一升。上六味，以水七升，煮取三升，去滓，内饴，更上微火消解，温服一升，日三服。呕家不可用建中汤，以甜故也。

【注释】

[1] 法当：译作"按照病机必定是……"，为肯定语气，意在揭示脉症之间的必然联系。第50条并曰："脉浮紧者，法当身疼痛。"

【提要】论腹中急痛的先后缓急治疗。

【简释】太阳伤寒之脉应当浮紧，若反见阳脉涩，阴脉弦，即脉象浮取涩滞少力，沉取弦劲，此为脾土已虚而肝木乘之之脉，势必腹中急痛。治法应先与小建中汤建中养营，缓急止痛，以扶正补虚。脾虚得补，腹痛缓解，则病愈。若仍然不愈，改用小柴胡汤疏肝利胆，但应知其加减之法，即"若腹中痛者，去黄芩，加芍药三两"。此条方证为肝木乘脾土之机，先与小建中，后与小柴胡之法，是《金匮要略》首篇所述"见肝之病，知肝传脾，当先实脾"治则的典型范例。

【按】小建中汤证，后第 102 条亦论及，而对其论述最详的是《金匮要略》虚劳病篇第 13 条。在该条中，笔者对小建中汤证有不同于古今医家的见解。

【原文】伤寒中风，有柴胡证（按：《金匮玉函经》卷二"柴"上有"小"字），但见一证便是[1]，不必悉具。凡柴胡汤病证而下之，若柴胡汤证不罢者，复与柴胡汤，必蒸蒸而振[2]，却[3]复（按：成注本无"复"字）发热汗出而解。（101）

【注释】

[1] 有柴胡证，但见一证便是："证""症"，古字作"證"；近现代以来，证、症从證字分化出来，《现代汉语词典》把證作为证、症的异体字或繁体字。在中医学中，以"证"字表述证候，涵括病机、症状、脉象等；以"症"字表述具体的症状。基于简化字的规范应用，并依据医理，"有柴胡证，但见一证便是"中之两个"证"字，第一个"证"是指证候与病机而言，故应当用"证"字；而第二个"证"是指一个具体的"症状"，如头痛、发热等（此注脚参考了李心机《伤寒论通释》）。笔者此书对"证"与"症"两个字的使用，就是依据上述原则。

[2] 蒸蒸而振：水气上升叫"蒸"，此指正气借助药力而振奋之象。

[3] 却：副词，表示继续或重复，相当于"再"。

【提要】论太阳病有小柴胡证之柴胡汤的使用法与误下后服柴胡汤的机转。

【简释】本条应分两节理解，第一节自条文始至"不必悉具"，表述运用小柴胡汤的原则。条文曰"伤寒中风，有柴胡证"，是言在太阳病发病过程中出现了柴胡汤证。成因是外感风寒，正气不足，即由于"血弱气尽，腠理开，邪气因入，与正气相搏"（97）而形成的柴胡证。因此，所谓"有柴胡证，但见一症便是，不必悉具"，是指太阳病"有柴胡证"，而不是少阳病"有柴胡证"。"一症"为何？一症不是限定某一个症状，而是指在病人身上反映出小柴胡汤证（病机）的一二个或若干个不确定性的症状。

第二节指出柴胡汤证虽下之而不罢者，复与柴胡汤的机转。凡是柴胡证而误用下法，若柴胡证仍在时，还可再用柴胡汤。误下后正气较弱，抗邪乏力，得柴胡汤之助，则正气振奋起来，等发热汗出之后，病症就能解除。

【原文】伤寒二三日，心中悸而烦者，小建中汤主之。（102）

【提要】伤寒里虚心中悸而烦的证治。

【简释】伤寒二三日，必见外感证候，不言者，省文也。但曰"心中悸而烦"者，伤寒里虚则悸，邪扰则烦，可知其人里气素虚，外邪扰之。虽有表证而不重，里虚较甚应急治，故先以小建中汤建中养营，兼调营卫。建中之后，里证消减，表邪不解，仍当发汗。"心中悸"而建中，则必有脾虚证候，不言者，亦省文也，与前文第100条及《金匮要略》虚劳病篇小建中汤证互参可知。若以心虚为主的"脉结代，心动悸"，则应如后文第177条之法，以炙甘草汤主之。尤在泾："……仲景御变之法如此，谁谓伤寒非全书哉？"（《伤寒贯珠集·太阳篇上·太阳权变法》）

【原文】太阳病，过经十余日，反二三下之，后四五日，柴胡证仍在者，先与小柴胡汤；呕不止，心下急，郁郁微烦者，为未解也，与大柴胡汤下之则愈。（103）

大柴胡汤方：柴胡半斤，黄芩三两，芍药三两，半夏半升（洗），生姜五两（切），枳实四枚（炙），大枣十二枚（擘）。上七味，以水一斗二升，煮取六升，去滓，再煎，温服一升，日三服。一方，加大黄二两。若不加，恐不为大柴胡汤。

【提要】论少阳腑证的证治。

【简释】太阳病传入少阳，谓之过经。十余日中二三次误下，下后四五日，柴胡证仍在者，仍应先用小柴胡汤和解少阳之经证。若服小柴胡汤后，有呕不止，心下急，郁郁微烦等证候，这是因为屡下之后，病邪入里，已演变为少阳腑证，故用大柴胡汤和解少阳兼泄里热。本方是由小柴胡汤加减而成。因少阳未解，故仍用柴胡剂；已见里实，故去人参、甘草之补虚，加枳实、大黄、芍药以涤除里热。尤在泾："与大柴胡以下里热则愈……大柴胡有柴胡、生姜、半夏之辛而走表，黄芩、芍药、枳实、大黄之苦而入里，乃表里并治之剂。而此云大柴胡下之者，谓病兼表里，故先与小柴胡解之，而后以大柴胡下之耳。盖分言之，则大小柴胡各有表里，合言之，则小柴胡主表，而大柴胡主里，古人之言，当以意逆，往往如此。"（《伤寒贯珠集·少阳篇·少阳权变法》）

【按】大柴胡汤证除本条之外，还有后文第136条、165条，以及《金匮要略》第十篇第13条，应互参。

笔者于30年余前撰写了"大柴胡汤证是少阳腑证辨"一文，刊载在杂志上。摘要如下：大柴胡汤证的病因病机病位是太阳病传入少阳，邪热蕴结于胆腑。其治法是和解少阳，清泄里热，使在经之邪假道太阳汗之，在腑之热假道阳明下之。大小柴胡汤皆主治少阳病"半在表半在里"（148）之证候，属于半表则为经，属于半里则为腑。大柴胡汤治重于"半里"，故曰"下之"。若结合现代医学来分析，仲景所述大柴胡汤证很可能是急性胆囊炎或胆石病等证候，临床实践亦证实大柴胡汤对胆囊疾患等急腹症有良效。理论必须联系实际，因此，为大柴胡汤证正名是有必要的。（吕志杰.《仲景学说与临床》1986，3～4：30）

【方歌】

大小柴胡去参草，枳实大黄与芍药，

热结在里急腹症，推陈致新通腑好。

【原文】伤寒十三日不解，胸胁满而呕，日晡所发潮热[1]，已而微利[2]。此本柴胡证，下之以（按：《伤寒贯珠集》"以"作"而"）不得利，今反利者，知医以丸药下之，此非其治也。潮热者，实也。先宜服小柴胡汤以解外，后以柴胡加芒硝汤主之。（104）

柴胡加芒硝汤方：柴胡二两十六铢，黄芩一两，人参一两，甘草一两（炙），生姜一两（切），半夏二十铢（本云五枚，洗），大枣四枚（擘），芒硝二两。上八味，以水四升，煮取二升，去滓，内芒硝，更煮微沸，分温再服。不解，更作。

【注释】

[1] 日晡（bū 逋）所发潮热：一日之中的下午三点至五点发热加重。"晡所"，即晡时，为昼夜十二时辰序的申时。

[2] 已而微利：随即微微下利。下利的原因是下文说的误用"丸药下之"使然。

【提要】论柴胡汤证误用丸药下之后阳明里实的证治。

【简释】伤寒十三日不解，有向里传变之势，胸胁满而呕，日晡所发潮热等症，是少阳兼阳明里实之证。病兼里实，大便应见秘结，今反下利，此是误用丸药所致（许叔微："余见俗医用小丸药巴豆以下邪毒而杀人者，不可胜数。"）。丸药不能荡涤肠胃实邪，药力反留中不去，致微利不止。虽微利而病不解，柴胡证依然存在。潮热为里实之证候，但因少阳之邪未解，故先用小柴胡汤以外解少阳，再用柴胡加芒硝汤以治里实。此方只取小柴胡汤三分之一，分量很轻，如此剂量之用意不在祛邪，而在善后调理（已先服小柴胡汤解外），其重点在加芒硝咸寒软坚润下，以除胃肠之燥实。

【原文】伤寒十三日（按：《伤寒来苏集》《伤寒贯珠集》"日"下有"不解"两字），过经，谵语者，以有热也，当以汤下之。若小便利者，大便当硬，而反下利，脉调和者，知医以丸药下之，非其治也。若自下利者，脉当微厥（按：《伤寒来

苏集》卷三"微"下无"厥"）；今反和者，此为内实也，调胃承气汤主之。（105）

【提要】论太阳转入阳明病误治后的证治。

【简释】伤寒十余日，已由太阳过经转入阳明而见谵语，是里有实热之征，当用汤药下之。若见小便利者，津液偏渗，其大便当硬，脉象当沉实，才是脉证相合。今大便反利，脉调和者，此因误服丸药下之，治法不当所致。丸药性缓留中，不能迅除实热，药力不去，下利不止。由此可见，凡攻下阳明实热，宜速不宜迟，宜汤不宜丸。若自下利者，脉当微。今脉不微而反调和，知非虚寒之自下利证，乃丸药之过；虽有下利，实热未除，为热结旁流之证，法当通因通用，仍用调胃承气汤主治。

【按】本条系辨阳明病误治后，脉证仍属内实，应以调胃承气汤主治之。文中"若自下利者，脉当微"句，是夹叙太阴虚利与阳明实利之虚实对举，以作比较。"知医以丸药下之，非其治也"句，是审证求因法。两"若"字，是假设举例；两"反"字，言变证变脉。

【原文】太阳病不解，热结膀胱[1]，其人如狂[2]，血自下，下者愈。其外不解者，尚未可攻，当先解其外。外解已，但少腹急结[3]者，乃可攻之，宜桃核承气汤。（106）

桃核承气汤方：桃仁五十个（去皮尖），大黄四两，桂枝二两（去皮），甘草二两（炙），芒硝二两。上五味，以水七升，煮取二升半，去滓，内芒硝，更上火微沸，下火，先食[4]温服五合，日三服。当微利。

【注释】

[1] 热结膀胱：指邪热与瘀血聚结于下焦。膀胱，泛指下焦。

[2] 如狂：神志异常之轻者，表现神志躁扰不宁。

[3] 少腹急结：下腹部拘急或伴有硬满疼痛。

[4] 先食：饭前空腹时服药，利于药到病所。

【提要】论下焦蓄血轻证的证治。

【简释】太阳病表邪不解，化热入里，与血结于下焦。血蓄下焦，故少腹急结；心主血脉，并主神明，邪热与瘀血互结，上扰心神，故其人如狂。对本证的治疗，其表证不解者，当先解表，不可先攻逐瘀血；外邪已解，只有蓄血证的表现，即可用桃核承气汤攻下瘀热。本方以调胃承气汤荡涤里热，方中大黄又"主下瘀血、血闭"（《神农本草经》），加桂枝、桃仁通络活血，诸药合用，具有泄热攻瘀之效。条文所谓"血自下，下者愈"一句意在说明，邪热初结于下焦，病情较轻，血热互结之邪有下行之势，法当因势利导，攻下瘀热则愈，非不治而自愈也。

【原文】伤寒八九日，下之，胸满烦惊，小便不利，谵语，一身尽重，不可转侧者，柴胡加龙骨牡蛎汤主之。（107）

柴胡加龙骨牡蛎汤方：柴胡四两，龙骨、黄芩、生姜 (切)，铅丹、人参、桂枝 (去皮)、茯苓各一两半，半夏二合半 (洗)，大黄二两，牡蛎一两半 (熬)，大枣六枚 (擘)。上十二味，以水八升，煮取四升，内大黄切如棋子，更煮一两沸，去滓，温服一升。本云：柴胡汤，今加龙骨等。

【提要】论少阳病兼表里上下俱病的证治。

【简释】尤在泾："伤寒下后，其邪有并归一处者，如结胸、下利诸候是也。有散漫一身者，如此条所云诸证是也。胸满者，邪痹于上；小便不利者，邪痹于下；烦惊者，邪动于心；谵语者，邪结于胃，此病之在里者也。一身尽重，不可转侧者，筋脉骨肉，并受其邪，此病之在表者也。夫合表里上下而为病者，必兼阴阳合散以为治，方用柴胡、桂枝，以解其外而除身重；龙、蛎、铅丹，以镇其内而止烦惊；大黄以和胃气，止谵语；茯苓以泄膀胱，利小便；人参、姜、枣，益气养营卫，以为驱除邪气之本也。如是表里虚实，泛应曲当，而错杂之邪，庶几尽解耳。"（《伤寒贯珠集·太阳篇下·太阳救逆法》）

【方歌】

> 小柴胡加龙牡汤，苓桂铅丹与大黄，
>
> 诸药半量去甘草，精神病变宜此方。

【原文】伤寒腹满谵语，寸口脉浮而紧，此肝乘脾也，名曰纵[1]，刺期门[2]。（108）

【注释】

[1] 纵：五行顺势相克，如木克土太过，名曰"纵"。"纵者，以脾土本受木制，而木邪放纵无忌也。"（章楠）

[2] 期门：穴名。在乳直下二寸处。成无己："期门者，肝之募，刺之以泻肝经盛气。"

【提要】肝邪乘脾的证治。

【简释】腹满谵语似阳明证，脉浮而紧似太阳脉，但腹满谵语而无潮热，脉浮紧而无表证，自与太阳、阳明病有异。《脉经》云："浮而紧者名曰弦，弦为肝脉。"《黄帝内经》云："脾主腹"，又云："肝主语"。以此推之，腹满谵语是肝木乘脾土所致，名曰"纵"。治法当刺期门，因期门为肝之募，故刺之以泄肝邪。

【原文】伤寒发热，啬啬恶寒，大渴欲饮水，其腹必满，自汗出，小便利，其病欲解，此肝乘肺也，名曰横[1]，刺期门。（109）

【注释】

[1] 横（hèng）：五行相克的反向叫"横"，亦即相侮，如木侮金。"肝木受肺制，而反乘肺，如下犯上之横逆，故名横也"。（章楠）

【提要】肝邪侮肺的证治。

【简释】发热恶寒似太阳证，大渴腹满似阳明证，但发热恶寒不见头项强痛，大渴腹满而无潮热便秘，自与太阳、阳明病有异，而是由于肝邪侮肺。肺主皮毛，肺受肝邪则毛窍闭塞，故发热，啬啬恶寒（亦有将"发热，啬啬恶寒"释为外感表邪者）；木火刑金，津液劫炽，故渴欲饮水；肺失通调水道，故小便不利而腹满。"自汗出，小便利，其病欲解"是倒装句法，应放在"刺期门"之后。本病肝邪侮其所不胜，名曰"横"，故刺期门以泻肝邪。肝邪得泄，肺不受侮，毛窍通畅则自汗出，水道通调则小便利，故其病为欲解。

【按】为何在讲了少阳病，柴胡证之后，紧接着这两条讲肝病的问题呢？意在提示肝胆相连，发病时可互相影响。并指出肝胆病既能影响脾胃，又能影响到肺以及三焦。总之，人是一个整体，一旦患病，某脏之病可影响他脏，故诊治疾病一定要有整体观念。

【原文】太阳病二日，反躁，凡（按：成注本作"反"字）熨[1]其背（按："反躁、反熨其背"六字，《脉经》作"而烧瓦熨其背"；《金匮玉函经》作"而反烧瓦熨其背"。）而大汗出，大热入胃，胃中水竭，躁烦，必发谵语。十余日，振栗，自下利者，此为欲解也。故其汗从腰以下不得汗，欲小便不得，反呕，欲失溲，足下恶风，大便硬，小便当数，而反不数及不多；大便已，头卓然[2]而痛，其人足心必热，谷气下流故也。（110）

【注释】

[1] 熨（yùn 韵）：即热熨疗法，将药物炒热或砖瓦烧热，以布包之，放在身上某一部位，以祛寒镇痛或取汗散寒。

[2] 卓然：特异的样子。

【提要】太阳病误火坏证及正复欲解的证候。

【简释】尤在泾："太阳病二日，不应发躁而反躁者，热气行于里也，是不可以火攻之，而反熨其背，汗出热入，胃干水竭，为躁烦，为谵语，势有所必至者。至十余日，火气渐衰，阴气复生，忽振栗，自下利者，阳得阴而和也，故曰欲解。因原其未得利时，其人从腰以下无汗，欲小便不得者，阳不下通于阴也；反呕者，阳邪上逆也；欲失溲，足下恶风者，阳上逆，足下无气也；大便硬，津液不下行也。诸皆阳气上盛，升而不降之故。及乎津液入胃，大便得行，于是阳气暴降而头

反痛，谷气得下而足心热，则其腰下有汗，小便得行可知。其不呕不失溲，又可知矣。"（《伤寒贯珠集·太阳篇下·太阳救逆法》）

【原文】太阳病中风，以火劫发汗，邪风被火热，血气流溢，失其常度。两阳[1]相熏灼，其身发黄，阳盛则欲衄，阴虚小便难，阴阳俱虚竭，身体则枯燥，但头汗出，剂颈而还[2]，腹满微喘，口干咽烂，或不大便。久则谵语，甚者至哕，手足躁扰，捻衣摸床。小便利者，其人可治。（111）

【注释】

[1] 两阳：指邪风与火热之邪，因二者皆属阳。

[2] 剂颈而还：指汗出到颈截止。成无己："三阳经络至颈，三阴至胸中而还。但头汗出，剂颈而还者，热气炎上，搏阳而不搏于阴也。"《说文解字·刀部》："剂，齐也。""剂"通"齐"。

【提要】火劫发汗引发的坏病证候及预后。

【简释】太阳中风属表病，治当汗解。今误用火劫发汗，邪风被火热迫劫，气血受伤，运行失常，因而病变丛生。风为阳邪，火亦阳热，两阳相熏灼，可致其身发黄（第7条有"若被火者，微发黄色"之语；《金匮要略·黄疸病脉证并治第十五》篇第8条论"火劫发黄"证候，应互参）。热伤阳络则鼻衄；阴被热灼则小便难；气血两虚，阴阳俱虚竭，身体则枯燥；火热之气上蒸则见但头汗出，颈部以下无汗；热邪影响肺与胃肠则腹满，微喘或不大便；火淫于内则口干，咽烂；久则谵语，甚则病深胃逆致哕，以及手足躁扰，捻衣摸床等阴竭阳越之危候。病至此时，若小便自利，知津液未亡，化源未绝，尚可图治，故云"小便利者，其人可治"，此示人治热性病须存津液之旨。

【按】我们应该认识到，《伤寒论》中不少条文讲的就是温病，只不过是没有明文说明而已。就说这一条吧，虽曰"火劫发汗"引发的坏病，实际上很可能就是温病。不然的话，一个"太阳病中风"，即使火疗法不当，岂能引发这么多严重后果呢？

本条所述误用"火劫"致变诸候，多属病情危重，预后不良之象，实为临床经验的总结。例如，"甚者至哕"一症，《素问·宝命全形论篇》曰："病深者，其声哕。"就是说，人在病情深重而胃气将绝时，有的病人会表现呃逆的症状。

【原文】伤寒脉浮，医以火迫劫之[1]，亡阳[2]，必惊狂，卧起不安者，桂枝去芍药加蜀漆牡蛎龙骨救逆汤主之。（112）

桂枝去芍药加蜀漆牡蛎龙骨救逆汤方：桂枝三两（去皮），甘草二两（炙），生姜三两（切），大枣十二枚（擘），牡蛎五两（熬），蜀漆三两（洗去腥），龙骨四两。上七味，以水一斗二升，先煮蜀漆减二升，内诸药，煮取三升，去滓，温服一升。

本云：桂枝汤，今去芍药，加蜀漆、牡蛎、龙骨。

【注释】

[1] 火迫劫之：指用烧针、瓦熨之类强迫发汗。

[2] 亡阳：此指损伤心阳。

【提要】 论伤寒火劫发汗损及心阳的证治。

【简释】 尤在泾："阳者，心之阳，即神明也。亡阳者，火气通于心，神被火迫而不守。此与发汗亡阳者不同，发汗者，摇其精则厥逆，筋惕肉瞤，故当用四逆；被火者，动其神则惊狂，起卧不安，故当用龙、蛎，其去芍药者，盖欲以甘草急复心阳，而不须酸味更益营气也。与发汗后，其人叉手自冒心，心下悸，欲得按者，用桂枝甘草汤同意。蜀漆，即常山苗，味辛，能去胸中邪结气，此证火气内迫心包，故须之以逐邪而安正耳。"（《伤寒贯珠集·太阳篇下·太阳救逆法》）

【按】 本条方证，原为桂枝汤证，以火劫发汗，损伤心阳而致神气浮越之证候。此方难以理解的药物是蜀漆。蜀漆乃常山之苗，二药功用大同小异，可以取代。临床用之，常借其涌吐以达祛痰之功。《神农本草经》言常山"主伤寒寒热，温疟，胸中痰结吐逆"，谓蜀漆"主疟及咳逆寒热"。

心阳损伤，心神浮越，为何用祛痰的蜀漆呢？刘渡舟先生道破了天机，他说："心阳虚了，阴气用事了，那么它就产生痰水，这个痰水也必然影响心神，所以发生惊狂"（《刘渡舟伤寒论讲稿》第124页）。这就是常说的"痰迷心窍"了。如此看来，本方证是一个亡阳夹痰的证候。救逆汤一是补助心阳，二是镇静安神，三是祛痰开窍，如此功效之方，不可小视。

【原文】 形作伤寒[1]，其脉不弦紧而弱，弱者必渴。被火必谵语。弱者发热脉浮，解之当汗出愈。(113)

【注释】

[1] 形作伤寒：作，像也，似也。

【提要】 形似伤寒而实为温病的脉证与治法。

【简释】 尤在泾曰："形作伤寒，其脉当弦紧而反弱，为病实而正虚也。脉弱为阴不足，而邪气乘之，生热损阴，则必发渴。及更以火劫汗，两热相合，胃中燥烦，汗必不出而谵语立至矣。若发热脉浮，则邪欲出表，阴气虽虚，可解之，使从汗而愈，如下条桂枝二越婢一等法。若脉不浮，则邪热内扰，将救阴之不暇，而可更取其汗耶？"（《伤寒贯珠集·太阳篇上·太阳权变法》）

【按】 "形作伤寒"，形者，像也，似也。病人形体的证候表现像是伤寒，而实际上是不是伤寒呢？更确切一点说，是不是太阳伤寒呢？四诊合参，虽然在症状上类似外感风寒的恶寒发热等，但"其脉不弦紧而弱（弱非虚弱之弱脉，弱是相对"弦紧"有力之脉而言）……必渴……发热，脉浮"。这就比较清楚了，患者是恶寒轻，发热重，脉浮（数），口渴等。这是什么病？这不就是最前面第6条讲的"温病"吗？再联系此条前面的几条原文，什么"反熨其背"（100），什么"火劫发汗"（111），什么"火迫劫之"（112），以及后文第114～117条的"以火熏之"、"用火灸之"等"火逆"坏证，综合分析，便可以作出判断，这些条文讲的都是温病，是温病证候而治不得法。

如上所述，可以作出如下的推论，在仲景生活的东汉时期，一般医生对温病缺乏认识，故采取了一些不适当的火攻疗法治温病。若以火热之法治温热之病，势必造成助热、伤阴等"火逆"坏证！一般医生如此，就是当年的张仲景对温病的证治也不一定十分清楚。圣人不是完人，但圣人终归是圣人，仲景的高人之处有两点：一是实事求是，如实地记述了误治的经过，以及误治之后的变证。二是提出了某些纠误救逆的方法。例如，此条所说的"解之当汗出愈"，就是一个治疗诸邪在表的大法。即使病自内发，而病邪有外达之机者，治当发汗透邪于外。这即后世温病学家叶天士说的温邪"在卫，汗之可也"，以及《外感温热篇》贯穿的"透"邪之法的理论渊源。

笔者系统学习、参考了《伤寒论集解》《刘渡舟伤寒论讲稿》。这才知道，古人对此条多是顺文解义，而个别注家已认识到"形作伤寒"是"温病之似伤寒者也"（钱天来）。刘渡舟先生也指出"这是温病"。笔者当初的见解有了古今大家的支持，故撰写此文，供大家讨论。

【原文】太阳病，以火熏之，不得汗，其人必躁。到经不解，必清血，名为火邪。（114）

【提要】误用火熏，火邪下迫而便血。

【简释】尤在泾曰："此火邪迫血，而血下行者也。太阳表病，用火熏之而不得汗，则邪无从出，热气内攻，必发躁也。六日传经尽，至七日则病当解，若不解，火邪迫血，下走肠间，则必圊血。圊血，便血也。"（《伤寒贯珠集·太阳篇下·太阳救逆法》）

【原文】脉浮热甚（按：《金匮玉函经》卷二"甚"作"盛"），而反灸之，此为实。实以虚治，因火而动，必咽燥吐血。（115）

【提要】误用灸治，火热上炎致咽燥吐血。

【简释】尤在泾："此火邪迫血，而血上行者也。脉浮热甚，此为表实，古法泻多用针，补多用灸，医不知而反灸之，是实以虚治也。两实相合，迫血妄行，必咽燥而唾血。"（《伤寒贯珠集·太阳篇下·太阳救逆法》）

【按】脉浮主表，而热甚于里，充斥内外，亦可见脉浮，故"脉浮热甚"一句，既可为风寒表实而郁热于内者，又可为温病热甚而充斥内外者，分辨之要在于追求病因，四诊合参，全面分析。

【原文】微数之脉，慎不可灸。因火为邪，则为烦逆，追虚逐实[1]，血散脉中，火气虽微，内攻有力，焦骨伤筋，血难复也。脉浮，宜以汗解，用火（《脉经》卷七、《金匮玉函经》卷二、《千金翼方》卷十并作"而反"）灸之，邪无从出，因火而盛，病从腰以下必重而痹，名火逆[2]也。欲自解者，必当先烦，烦乃有汗而解。何以知之？脉浮，故知汗出解。（116）

【注释】

[1] 追虚逐实："追"与"逐"在这里有增加病势之意，使正虚者益虚，邪实者更实。

[2] 火逆：误用"火灸"法治疗引起的变证。

【提要】误用灸法的火逆变证。

【简释】本条的中心句是"微数之脉，慎不可灸……脉浮，宜以汗解"。即脉浮数，为阳热病邪浮盛于表之象，应采用清透之方从汗而解，慎不可灸之以助阳热。条文所述"用火灸之，邪无从出，因火而盛"，"追虚逐实，血散脉中，火气虽微，内攻有力，焦骨伤筋，血难复也"，皆为自注句，是陈述误用"火灸"所致"火逆"证的病机。而所述"因火为邪，则为烦逆……病从腰以下必重而痹"，则是论述火灸之邪所致"火逆"之病症。条文从"欲自解者"至最后，是对自愈过程的表述。一个"欲"字，是在预测，预测一种正气恢复，阴阳自和而向愈的可能。但病至"焦骨伤筋"等"火逆"证候，岂能不治自愈呢？

【按】通过以上第114～116条这三条对于火逆证的论述，我们可以悟出这样的思想，即张仲景不但重视保护阳气，而且重视保护阴血。而伤阳的多是寒凛之邪，伤阴的多是温热之邪。因此可以断定：这三条病情的"本来面目"是温病。而"火熏"、"火灸"只是诱因而已。

【原文】烧针[1]令其汗，针处被寒，核起而赤者，必发奔豚，气从少腹上冲心者，灸其核上各一壮，与桂枝加桂汤，更加桂二两也。（117）

桂枝加桂汤方：桂枝五两（去皮），芍药三两，生姜三两（切），甘草二两（炙），大枣十二枚（擘）。上五味，以水七升，煮取三升，去滓，温服一升。本云：桂枝汤，今加桂满五两。所以加桂者，以能泄奔豚气也。

【注释】

[1] 烧针：亦称火针。李时珍曰："火针者，《黄帝内经·素问》所谓'燔针、焠针也'。张仲景谓之'烧针'，川蜀人谓之'煨针'。其法：麻油满盏，以灯草二七茎点灯，将针频涂麻油，灯上烧令通赤，用之。"其方法是将金属针烧红后，迅速刺至人体一定部位的皮下组织，并迅速拔出。

【提要】 论烧针取汗引发奔豚的证治。

【简释】 尤在泾："烧针发其汗，针处被寒者，故寒虽从汗而出，新寒复从针孔而入也。核起而赤者，针处红肿如核，寒气所郁也。于是心气因汗而内虚，肾气乘寒而上逆，则发为奔豚，气从少腹上冲心也。灸其核上，以杜再入之邪，与桂枝加桂，以泄上逆之气。"（《伤寒贯珠集·太阳篇下·太阳救逆法》）

【原文】 火逆下之，因烧针烦躁者，桂枝甘草龙骨牡蛎汤主之。(118)

桂枝甘草龙骨牡蛎汤方：桂枝一两（去皮），甘草二两（炙），牡蛎二两（熬），龙骨二两。上四味，以水五升，煮取二升半，去滓，温服八合，日三服。

【提要】 因烧针而烦躁的火逆证治。

【简释】 "心为阳中之太阳"（《灵枢·阴阳系日月》），若因病误施烧针，火气内攻，损伤心阳，心神浮越，致生烦躁，名曰火逆。对火逆证候误用下法，为已误再误。因烧针烦躁者，用桂枝甘草龙骨牡蛎汤以救急，方中桂枝、甘草辛甘化阳以复心阳之气，龙骨、牡蛎重镇潜敛以安烦乱之神。

【按】 古今注家对本条有不同见解。笔者认为，本条应与前述有关条文互参，如第116条曰"用火灸之，邪无从出，因火而盛……名火逆也"。所谓"用火灸之"，"之"为代词，代什么呢？可理解为"针"，即用"火灸"针刺在人体上的"针"。故"用火灸之"即采用"烧针"法。也就是说，是因为用烧针而造成"火逆"证。如此推理，则本条的"烧针"与"火逆"是一个因果关系，即因烧针而造成火逆证。本条的"因烧针烦躁者"一句是一个自注句，即补述了火逆的病因是"烧针"，火逆的证候之一为"烦躁"。

【原文】 太阳伤寒者，加温针[1]，必惊也。(119)

【注释】

[1] 温针：是在应用针法的同时附加温热刺激的一种疗法。即在针入皮下的针体部用艾绒燃烧，使热气通过针体传入体内，达到治病目的。这与上二条"烧针"法有所不同。

【提要】 太阳伤寒，误用温针的变证。

【简释】 太阳伤寒为病邪在表，应当用汗法，反用温针以迫汗，温针火气内攻，耗阴损阳，扰乱心神，轻则烦躁，重则惊狂。

【按】火疗法致逆诸条证候的思考。从以上第110～119条所述可知，火疗法（瓦熨、火熏、火灸、烧针、温针等）是我国古代的物理疗法，在汉代颇为流行。用之得当，确能治疗某些寒性疾病及特殊病变。若误施于其禁忌病证，必然导致各种变证，即"火逆"诸证。

如今，上述的各种火疗法已逐渐被淘汰或改革，因此，火逆所致的变证也少见了。但是，并不因此就失去了学习火逆诸条的意义和价值。现在重温仲景论火逆诸条，应注意不要就事论事，拘泥于原文之中，要积极地扩展辨证思维，跳出条文之外，引申其义，大凡阴虚之体或是温热病患，切不可误用辛温燥烈之药，否则伤阴动血也在所难免。同时，诸条火逆证所表现的气血受伤，阴阳失调的病理变化及证候特点，如"吐血"、"清血"、"血散脉中"、"从腰以下必重而痹"及热扰神明证等，往往在临床许多疾病中都可以见到。因此，研究并探讨这些具有临床意义的病理机制、证治法则，并以此为借鉴，必然有助于提高辨证论治的水平。

【原文】太阳病，当恶寒发热，今自汗出，反不恶寒发热，关上脉细数[1]者，以医吐之过也。一二日吐之者，腹中饥，口不能食；三四日吐之者，不喜糜粥，欲食冷食[2]，朝食暮吐，以医吐之所致也，此为小逆[3]。（120）

【注释】

[1] 关上脉细数：关上候脾胃，脉"细"为因吐伤津致虚之象，"数"为因虚所致，即后第122条所谓的"数为客热"，必数而少力。

[2] 欲食冷食："欲食"只是一种意向，"欲食冷食"是吐之伤胃，胃生虚热之象，虽欲"冷食"而不能食。结合上文，患者对米面之粥都不喜，怎能进食冷食呢？

[3] 小逆：虽因误治引起病变，但不严重，故曰"小逆"。

【提要】太阳病误吐所致"小逆"证候。

【简释】太阳病，应当有恶寒发热等表证，现在病人反不恶寒发热，只是表现自汗出，关脉细数，何也？"以医吐之过也。"即本来为太阳病，应发汗散邪，医生反用了吐法，呕吐时胃气势必向上向外，能发越阳气，引发汗出，亦寓有散邪之功。但吐法又势必损伤胃气，故曰"医吐之过也"。吐之伤胃有轻重之分，轻者，胃中有饥饿感，却食欲不振；重者，患者连糜粥也不欲食，却想吃点凉的食物。上述吐之伤胃证候只是"小逆"，若脾胃受损严重，可致"朝食暮吐"，参见《金匮要略》第十七篇。

【原文】太阳病吐之，但太阳病当恶寒，今反不恶寒，不欲近衣，此为吐

之内烦也。（121）

【提要】此条与上条虚实对比，论太阳病误吐转属阳明燥热的证候。

【简释】太阳表病，当汗不当吐。吐虽或可解表，但吐后损伤胃津，津伤化燥生热，故反见不恶寒，不欲近衣等内热病情。

【按】第70条曰："发汗后，恶寒者，虚故也；不恶寒，但热者，实也。当和胃气，与调胃承气汤。"彼此两条互参，此条之"内烦"，盖本为阳盛之体，胃中燥热，太阳病误吐只是诱因。

【原文】病人脉数，数为热，当消谷引食，而反吐者，此以发汗，令阳气微，膈气虚，脉乃数也。数为客热，不能消谷，以胃中虚冷，故吐也。（122）

【提要】此承第120条，注解朝食暮吐及数脉病机。

【简释】尤在泾："脉数为热，乃不能消谷而反吐者，浮热在上，而虚冷在下也。浮热不能消谷，为虚冷之气，逼而上浮，如客之寄，不久即散，故曰'客热'。是虽脉数如热，而实为胃中虚冷，不可更以寒药益其疾也。"（《伤寒贯珠集·太阳篇上·太阳斡旋法》）

【按】本条与《金匮要略》第十七篇第3条雷同，是论述胃反呕吐之病机证候的条文之一。

【原文】太阳病，过经十余日，心下温温[1]欲吐，而胸中痛，大便反溏，腹微满，郁郁[2]微烦。先此时自极吐下者[3]，与调胃承气汤。若不尔者，不可与。但欲呕，胸中痛，微溏者，此非柴胡汤证，以呕，故知极吐下也（按：《千金翼方》卷九无"若不尔"以下30字）。（123）

【注释】

[1] 温温（yùn 晕）："温"与"蕴"通，即气机郁遏不通，此指欲吐不能。

[2] 郁郁：郁闷不舒的样子。

[3] 先此时自极吐下者：在此之前假如大吐大下了的。此句正对下句"若不尔者"。"自"，连词，表示假设。"极"，极点，最高限度。"极吐下"，是使动用法，即使吐下达到最高限度。此外，"吐下"二字可理解为偏义复词，若极下，则不能再"与调胃承气汤"。

【提要】太阳病误用吐下的变证及救逆法。

【简释】太阳病，表证已去，谓之过经。十余日后，心下温温欲吐，欲吐时，气逆而胸中痛，本证似已转入少阳。惟少阳大便不溏，而大便溏兼见腹满者，颇似太阴脾虚，而又不应郁郁微烦，故云"反溏"。这是因为极度吐下之后，胃受伤，津液干，胃结成实，中气被阻，上逆不得降，故欲吐；且吐下伤中，阳明尚有余热，故便溏，腹满、微烦并见。与调胃承气汤和之，则诸症自除。或不因极度吐下之故，虽有欲呕，胸中痛，似少阳柴胡证，而微溏，腹满则为虚候，非柴胡证，更不可与承气汤。

【按】前已述及，自第 110～119 条是论"火逆"诸证及救治三方。而第 120、121、123 条这三条，则是论太阳病误吐的变证。

【原文】太阳病六七日，表证仍在，脉微而沉[1]，反不结胸[2]，其人发狂者，以热在下焦，少腹当硬满；小便自利者，下血乃愈。所以然者，以太阳随经，瘀热在里故也，抵当汤主之。(124)

抵当汤方：水蛭（熬）、虻虫各三十个（去翅足，熬），桃仁二十个（去皮尖），大黄三两（酒洗）。上四味，以水五升，煮取三升，去滓，温服一升。不下，更服。

【注释】

[1] 脉微而沉：本条方证"脉微"非虚证微弱之脉象，为血蓄于里，气血阻滞，脉道沉滞之状。

[2] 结胸：为证候名称。详见后文第 130～141 条结胸证治。

【提要】论太阳蓄血重证的证治。

【简释】本条说"所以然者，以太阳随经，瘀热在里故也"一句，为自注句。"抵当汤主之"应接在"下血乃愈"之后。条文曰太阳病至六七日，为表邪入里之期。若表病尚在，脉当见浮，今脉微而沉，虽有表证，凭脉知邪已陷于里。邪虽陷入，因不在上焦，故反不结胸。其人发狂，是热在下焦与血相结所致。太阳病邪随经入里，血气阻滞，故脉微而沉；瘀热结于少腹，故少腹硬满。惟少腹硬满证，有蓄水与蓄血之别：若小便自利，则属蓄血；若小便不利，则是蓄水。属瘀血者，下血乃愈，抵当汤主之。方中水蛭、虻虫直入血络，善能破血逐瘀，其力峻猛；桃仁活血化瘀；大黄泄热导瘀。四味组方，为攻逐瘀血之峻剂。

【方歌】

> 水蛭虻虫抵当汤，峻攻桃仁与大黄。
> 重证蓄血或久瘀，轻证桃核承气方。
> 下焦瘀热少腹硬，精神失常病发狂。

【原文】太阳病，身黄，脉沉结，少腹硬，小便不利者，为无血也；小便自利，其人如狂者，血证谛[1]也，抵当汤主之。(125)

【注释】

[1] 谛（dì 帝）：真谛，审实，即证据确凿。

【提要】本条以小便利否辨蓄血与蓄水证。

【简释】尤在泾曰："身黄，脉沉结，少腹硬，水病、血病皆得有之。但审其小便不利者，知水与热蓄，为无血而有水，五苓散证也。若小便自利，其人如狂者，乃热与血结，为无水而有血，抵当汤证也。设更与行水，则非其治矣。仲景以太阳热入膀胱，有水结、血结之分，故反复明辨如此。"（《伤寒贯珠集·太阳篇上·太阳斡旋法》）

【按】此条论及"身黄"，关于黄疸证治，详见阳明病篇茵陈蒿汤证（236、260）、栀子柏皮汤证（261）、麻黄连轺赤小豆汤证（262）及《金匮要略·黄疸病脉证并治第十五》篇。

【原文】伤寒有热，少腹满，应小便不利，今反利者，为有血也，当下之，不可余药[1]，宜抵当丸。（126）

抵当丸方：水蛭二十个（熬），虻虫二十个（去翅足，熬），桃仁二十五个（去皮尖），大黄三两。上四味，捣分四丸。以水一升煮一丸，取七合服之。晬时[2]当下血，若不下者，更服。

【注释】

[1] 不可余药：指不可用其他药，别的药，下句明曰"宜抵当丸"。

[2] 晬时：即周时，一昼夜的时间。"晬时"一语，见于《灵枢·上膈》篇。

【提要】承前两条再论蓄血证的治疗方法。

【简释】伤寒有热，少腹满是邪在下焦。若为膀胱蓄水证，应见小便不利；今小便反利，知为蓄血，仍当用峻下瘀血法，宜抵当丸。"虽有瘀血，不至如狂之甚，不可用其余快利之药，止宜抵当汤小其制为丸，连滓煮服，缓缓下之，此又法外之法也。"（黄钰《伤寒辨证集解》卷二）抵当丸药物与抵当汤相同，唯方中水蛭、虻虫的剂量减少，改汤为丸，力缓而持久，取峻药缓攻之义。尤在泾："……此条证治，与前条大同，而变汤为丸，未详何谓。尝考其制，抵当丸中水蛭、虻虫，减汤方三分之一，而所服之数，又居汤方十分之六，是缓急之分，不特在汤丸之故矣。此其人必有不可不攻，而又有不可峻攻之势，如身不发黄或脉沉结之类，仲景特未明言耳。有志之士，当不徒求之语言文字中也。"（《伤寒贯珠集·太阳篇上·太阳斡旋法》）

【按】太阳蓄水证与太阳蓄血证的腹诊同为少腹满或少腹急结，一为水蓄于下，一为血结于下，辨证之要点在于小便利与小便不利。仲景于上文第125、126条详辨蓄血与蓄水之别。抵当汤（丸）证见于上文第124、125、126条以及后文第237、257条，分别论述了瘀血发狂、瘀血发黄、瘀血发热、瘀血善忘、瘀血大便硬等诸证特点。归纳起来，可以大大丰富我们对瘀血病的辨证论治。

【原文】太阳病，小便利者，以饮水多，必心下悸；小便少者，必苦里急也。（127）

【提要】以小便利否，辨水停的部位。

【简释】本条提示，水停中焦证与水停下焦证的鉴别要点：一是辨小便的利与不利，小便利者，属水停中焦；小便量少而不利者，为水蓄下焦。二是辨病位，心下悸，为水停中焦；小腹里急，属水蓄下焦。当然，水停中焦与下焦的鉴别还有其他条件，当结合相关条文，综合分析。

辨太阳病脉证并治下

太阳病下篇自第 128～178 条，共 51 条。下篇承接上篇、中篇相关内容，论述的主要内容可分四个部分。

一、结胸证治。包括热与水结的大陷胸汤证（134）、大陷胸丸证（131）；热与痰结的小陷胸汤证及寒实结胸的三物小白散证（141）。

二、类结胸证治。包括脏结证（129、130）；太少并病的柴胡桂枝汤证（146）；胆热脾寒的柴胡桂枝干姜汤证（147）；妇人热入血室证（143、144、145）等。这些病证或在病因，或在症状上与结胸证有相似之处，故汇于一篇之中论述，以资鉴别，以提高辨证论治的能力。

三、痞证证治。主要包括无形邪热痞塞于中的大黄黄连泻心汤证（154）；热痞兼阳虚的附子泻心汤证（155）；寒热错杂之脾虚挟痰的半夏泻心汤证（149）；脾虚挟饮的生姜泻心汤证（157）以及脾虚下利的甘草泻心汤证（158）。由于瓜蒂散证（166）、旋覆代赭汤证（161）、大柴胡汤证（165）等证候中亦表现心下痞硬，故与"五泻心汤证"杂糅在一起讨论，示人总以辨证论治为主。

四、外邪内侵病证治。例如，热结在里，表里俱热的白虎加人参汤证（168、169、170）；太少合病的黄芩汤证（172）；上热中寒的黄连汤证（173）；风湿滞留肌腠或关节的"三附子汤"证（174、175）。最后是"伤寒、脉结代，心动悸"之炙甘草汤证（177），至此，太阳病篇的全部内容结束。

【原文】问曰：病有结胸[1]，有脏结[2]，其状何如？答曰：按之痛，寸脉浮，关脉沉，名曰结胸也。（128）

何谓脏结？答曰：如结胸状，饮食如故，时时下利，寸脉浮，关脉小细沉紧，名曰脏结。舌上白胎滑[3]者，难治。（129）

按：尤在泾《伤寒贯珠集》将 128、129 两条合为一条。

【注释】

[1] 结胸：成无己说："结胸者，邪结在胸。"据后文所述，结胸病位或"为水结在胸胁"（136），而主要是邪于心下。参见后文第 134、135 及 137 条内容。

[2] 脏结：是脏气虚衰，阴寒凝结所致的病证。

[3] 舌上白胎滑：即舌苔白滑。章楠曰：此为"阳败而阴浊之邪凝结，故为难治也"。

【提要】两条自设问答辨结胸与脏结的脉症、鉴别及脏结预后。

【简释】尤在泾："此设为问答，以辨结胸、脏结之异。结胸者，邪结胸中，按之则痛；脏结者，邪结脏间，按之亦痛。如结胸者，谓如结胸之按而痛也。然胸高而脏下，胸阳而脏阴，病状虽同，而所处之位则不同。是以结胸不能食，脏结则饮食如故；结胸不必下利，脏结则时时下利；结胸关脉沉，脏结则更小细紧；而其病之从表入里，与表犹未尽之故则又无不同，故结胸、脏结，其寸脉俱浮也。舌上白胎滑者，在里之阳不振，入结之邪已深。结邪非攻不去，而脏虚又不可攻，故曰难治。"（《伤寒贯珠集·太阳篇下·太阳救逆法》）

【原文】脏结无阳证，不往来寒热（按：赵本注："一云寒而不热。"《脉经》同），其人反静，舌上胎滑者，不可攻也。（130）

【提要】承上条补述脏结的证候及治禁。

【简释】尤在泾："邪结在脏，必阳气内动，或邪气外达，而后可施攻取之法。若无阳证，不往来寒热，则内动外达之机俱泯，是以其人反静，其舌胎反滑，邪气伏而不发，正气弱而不振，虽欲攻之，无可攻已。盖即上文难治之端而引其说如此。"（《伤寒贯珠集·太阳篇下·太阳救逆法》）

【原文】病发于阳而反下之（按：下之，《千金翼方》作"汗之"），热入因作结胸；病发于阴而反下之，因作痞也。所以成结胸者，以下之太早故也。结胸者，项亦强，如柔痉[1]状，下之则和[2]，宜大陷胸丸。（131）

大陷胸丸方：大黄半斤，葶苈子半升（熬），芒硝半升，杏仁半升（去皮尖，熬黑）。上四味，捣筛二味，内杏仁、芒硝合研如脂，和散，取如弹丸一枚，别捣甘遂末一钱匕，白蜜二合，水二升，煮取一升，温顿服之，一宿乃下，如不下，更服，取下为效。禁如药法[3]。

【注释】

[1] 柔痉：证候名。见《金匮要略·痉湿暍病脉证第二》篇第2、11条。

[2] 下之则和：此句是插笔，是言用了大陷胸丸后，攻除了水热互结之邪，则胸中和而项自舒之意。

[3] 禁如药法：指饮食禁忌、用药注意事项同常规之法。

【提要】论结胸与痞证的成因以及热实结胸偏于上的证治。

【简释】"病发于阳而反下之"，是说病在于表，表为阳，治当发汗解表，而反用下法，致使邪热内陷，与痰水有形之物相搏，结于上焦，因而成为结胸之证。"病发于阴而反下之"，是说病在里，里为阴，如里非实证，则亦不可妄下，如不当下而下，则必损伤脾胃之气，使升降失常，气机滞塞，因而导致心下痞。结胸言"热入"，而痞证不言者，以结胸为病发于阳（表），而痞证则为病发于阴（里）故也。结胸有大小，邪结有高下。本证为大结胸病邪偏于高位者。结胸邪结偏高，为何表现"项亦强，如柔痉状"？如何理解大陷胸丸之方义？尤在泾言："痉病之状，颈项强直。结胸之甚者，热与饮结，胸膈紧贯，上连于项，但能仰而不能俯，亦如痉病之状也。曰柔而不曰刚者，以阳气内陷者，必不能外闭，而汗常自出耳。是宜下其胸中结聚之实，则强者得和而愈。然胸中盛满之邪，固非小陷胸所能去，而水热互结之实，亦非承气汤所可治，故与葶苈之苦、甘遂之辛，以破结饮而泄气闭；杏仁之辛、白蜜之甘，以缓下趋之势，而去上膈之邪；其芒硝、大黄，则资其软坚荡实之能……大陷胸丸，以荡涤之体，为和缓之用。盖以其邪结在胸，而至如柔痉状，则非峻药不能逐之，而又不可以急剂一下而尽，故变汤为丸，煮而并渣服之，即峻药缓用之法。峻则能胜破坚荡实之任，缓则能尽际上迄下之邪也。"（《伤寒贯珠集·太阳篇下·太阳救逆法》）

【原文】结胸证，其脉浮大者，不可下，下之则死。（132）

【提要】论结胸证脉浮大者禁下。

【简释】尤在泾："结胸证，原有可下之例，如大陷胸汤及丸诸法是也。若其脉浮大者，心下虽结而表邪犹盛，则不可迳与下法，下之则脏气重伤，邪气复入，既不能受，又不可制，则难为生矣。故曰下之则死。"（《伤寒贯珠集·太阳篇下·太阳救逆法》）

【原文】结胸证悉具，烦躁者亦死。（133）

【提要】论结胸证失下之危候。

【简释】尤在泾曰："伤寒邪欲入而烦躁者，正气与邪争也。邪既结而烦躁者，正气不胜而将欲散乱也。结胸证悉具，谓脉沉紧，心下痛，按之石硬，及不大便，舌上燥而渴，日晡所潮热，如上文（按：指第134~137条之大陷胸汤证）所云是也。而又烦躁不宁，则邪结甚深而正虚欲散，或下利者，是邪气淫溢，际上极下，所谓病胜脏者也，虽欲不死，其可得乎？"（《伤寒贯珠集·太阳篇下·太阳救逆法》）

【按】本条之"亦"字是承上文而言。两条合看可知，结胸病当下，但必须具备应下之证候，这个"火候"必须把握好，下之早了不行，晚了也不行。太早了引邪内陷，太晚了邪气必大伤正气，故皆曰主"死"。如何把握结胸病攻下之机呢？须品味原文。

【原文】太阳病，脉浮而动数，浮则为风，数则为热，动则为痛，数则为虚，头痛发热，微盗汗出，而反恶寒者，表未解也。医反下之，动数变迟，

辨太阳病脉证并治下 | 75

膈内拒痛，胃中空虚，客气动膈，短气躁烦，心中懊恼，阳气内陷，心下因硬，则为结胸，大陷胸汤主之。若不结胸，但头汗出，余处无汗，剂颈而还，小便不利，身必发黄。（134）

大陷胸汤方：大黄六两（去皮），芒硝一升，甘遂一钱匕。上三味，以水六升，先煮大黄取二升，去滓，内芒硝，煮一两沸，内甘遂末，温服一升。得快利，止后服。

【提要】辨太阳病误下造成结胸证或发黄的病变。

【简释】尤在泾："脉浮动数，皆阳也，故为风为热为痛。而数则有正为邪迫，失其常度之象，故亦为虚。头痛发热，微盗汗出，而复恶寒，为邪气在表，法当发散，而反下之，正气则虚，邪气乃陷。动数变迟者，邪自表而入里，则脉亦去阳而之阴也。膈内拒痛者，邪欲入而正拒之，正邪相击则为痛也。胃中空虚，客气动膈者，胃气因下而里虚，客气乘虚而动膈也。短气躁烦，心中懊恼者，膈中之饮，为邪所动，气乃不舒，而神明不宁也。由是阳邪内陷，与饮相结，痞硬不消，而结胸之病成矣。大陷胸汤则正治阳邪内结胸中之药也。若其不结胸者，热气散漫，既不能从汗而外泄，亦不得从溺而下出，蒸郁不解，浸淫肌体，势必发黄也。"（《伤寒贯珠集·太阳篇下·太阳救逆法》）

【方歌】

> 峻下逐水大陷胸，大黄芒硝甘遂冲，
> 再加杏仁葶苈子，水蜜煮丸法缓攻，
> 结胸病位胸或腹，水热互结硬满痛。

【原文】伤寒六七日，结胸热实，脉沉而紧，心下痛，按之石硬[1]者，大陷胸汤主之。（135）

【注释】

[1] 石硬：是形容腹壁紧张之甚如石板状。

【提要】论未经误下的大陷胸汤证。

【简释】"伤寒六七日"是言病因；"结胸热实"是言病位与病性；"脉沉紧，心下痛，按之石硬"是言结胸热实之典型脉症。沉脉主里，沉紧并见，主水主痛。水热互结于胸膈，阻滞不通，故心下痛，按之石硬，大陷胸汤主之。方中甘遂辛苦寒，既能泄热，又能逐水破结；芒硝咸寒软坚；大黄苦寒，荡涤实邪，推陈致新。病情急，故方亦峻。方后云"得快利，止后服"，是告诫中病即止，勿使过之，伤其正也。

【原文】伤寒十余日，热结在里，复往来寒热者，与大柴胡汤；但结胸，无大热者，此为水结在胸胁也，但头微汗出者，大陷胸汤主之。(136)

【提要】大柴胡汤证与大陷胸汤证之辨别。

【简释】感邪日久，"热结在里"，为大柴胡汤证与大陷胸汤证的共同病因病机。鉴别要点是：若邪热结于少阳，以往来寒热为特点，病势偏于半表少阳之经，则如第96条所述之证候，宜小柴胡汤；偏于半里少阳之腑，则如第103、165条所述之证候，宜大柴胡汤。若无形邪热与有形水邪结于胸胁、心下或腹部，此为结胸证，其证候如上文与下文所述。此条曰身"无大热者"，是说既无少阳病之往来寒热，又无阳明病之蒸蒸发热；"但头微汗出者"，乃结于胸中之水热不得外泄，郁蒸于上也。故用大陷胸汤以除水热之结。

【原文】太阳病，重发汗而复下之，不大便五六日，舌上燥而渴，日晡所小有潮热，从心下至少腹硬满而痛，不可近者，大陷胸汤主之。(137)

【提要】论阳明腑实证与结胸证之辨别。

【简释】虽曰"太阳病"，只不过"形似伤寒"，而本非外感。故发汗不愈，又重发汗，再汗不愈，复加攻下，致津液重伤，邪热内陷。症见"五六日不大便，舌上燥而渴，日晡所小有潮热"，颇似阳明腑实证，但"从心下至少腹硬满而痛不可近者"，则非阳明腑实证而为结胸证。所谓"硬满而痛"，既包含胀满疼痛的自觉症状，又含有按之石硬的体征。尤其是"不可近者"，更突出了腹痛之严重及腹诊之特点，故以大陷胸汤主治。

【原文】小结胸病，正在心下，按之则痛，脉浮滑者，小陷胸汤主之。(138)

小陷胸汤方：黄连一两，半夏半升（洗），栝楼实大者一枚。上三味，以水六升，先煮栝楼，取三升，去滓，内诸药，煮取二升，去滓，分温三服。

【提要】论小结胸病证治。

【简释】小结胸病病位"正在心下"；主症为胃脘"按之则痛"，不按常觉痞满；"脉浮滑者"，主痰热互结较轻浅之象。本证与大陷胸汤证对比：病势较缓，病情较轻，病位局限，故谓之"小结胸病"。小陷胸汤栝楼实为主药，甘寒清热涤痰开结而兼润下、活血止痛之功；黄连苦寒，以清泄心下之热；半夏辛温，涤痰化饮而散结，三药合用，清热涤痰开结。徐大椿有一个简明的鉴别要点，他说："大陷胸汤所下者，蓄水；此所下者，为黄涎。涎者，轻于蓄水而未成水者也"（《伤寒论类方·承气汤类》)。

【方歌】

> 瓜蒌连半小陷胸，正在心下按之痛，
>
> 痰热互结诸般病，脉滑苔腻此方中。

【原文】 太阳病二三日，不能卧，但欲起，心下必结，脉微弱者，此本有寒分（按：《金匮玉函经》卷三、《脉经》卷七、《千金翼方》卷九"寒"下无"分"字）也。反下之，若利止，必作结胸；未止者，四日复下之，此作协（按：《金匮玉函经》《千金翼方》及成注本"协"并作"挟"）热利也。（139）

【提要】 论太阳病而本有寒饮，误下而致结胸或协热利的病变。

【简释】 太阳病二三日，是邪尚在表，同时复见不得卧，但欲起，则心下必有病邪结聚。今脉微弱，知其人阳气不足，素有寒饮积于心下。治当解表兼温化痰饮，乃属正治。医见心下结，误用下法。下后表邪内陷胸膈，寒邪与饮邪相结，则造成寒实结胸（141）。如医见利未止及心下痞硬，以为邪未尽去，复用下法损其正气，外热挟里寒，势必造成里虚协热下利证。此证虽未出方治，似与桂枝人参汤同义，可以互参。

【原文】 太阳病下之，其脉促，不结胸者，此为欲解也；脉浮者，必结胸；脉紧者，必咽痛；脉弦者，必两胁拘急；脉细数者，头痛未止；脉沉紧者，必欲呕；脉沉滑者，协热利；脉浮滑者，必下血。（140）

【提要】 本条以脉测证，详述太阳病误下诸多变证。

【简释】 尤在泾："此因结胸，而并详太阳误下诸变。谓脉促为阳盛，而不结于胸，则必无下利痞满之变，其邪将从外解。若脉浮者，下后邪已入里，而犹在阳分，则必作结胸矣。脉紧者，太阳之邪，传入少阴之络，故必咽痛，所谓脉紧者属少阴，又邪客于足少阴之络，令人咽痛，不可内食是也。脉弦者，太阳之邪，传入少阳之经，故必两胁拘急，所谓尺寸俱弦者，少阳受病，其脉循胁络于耳故也。脉细为气少，数为阳脉，气不足而阳有余，乃邪盛于上也，故头痛未止。脉沉为在里，紧为寒脉，邪入里而正不容，则内为格拒，故必欲呕。脉沉滑者，热胜而在下也，故协热利。脉浮滑者，阳胜而阴伤也，故必下血。经曰：不宜下而更攻之，诸变不可胜数，此之谓也。以下并太阳下后之证，而或胸满，或喘，或烦惊谵语，或胁痛发黄，是结胸、痞满、烦躁、下利外，尚有种种诸变如此。"（《伤寒贯珠集·太阳篇下·太阳救逆法》)

【按】 以脉定证与以脉测证论。仲景脉诊有其独特的学术思想体系，很值得深入研究。刘渡舟先生在《讲稿》中针对第140条提出了一个论断。他说："这一条是论述太阳病误下后，'以脉测证'之法……但是，'以脉测证'和'以脉定证'是不一样的。"有什么不一样呢？笔者收集相关条文，探讨如下。

以脉定证：所谓以脉定证，即凭借脉诊就可以分辨阴阳，判断病证，确定治疗。①以脉分辨阴阳、分辨表里脏腑；②以脉分辨六经病与杂病；③以脉确定治疗方法。总之，以脉定证，脉症合参，辨证论治，是仲景书的主线，也是中医学的主要特色之一。

以脉测证：所谓以脉测证，即凭借脉诊分析、预测证候。

综上所述，"以脉定证"与"以脉测证"是仲景脉诊的重要内容，但不是全部，还有的条文是以脉解释病机，或鉴别病证，或确定治法，或判断预后。总之，脉诊是中医学最具特色的诊病方法。要成为一位名副其实的好中医，就必须掌握好脉诊。仲景书为我们学好脉诊，四诊合参，辨证（病）论治奠定了坚实的基础，应当深入学习和研究（以上内容为摘要。本文主要是研究《伤寒论》的前三篇，即辨脉法、平脉法、伤寒例之成果）。

【原文】病在（按：《外台秘要方》卷二"在"下有"太"字）阳，应以汗解之，反以冷水潠[1]，若灌之[2]，其热被劫不得去，弥更益烦[3]，肉（按：《金匮玉函经》卷三、《脉经》卷七"肉"并作"皮"）上粟起，意欲饮水，反不渴者，服文蛤散。若不瘥者，与五苓散。寒（按：《金匮玉函经》、《脉经》"寒"上并有"若"字）实结胸，无热证者，与三物小陷胸汤，白散亦可服（按：《金匮玉函经》"与……服"十二个字作"与三物小白散"；《伤寒总病论》卷三作"三物白散方"。尤在泾曰："本文'小陷胸汤'及'亦可服'七字，疑衍。"）。（141）

文蛤散方：文蛤五两。上一味，为散。以沸汤和一方寸匕服，汤用五合。

三物白散方：桔梗三分，巴豆一分（去皮心，熬黑，研如脂），贝母三分。上三味为散，内巴豆，更于臼中杵之，以白饮和服[4]。强人半钱匕，羸者减之。病在膈上必吐，在膈下必利。不利，进热粥一杯；利过不止，进冷粥一杯。

【注释】

[1] 潠（xùn 迅）：用口含水喷出，即用冷水喷淋身体，是古代一种退热疗法。

[2] 若灌之：或以水浇灌，亦古代退热疗法。

[3] 弥更益烦：烦热更重。"弥"、"更"、"益"同义，皆指更甚之意。"烦"，热的意思。

[4] 白饮和服："白饮"，米汤。三物白散入米汤调和服下。

【提要】论表证误用冷水潠灌引起变证的证治以及寒实结胸的证治。

【简释】病在表，以汗解之，自属正治，反用冷水潠之、灌之，以劫其热，表热被阳，不能发越，故弥更益烦，肌肤冷缩，皮上粟起，意欲饮水而反不渴。此表邪不解，阳郁于里，有渐欲化热之势，当以文蛤汤清热解表。服本方后，病如不愈，而见口渴，小便不利，是水停不化，又当以五苓散解表利水。若痰饮结聚胸中成实，无口燥烦渴等热象，故称寒实结胸，症见胸中或心下硬满疼痛而拒按，呼吸不利，大便不通，或痰涎壅盛，呆滞不语，舌淡苔白滑或白腻，脉沉弦或沉迟。治法自不同于热实结胸。寒实结胸，非热药不足以驱其寒，非峻药不足以破其结，故用三物白散温下之剂。吴谦曰："是方也，治寒实水结胸证，极峻之药也。君以巴豆，极辛极烈，攻寒逐水，斩关夺门，所到之处，无不破也；佐以贝母，开胸之结；使以桔梗，为之舟楫，载巴豆搜逐胸邪，悉尽无余。膈上者必吐，膈下者必利。然惟知任毒以攻邪，不量强赢，鲜能善其后也。故赢者减之，不利进热粥，利过进冷粥。盖巴豆性热，得热则行，得冷则止。不用水而用粥者，借谷气以保胃也。"（《医宗金鉴》卷一）

【按】三物小白散中巴豆不仅有强烈的泻下作用，还有一定的催吐作用。服药后，病在膈上，寒实邪气可因其高而吐越之；病在膈下，寒实邪气可随其势而泻利之。由于巴豆对胃肠有强烈的刺激作用，吐下易伤胃气，故用"白饮和服"。原方用量为"强人半钱匕"，"半钱匕"折合成现代剂量约 0.75g。临床用之，可先用 0.3 ~ 0.5g，不"中病"再加大用量。用此方的关键在于巴豆的炮制，为减低毒性，大多制成巴豆霜用。巴豆霜制法：取净巴豆仁碾碎，用多层吸油纸包裹加热微烘，压榨去油后碾细，过筛。

文蛤，即海蛤之有文理者。文蛤一味为散，仅有止渴清热利小便的作用，无解表功能，用于本证，不切合。应以《金匮要略》第十七篇第 19 条之文蛤汤为是。

【方歌】

寒实结胸白散方，桔梗贝母巴豆霜，

肺痈积液急喉风，吐利去病为适量。

【原文】太阳与少阳并病，头项强痛，或眩冒，时 （按：《千金翼方》卷九无"时"字）如结胸，心下痞硬者，当刺大椎第一间[1]、肺俞[2]、肝俞[3]，慎不可发汗。发汗则谵语，脉弦，五日谵语不止，当刺期门[4]。（142）

【注释】

[1] 大椎第一间：第一间就是大椎穴。大椎穴在第 7 颈椎和第 1 胸椎棘突之间的凹陷处。

[2] 肺俞：肺俞穴在第 3、4 胸椎棘突之间的凹陷处各旁开一寸五分。

[3] 肝俞：肝俞穴在第 9、10 胸椎棘突之间的凹陷处各旁开一寸五分。

[4] 期门：为肝的募穴，在胸部乳头直下，第 6 肋间隙，前正中线旁开 4 寸。

【提要】论太阳与少阳并病治用针刺法。

【简释】太阳病未罢而并及少阳，称为太少并病。头项强痛属太阳，眩冒属少阳。如结胸状，心下痞硬者，是邪气内结。此证非发汗能解，当采用刺法，因督脉总督诸阳，故刺大椎；肺与皮毛相合，故刺肺俞；以肝与胆相合，故刺肝俞以调和少阳。如误用发汗，热邪入于肝经则谵语，脉弦，若五日谵语不止者，当刺期门以泄肝邪。肝之邪热去，谵语自止。

【原文】妇人中风，发热恶寒，经水适来，得之七八日，热除而脉迟身凉，胸胁下满，如结胸状，谵语者，此为热入血室也，当刺期门，随其实而取之。（143）

妇人中风七八日，续得寒热，发作有时，经水适断者，此为热入血室，其血必结，故使如疟状，发作有时，小柴胡汤主之。（144）

妇人伤寒，发热，经水适来，昼日明了，暮则谵语，如见鬼状者，此为热入血室，无犯胃气及上二焦，必自愈。（145）

【按】以上三条论述热入血室证治。这三条并见于《金匮要略·妇人杂病脉证并治第二十二》篇第1、2、3条。

刘渡舟先生在《讲稿》中说：这三条都是讲"热入血室"证。为什么在这地方添了三个"热入血室"？一个原因是它有结胸的类证，另外它和少阳有关系。张仲景写的文章它有一个内在的联系性，结胸讲水结，少阳讲气郁，那么妇人中风，伤寒热入血室，讲血了，由血影响气，也讲到气血闭结。所以水的关系、气的关系、血的关系，这样在辨证论治里才互相对比，互相发挥，可以提高我们辨证论治的思维和视野，很有意义。这三条的"热入血室"，病因是不同的，有经水适来，也有经水适断，这是一个不同。第二个不同，有发烧的，有不发烧的，要记住这是个重点。第三个是有胸胁闷的，有往来寒热的，有晚上说胡话的，这三个症状的不同，治疗也就不同。把这三点抓住了，热入血室就掌握了。

【原文】伤寒六七日，发热，微恶寒，支节烦疼，微呕，心下支结，外证未去者，柴胡桂枝汤主之。（146）

柴胡桂枝汤方：桂枝一两半（去皮），芍药一两半，黄芩一两半，人参一两半，甘草一两（炙），半夏二合半（洗），大枣六枚（擘），生姜一两半（切），柴胡四两。上九味，以水七升，煮取三升，去滓，温服一升。

【提要】论太阳与少阳并病的证治。

【简释】伤寒六七日，病邪已入少阳，而太阳外证未罢。"发热，微恶寒，支节烦疼"，是太阳桂枝证；"微呕，心下支结"，是少阳柴胡证。本条叠用两"微"字，说明太阳证恶寒微，发热不重；肢节烦痛而无周身疼痛；少阳证微呕比心烦喜呕轻；心下支结与胸胁苦满同类而较轻。总之，本条证候表证虽不去而已轻，里证虽已见而未甚，为太阳少阳并病之轻者，故取桂枝汤之半，以解太阳未尽之邪；取小柴胡汤之半，以解少阳之微结，为太阳少阳双解之小剂。

【方歌】

柴胡桂枝减半汤，外证未罢入少阳，

肝病癫痫与高热，兼治外感与内伤。

【原文】伤寒五六日，已发汗而复下之，胸胁满微结，小便不利，渴而不呕，但头汗出，往来寒热，心烦者，此为未解也，柴胡桂枝干姜汤主之。（147）

柴胡桂枝干姜汤方：柴胡半斤，桂枝三两（去皮），干姜二两，栝楼根四两，黄芩三两，牡蛎二两（熬），甘草二两（炙）。上七味，以水一斗二升，煮取六升，去滓，再煎取三升，温服一升，日三服。初服微烦，复服，汗出便愈。

【提要】论误治后太阳病邪传入少阳证治。

【简释】尤在泾："汗下之后，胸胁满微结者，邪聚于上也。小便不利，渴而不呕者，热胜于内也。伤寒汗出，周身漐漐，人静不烦者，为已解；但头汗出而身无汗，往来寒热，心烦者，为未欲解。夫邪聚于上，热胜于内，而表复不解，是必合表里以为治，柴胡、桂枝，以解在外之邪；干姜、牡蛎，以散胸中之结；栝楼根、黄芩，除心烦而解热渴；炙甘草佐柴胡、桂枝以发散，合芩、栝楼根、姜、蛎以和里，为三表七里之法也。"（《伤寒贯珠集·少阳篇·少阳权变法》）

【按】柴胡桂枝干姜汤系小柴胡汤化裁而成。方中柴胡、黄芩合用和解少阳之邪，加桂枝以散未尽之表邪；加干姜以助误下所伤之阳；加栝楼根以复汗下所伤之津；加牡蛎以消胸胁之结。因不呕故去半夏，胃气不虚故去人参、大枣之壅补，仍用甘草调和诸药。此亦疏利少阳之方，故初服正邪相争而见微烦，复服则表里之阳气通，汗出而愈。

【原文】伤寒五六日，头汗出，微恶寒，手足冷，心下满，口（按：《伤寒证治准绳》无"口"字）不欲食，大便硬，脉细者（按：吴谦曰"'脉细'当是'脉沉细'，观本条下文'脉沉亦在里也'之'亦'字自知。"），此为阳微结[1]，必有表，复有里也。脉沉，亦在里也。汗出为阳微，假令纯阴结^[2]，不得复有外证，悉入在里，此为半在里半在外也。脉虽沉紧（按：吴谦曰"'沉紧'当是'细'字，本条上文并无'紧'字，如何说'脉虽沉紧'，'虽'字何所谓耶？"），不得为少阴病。所以然者，阴不得有汗，今头汗出，故知非少阴也，可与小柴胡汤。设不了了者，得屎而解。（148）

【注释】

[1] 阳微结：既有轻微的太阳表证，又有轻微的阳明里证。《辨脉法第一》："脉有阳结、阴结者，何以别之？答曰：其脉浮而数，能食，不大便者，此为实，名曰阳结也。"

[2] 纯阴结：阳虚寒凝引起的大便燥结。《辨脉法第一》："脉有阳结、阴结者，何以别之？答曰：……其脉沉而迟，不能食，身体重，大便反硬，名曰阴结也。"

【提要】 论阳微结的脉证治法及与纯阴结的鉴别。

【简释】 本条是仲景在叙述一个病案，大意是说：阳微结证，表证未罢但不重，故仍微有恶寒。里有郁热，熏蒸于上，故头汗出；血气不能达于四末，故手足冷；气机不调于内，故心下满，不欲食，大便硬，脉沉而细。较之阳明腑实燥结之证，此证热结尚轻，表证未解，故称"阳微结"。论中"必有表复有里"与"半在里半在外"，皆是对举之词，意在说明阳微结证的病机特点为既有表证，又有里证，热虽结于里但病势轻浅，汗下之法均非所宜，可与小柴胡汤和解表里。设里气未和，病人尚不了了，自当微通其便，可与调胃承气汤，"得屎而解"。上述阳微结的证候与"纯阴结"应加以辨别。"阳结""阴结"为古代病名，目前临床上已不再沿用。

【按】 此条所谓"必有表，复有里"和"半在里半在外"之"阳微结"，与我们通常所称的少阳病的"半表半里"不同。本条的"半在外"乃指证情中有"微恶寒"等太阳表证，即病邪中有一半在太阳；"半在里"乃指证情中有"心下满，口不欲食，大便硬"这一阳明里热初结之情，即病邪中有一半在阳明。既有太阳表证，又有阳明里证，故谓"必有表复有里"。所以，不能将小柴胡汤治疗的"阳微结"证误认为是少阳病。换句话说，"阳微结"证与少阳病有别。弄清"阳微结"证的真象，无论在理论上，还是在实践上，都有其实际意义。

【原文】 伤寒五六日，呕而发热者，柴胡汤证具，而以他药下之，柴胡证仍在者，复与柴胡汤。此虽已下之，不为逆，必蒸蒸而振，却发热汗出而解（按：自"柴胡汤证具……而解"之42字与前101条文字相类）。若心下满而硬痛者，此为结胸也，大陷胸汤主之；但满而不痛者，此为痞，柴胡不中与之，宜半夏泻心汤（按：《金匮玉函经》卷三"半夏"上无"宜"字，"汤"下有"主之"二字）。（149）

半夏泻心汤方：半夏半升（洗），黄芩、干姜、人参、甘草（炙）各三两，黄连一两，大枣十二枚（擘）。上七味，以水一斗，煮取六升，去滓，再煎，取三升，温服一升，日三服。

【提要】论柴胡、陷胸、泻心汤证的证治。

【简释】柴胡汤证误下后有三种病变：第一，言呕而发热为柴胡证具，虽误下而证未变，所以仍用原方治疗；第二，言误下转为结胸的证治；第三，言误下转为痞满的证治。尤在泾："结胸及痞，不特太阳误下有之，既少阳误下亦有之。柴胡汤证具者，少阳呕而发热，及脉弦口苦等证具在也。是宜和解，而反下之，于法为逆。若柴胡证仍在者，复与柴胡汤和之即愈，此虽已下之，不为逆也。蒸蒸而振者，气内作而与邪争胜，则发热汗出而邪解也。若无柴胡证，而心下满而硬痛者，则为结胸；其满而不痛者，则为痞，均非柴胡所得而治之者矣。结胸宜大陷胸汤，痞宜半夏泻心汤，各因其证而施治也。按，痞者，满而不实之谓。夫客邪内陷，即不可从汗泄，而满而不实，又不可从下夺，故惟半夏、干姜之辛，能散其结；黄连、黄芩之苦，能泄其满；而其所以泄与散者，虽药之能，而实胃气之使也。用参、草、枣者，以下后中虚，故以之益气，而助其药之能也。"（《伤寒贯珠集·太阳篇下·太阳救逆法》）

【方歌】

> 半夏泻心用连芩，干姜甘草枣人参，
>
> 寒热错杂心下痞，辛开苦降补中分；
>
> 水气致痞君生姜；下利脾虚甘草君；
>
> 上热下寒呕与痛，黄连汤中桂易芩。

【原文】太阳少阳并病，而反下之，成结胸，心下硬，下利不止，水浆不下（按：《伤寒补亡论》卷五"下"作"入"），其人心烦。（150）

【提要】论太少并病误下成结胸证。

【简释】尤在泾："太阳病未罢而并于少阳，法当和散，如柴胡加桂枝之例，而反下之，阳邪内陷，则成结胸，亦如太阳及少阳误下之例也。但邪既上结，则当不复下注，乃结胸心下硬，而又下利不止者，邪气甚盛，而淫溢上下也。于是胃气失其和，而水浆不下，邪气乱其心，而烦扰不宁，所以然者，太少二阳之热，并而入里，充斥三焦心胃之间，故其为病，较诸结胸有独甚焉。仲景不出治法者，非以其盛而不可制耶？"（《伤寒贯珠集·太阳篇下·太阳救逆法》）

【按】此条较费解，故尤氏虽然作了解释，但最后也提出了疑问。成无己说：太少并病误下后"二经之邪乘虚而入，太阳表邪入里，结于胸中为结胸，心下硬；

少阳里邪，乘虚下干肠胃，遂利不止"。章楠的解释与尤氏类似，并认定此"为难治之坏病也"。刘渡舟先生秉承了成氏之说，并进一步分析说："结胸病大便是秘结的，甚至是结胸似阳明，'不大便六七日，日晡所小有潮热'……这个结胸似太阴，还'下利不止，水浆不下'"。为何此条为结胸病似太阴病呢？笔者认为，必是素体本虚，或本为虚劳病，复感外邪，误下之而致此条虚实夹杂危候。因与上条有鉴别意义，故附列于此。

【原文】脉浮而紧，而复（按：复，《金匮玉函经》作"反"）下之，紧反入里，则作痞。按之自濡，但气痞耳。（151）

【提要】论痞的成因与症状特点。

【简释】脉见浮紧，为病在表，治当发汗。今反下之，损伤胃气，外邪乘虚内陷而成痞。证见按之柔软不痛，此为无形之气结，故曰"气痞"。

【原文】太阳中风，下利，呕逆，表解者，乃可攻之。其人漐漐汗出，发作有时，头痛，心下痞硬满，引胁下痛，干呕，短气，汗出不恶寒者，此表解里未和也，十枣汤主之。（152）

十枣汤方：芫花（熬），甘遂、大戟上三味，等份，各别捣为散。以水一升半，先煮大枣肥者十枚，取八合去滓，内药末。强人服一钱匕，羸人服半钱，温服之，平旦服。若下少病不除者，明日更服加半钱，得快下利后，糜粥自养。

【提要】论水饮停聚胸胁的证治。

【简释】本条虽曰"太阳中风"，其实并非外感风寒，而是悬饮病初起，正邪相争于内，营卫失和于外之类似太阳中风证候。透过表象抓本质，悬饮病的辨证要点是"引胁下痛"，即病位在胸胁。胸中停饮，肺气不利，故短气；水停胸胁，肺失肃降，肝失疏泄，胃气不和，中气不利及大肠传导失常，故心下痞硬满，下利，呕逆等。治病求本，治病求因，急者先治，本因饮停胸胁，急在饮邪不去而正气不支，故以攻逐水饮为当务之急，十枣汤主之。方中甘遂善行经隧之水，大戟善泄脏腑之水，芫花善消胸胁伏饮痰癖，合而用之，为逐水饮，消肿满之峻剂。由于三药皆有毒，故用大枣十枚为君，于峻下逐水之时不忘顾护胃气。方后云"平旦服"，即清晨空腹服用，使药力速行。"糜粥自养"，此快利后，借谷气以补养正气之意。

【按】伤寒与杂病互参，中医与西医汇通，本条所述饮停胸胁证候，即《金匮要略·痰饮咳嗽病脉证并治第十二》所述的"悬饮"。悬饮病十枣汤证与西医学所述的"胸膜炎"颇类似。其病因复杂，以结核性胸膜炎最多见，病初表现为干性胸膜炎，进一步发展则为渗出性胸膜炎。十枣汤对渗出性胸膜炎有良效。现代学者有的将十枣汤中三味药等量为末，装入空心胶囊，服1.5～4.5g，1日1次，清晨空腹枣汤送服。如此服法，可减轻其伤胃呕吐，腹痛等副作用。用量以中病为度（服药后大便日泻5～6次），不可连续服用。

【方歌】

大戟芫遂三猛将，送服钱匕十枣汤，
咳唾牵引胁下痛，峻下逐水粥自养。

【原文】太阳病，医发汗，遂（按：《伤寒来苏集》卷二"遂"作"仍"）发热，恶寒，因（按：《脉经》卷七、《金匮玉函经》卷二、《千金翼方》卷九、《伤寒来苏集》均无"因"字）复下之，心下痞，表里俱虚，阴阳气并竭，无阳则阴独，复加烧针，因胸烦，面色青黄，肤瞤者，难治；今色微黄，手足温者，易愈。（153）

【提要】论汗下烧针致虚的变证和预后。

【简释】太阳病，发汗，仍发热恶寒，是发汗不当，徒虚表阳而病亦不解。医见病不解，复用下法，下之虚其里，表邪随下内陷，以致心下痞，此属虚痞。汗下使表里俱虚，表为阳，里为阴，故"阴阳气并竭"之"阴阳"也是表里的意思，"竭"字可理解为"竭乏"。医不知其虚，"……又加烧针，虚不胜火，火气内攻，致胸烦也。伤寒之病，以阳为主，其人面色青，肤肉瞤动者，阳气大虚，故云难治；若面色微黄，手足温者，即阳气得复，故云易愈"（《注解伤寒论》）。

【原文】心下痞[1]，按之濡，其脉关上浮者，大黄黄连泻心汤主之（按：《千金翼方》卷九《伤寒》上注云："此方必有黄芩。"）。（154）

大黄黄连泻心汤方：大黄二两，黄连一两。上二味，以麻沸汤[2]二升渍之须臾，绞去滓，分温再服。

【注释】

［1］心下痞：心下指胃脘部，胃居心之下，故曰"心下"。痞者，满闷气塞不通之感，与下文"按之濡（rú 儒）"连读，即第151条所谓"气痞耳"。濡为按之软，与第135条之"按之石硬者"正相反。

［2］麻沸汤：滚开的沸水。钱潢："曰麻沸汤者，言汤沸时泛沫之多，其乱如麻也。"

【提要】论热痞的证治。

【简释】心下痞，按之濡，即自觉心下胃脘部有堵闷痞塞之感，而腹诊按之柔软；其脉关上浮者，浮主阳邪，关候中焦，联系上文，以方测证，为无形热邪结聚于心下。除上述脉症外，还可兼见心烦，口渴或口苦，舌红，苔黄，治用大黄黄连泻心汤泄热消痞。方中大黄、黄连均系苦寒之品，本方用法不取煎煮，而以麻沸汤浸泡一会儿，绞汁温服，取其气味俱薄，轻扬清淡，其泄痞之功即寓于泄热之内，热去结开，则痞塞自消。

【按】宋代林亿于方后加按语云："臣亿等看详大黄黄连泻心汤，诸本皆二味。又后附子泻心汤，用大黄、黄连、黄芩、附子，恐是前方中亦有黄芩，后但加附子也，故后云附子泻心汤，本云加附子也。"又《千金翼方》注云："此方必有黄芩。"林亿、《千金翼方》的年代较《伤寒论》为近，持论当有所本，且《金匮要略》第十六篇第17条的"泻心汤"亦有黄芩。故古今多数注家认为大黄黄连泻心汤应有黄芩。

【方歌】

大黄黄连泻心汤，沸汤渍药味轻扬，

无形邪热心下痞，恶寒汗出附加上。

【原文】心下痞（按：《金匮玉函经》卷三"心"上有"若"字），而复恶寒汗出者，附子泻心汤主之（按：《伤寒总病论》卷三作"大黄黄连泻心汤内加附子"）。（155）

附子泻心汤方：大黄二两，黄连一两，黄芩一两，附子一两（炮，去皮，破，别煮取汁）。上四味，切三味，以麻沸汤二升渍之须臾，绞去滓，内附子汁，分温再服。

【提要】承接上条论热痞兼表阳虚证治。

【简释】本条所述"心下痞"与上条同义，"而复恶寒汗出者"，以方测证，则是表阳虚。本方功能泄热消痞，扶阳固表。此方妙在"三黄"以汤渍，附子专煮，合汁再服。陈尧道说："心下痞，故用三黄以泻痞，恶寒汗出，故用附子以回阳。无三黄则不能去痞热，无附子恐三黄益损其阳，热有附子，寒有三黄，寒热互用，斯为有制之兵矣。"（《伤寒辨证》卷四）尤在泾对此方煎法解释得更为入理，他说："方以麻沸汤渍寒药，别煮附子取汁，合和与服，则寒热异其气，生熟异其性，药虽同行，而功则各奏，乃先圣之妙用也"（《伤寒贯珠集·太阳篇下·太阳救逆法》）。

【原文】本以下之，故心下痞，与泻心汤，痞不解，其人渴而口燥，烦（按：《脉经》卷七无"烦"字），小便不利者，五苓散主之。（156）

【提要】论水饮内停心下痞的证治。

【简释】"本以下之，故心下痞。"是说心下痞的成因，来自于太阳病误下。"与泻心汤，病不解"，说明此心下痞既非热痞，亦非寒热错杂之痞。其人并见渴而口燥、烦、小便不利等症，此为水饮内停，津布失常之象，故用五苓散化气行水自愈。

【原文】伤寒汗出，解之后，胃中不和，心下痞硬，干噫食臭[1]，胁下有水气，腹中雷鸣，下利者，生姜泻心汤主之。(157)

生姜泻心汤方：生姜四两（切），甘草三两（炙），人参三两，干姜一两，黄芩三两，半夏半升（洗），黄连一两，大枣十二枚（擘）。上八味，以水一斗，煮取六升，去滓，再煎取三升，温服一升，日三服。

【注释】

[1] 干噫（ǎi矮）食臭（xiù秀）：《说文解字》："噫，饱食息也。"噫即打饱嗝。噫气中有馊味，故称"食臭"。"臭"：气味的总称。《金匮要略》第十一篇第18条："……中焦气未和，不能消谷，故能噫耳。""干噫"于后第161条曰"噫气"。《景岳全书·杂证谟》："噫气，饱食之息，即嗳气也。"

【提要】论中焦不和水气不化致痞的证治。

【简释】本条所述，是言素日"胃中不和"，复感外邪，施以发汗法，汗出表解，里病不除之证候。所谓"心下痞硬"，属于气机痞塞较重者；并见干噫食臭，肠鸣下利者，是胃肠俱病之候。治用生姜泻心汤。本方为半夏泻心汤加生姜四两、减少干姜为一两而成。吴谦："名生姜泻心汤者，其义重在散水气之痞也。生姜、半夏散胁下之水气；人参、大枣补中州之土虚；干姜、甘草以温里寒；黄芩、黄连以泻痞热，备乎虚、水、寒、热之治，胃中不利下利之痞，焉有不愈者乎？"（《医宗金鉴》卷二）

【原文】伤寒中风，医反下之，其人下利，日数十行，谷不化，腹中雷鸣，心下痞硬而满，干呕，心烦不得安。医见心下痞，谓病不尽，复下之，其痞益甚，此非结热，但以胃中虚，客气上逆，故使硬也，甘草泻心汤主之。(158)

甘草泻心汤方：甘草四两（炙），黄芩三两，半夏半升（洗），大枣十二枚（擘），黄连一两，干姜三两。上六味，以水一斗，煮取六升，去滓，再煎取三升，温服一升，日三服。臣亿等谨按：上生姜泻心汤法，本云理中人参黄芩汤，今详泻心以疗痞。痞气因发阴而生，是半夏、生姜、甘草泻心三方，皆本于理中也。其方必各有人参，今甘草泻心中无者，脱落之也。又按《千金》并《外台秘要》，治伤寒䘌食，用此方皆有人参，知脱落无疑。

【提要】论误下伤中，痞利俱甚的证治。

【简释】伤寒或中风，本应汗解，医误用下法，误治的后果有二：一是邪热内陷，二是损伤脾胃之气。脾胃虚损，腐熟运化失职，饮食水谷不得消化而下注，故其人下利日数十次而完谷不化，腹中肠鸣如雷；胃中虚客气上逆，故干呕而烦不得安；脾胃不和，升降失常，气机痞塞，故心下痞硬而满。医见心下痞硬而满，误以为下之未尽而复下之，使胃气益虚，痞塞益甚。条文自注曰："此非结热，但以胃中虚，客气上逆，故使硬也。"故以甘草泻心汤主之。本方即半夏泻心汤重用甘草。"方以甘草命名者，取和缓之意也。用甘草、大枣之甘，补中之虚，缓中之急；半夏之辛，降逆止呕；芩、连之寒，泻阳陷之痞热；干姜之热，散阴凝之痞寒。缓中降逆，泻痞除烦，寒热并用也。"（《医宗金鉴》卷二）本方治误下后胃气更虚，痞利俱甚之证，故用人参以和中补虚为宜。

【按】据"臣亿等谨按"及《金匮要略》治狐惑病之甘草泻心汤有人参，则该方用人参无疑。尤氏注此条曰"不用人参之增气"之语，不妥。

和剂"六方"之"去滓再煎"有待研究。半夏泻心汤、生姜泻心汤、甘草泻心汤、小柴胡汤（96）、大柴胡汤（106）及旋覆代赭汤等六方区别于其他诸方的特殊煎法是：水煎之后，"去滓，再煎"。如此煎煮，使药性合和，共奏和解之功。"六方"如此特殊煎法有何特殊功效，有待现代研究加以说明。

上述六方，虽主治证候有所不同，而功效却有一个共同点，即皆属于和剂。何谓"和剂"？《景岳全书》曰："和方之剂，和其不和者也。凡病兼虚者，补而和之；兼滞者，行而和之；兼寒者，温而和之；兼热者，凉而和之，和之为义广矣。"《医学心悟》曰："……和之义则一，而和之法变化无穷焉。"总之，明确了和方之义，抓住主症与病机而制方，并可随宜加减，使之更加切合病情。

【原文】伤寒，服汤药，下利不止，心下痞硬。服泻心汤已，复以他药下之，利不止，医以理中与之，利益甚。理中者，理（按：《伤寒总病论》卷三、《千金翼方》均作"治"）中焦，此利在下焦，赤石脂禹余粮汤主之。复不止者，当（按：《伤寒总病论》卷三"当"下有"以五苓散"四字）利其小便。（159）

赤石脂禹余粮汤方：赤石脂一斤（碎），太一禹余粮一斤（碎）。上二味，以水六升，煮取二升，去滓，分温三服。

【提要】论下焦滑脱不固的治疗方法。

【简释】本条乃御变立法，因变出方，可以看成是仲景对下利病的辨证论治，即中虚寒热错杂的下利，用甘草泻心汤治之；中焦虚寒夹湿的下利，用理中汤（丸）治之；下焦滑脱不固的下利，用赤石脂禹余粮汤治之；小便不利，水走大肠的水泻，当用利小便的方法，五苓散治之。总之，下利之病机不同，施治各异。赤石脂禹余粮汤以赤石脂甘温，能治泄利肠澼；禹余粮味甘无毒，能治赤白下利。此二药不但有收涩固脱之功，亦有入脾扶正之义，合而成方，相得益彰。柯韵伯解释本方言："二石皆土之精气所结……实胃而涩肠。用以治下焦之标实，以培中宫之

本也。此症土虚而非火虚，故不宜于姜、附……凡下焦虚脱者，以二物为本，参汤调服最效。"（《伤寒来苏集·伤寒附翼》）

【原文】伤寒吐下后，发汗，虚烦[1]，脉甚微，八九日心下痞硬，胁下痛，气上冲咽喉，眩冒，经脉动惕者[2]，久而成痿。（160）

【注释】

[1] 虚烦：李心机综合分析《伤寒论》（76、375）与《金匮要略》水气病篇第21条（"胃家虚烦"）等有关论述，认为"虚烦是胃脘部搅扰纠结，饥饿空虚感，欲吐不吐，恶心之状"。

[2] 经脉动惕（tì 涕）者："惕"似当作"惕"（dàng 荡），通"荡"。动荡，即不平静、不安定。

【提要】论伤寒误治致虚及失治致痿。

【简释】虚烦见于伤寒吐下后复发汗，为津液不足之征；脉甚微，为阳气衰微之候。经过八九日，正气自复者，其病当愈。今见"心下痞硬、胁下痛、气上冲咽喉、眩冒"等症，是阳气虚而阴气逆也。汗吐下后，不独阳伤，阴亦受损，以致气血已亏，正气难复，经脉失养，必动惕不安，久而失治，则肢体痿废矣。

【原文】伤寒发汗，若吐，若下，解后，心下痞硬，噫气不除者，旋覆代赭汤主之。（161）

旋覆代赭汤方：旋覆花三两，人参二两，生姜五两，代赭一两，甘草三两（炙），半夏半升（洗），大枣十二枚（擘）。上七味，以水一斗，煮取六升，去滓，再煎取三升，温服一升，日三服。

【提要】论痰气痞的证治。

【简释】高学山曰："人身上焦之阳，极贵充足，则是晴明太虚，万里无凝，一切山泽江海阴霾之气，伏藏而不敢外露，以太阳照临之威，下逼之也。倘阳光失德，则江海吐气，山泽呈云，郁乎满空者，痞之象也。今上焦之阳，汗则虚于外驰，吐则虚于上涌，下则虚于大泄，皆能招致下焦之阴，逐渐上升，故心下痞硬而噫气。"（《伤寒尚论辨似·太阳中篇》）成无己曰："硬则气坚，咸味可以软之，旋覆之咸，以软痞硬；虚则气浮，重剂可以镇之，代赭石之重，以镇虚逆；辛者散也，生姜、半夏之辛，以散虚痞；甘者缓也，人参、甘草、大枣之甘，以补胃弱。"（《注解伤寒论》）

【按】关于旋覆代赭汤方名两味药的功效与剂量之妙义，刘渡舟先生在《讲稿》中指出："这两个药合在一起，一利（利肝气、利肺气）一镇（镇肝气），一个是疏利的，一个是潜镇的，这样肝气就不上逆了，所以这两味药是主药……"并强调说：该方代赭石的剂量很小，是用一两；生姜量大，是五两。这个比例记不清楚，就要影响疗效。什么道理呢？因为主症是心下痞硬，噫气不除，"所以在方里重用生姜，健胃消痞，去痰饮，旋覆花疏肝利肺散结，少用一点儿代赭石镇肝下气就可以了。代赭石本身是一个重坠之药，如果代赭石用的剂量过大，它就直走下焦……病在中焦，而治在下焦，把药味一下子都领到下焦去了，所以就没有效了"。

【方歌】

痞噫旋覆代赭汤，半参枣草再煎良，
疏肺镇肝治痰饮，妙在一赭五两姜。

【原文】 下后，不可更行桂枝汤，若汗出（按：《伤寒来苏集》卷二作"无汗"）而喘，无大（按：《伤寒来苏集》卷二"大"上无"无"字）热者，可与麻黄杏子（按：《金匮玉函经》作"仁"）甘草石膏汤。（162）

【提要】 论表证误下后邪热内陷于肺的证治。

【简释】 本条证治同第63条，前条是汗后，本条是下后，汗下虽殊，其邪热迫肺而喘则一，故皆与麻杏甘石汤清透肺热。方中麻黄与石膏的用量比例应十分斟酌，如肺热盛而汗出者，应重用石膏，少用麻黄；肺热不盛而无汗者，应重用麻黄，少用石膏。

【原文】 太阳病，外证未除而数下之，遂协（按：《脉经》《金匮玉函经》《千金翼方》"协"并作"挟"）热而利[1]，利下不止，心下痞硬，表里不解者，桂枝人参汤主之。（163）

桂枝人参汤方：桂枝四两（别切），甘草四两（炙），白术三两，人参三两，干姜三两。上五味，以水九升，先煮四味，取五升，内桂，更煮取三升，去滓，温服一升，日再夜一服。

【注释】

[1] 协热而利：表证误下，导致下利不止而挟表邪。此条"协热而利"者，是里寒协表热而利也。"协热利"之称又见第139、140条。

【提要】 里虚寒挟表邪而作协热利的证治。

【简释】 太阳病，外证未除而数下之，下后表邪内陷，里虚挟外邪而下利不止，其心下痞硬者，此痞属虚属寒，虚则中气不运，寒则阳气不通，因而痞硬，治用桂枝人参汤表里兼治。该方即理中汤（甘草加一两）温中补虚以止利；桂枝后下以解表。如此"先煎四物，后内桂枝，使和中之力饶（ráo 娆，宽容。此引申为缓和）而解肌之气锐，于以奏双解表里之功"（柯韵伯）。

【按】所述"利下不止，心下痞硬"虽与"数下之"误治有关，但多是素有脾胃病之人。

【原文】伤寒大下后，复发汗，心下痞，恶寒者，表未解也，不可攻痞，当先解表，表解乃可攻痞。解表，宜桂枝汤；攻痞，宜大黄黄连泻心汤。（164）

【提要】论热痞兼表证未解的标本缓急治法。

【简释】尤在泾："大下复汗，正虚邪入，心下则痞，当与泻心汤如上法矣（按：指第158条甘草泻心汤证）。若其人恶寒者，邪虽入里，而表犹未罢，则不可逐攻其痞，当先以桂枝汤解其表，而后以大黄黄连泻心汤攻其痞。不然，恐痞虽解，而表邪复入里为患也，况痞亦未必能解耶？

按，伤寒下后，结胸、痞满之外，又有懊憹、烦满、下利等证。盖邪入里而未集，而其位又高，则为懊憹；其已集而稍下者，则为结胸及痞；其最下而亦未结者，则为下利。"（《伤寒贯珠集·太阳篇下·太阳救逆法》）

【按】原文曰"大下后……心下痞……攻痞……宜大黄黄连泻心汤"，可知其大下非苦寒攻下，亦可知古人攻下不一定只用苦寒药。参见《金匮要略》第二十三篇"三物备急丸"。

【原文】伤寒发热，汗出不解，心下痞硬，呕吐而下利者，大柴胡汤主之。（165）

【提要】论伤寒"热结在里"的证治。

【简释】高学山说："此条阳明少阳之并病也。"（《伤寒尚论辨似》）伤寒发热，汗出不解，为表邪未解匿于少阳之象；心下痞硬，呕吐而下利，为里实郁热之征。故"以大柴胡汤开达少阳，通利阳明，双解表里之邪，自可愈也"（章楠）。

【按】《伤寒贯珠集》无该条。此条应与第103、140条互参。

【原文】病如桂枝证，头不痛，项不强，寸脉微浮（按：《脉经》作"寸口脉微细"，《千金翼方》作"寸口脉浮"，《诸病源候论》作"其脉浮"），胸中痞硬（按：《太平圣惠方》"硬"作"满"），气上冲咽喉不得息者，此为胸有寒也（按：《备急千金要方》卷九该句作"此以内有久痰"），当吐之，宜瓜蒂散。（166）

瓜蒂[1]散方：瓜蒂一分（熬黄），赤小豆一分。上二味，各别捣筛，为散已，合治之，取一钱匕。以香豉一合，用热汤七合，煮作稀糜，去滓，取汁和散，温顿服之。不吐者，少少加[2]，得快吐，乃止。诸亡血虚家，不可与瓜蒂散。

【注释】

[1] 瓜蒂：瓜蒂散中之瓜蒂为葫芦科植物甜瓜的果蒂。于6～7月间，采摘尚未老熟的果实，切取果蒂，阴干。《神农本草经》："瓜蒂味苦，寒，有毒……病在胸腹中，皆吐下之。"

[2] 少少加：逐渐增加。"少少"即"稍稍"。

【提要】论痰邪停留胸中的证治。

【简释】病如桂枝证，言有发热汗出等症，但头不痛，项不强，知非表证。寸脉微浮，主病在上；胸中痞满，气上冲咽喉不得息者，仲景自注曰"此为胸有寒也"，此"寒"字应理解为"痰"，即痰邪阻于胸中。《素问·阴阳应象大论篇》曰："其高者，因而越之。"即病邪偏于上，有上越之势，法当因势利导，采用吐法，宜瓜蒂散。方中瓜蒂味极苦，性升催吐；赤小豆味酸性泄，兼能利水。二药配伍，有酸苦涌泄之功。豆豉轻宣辛散，载药上行，助瓜蒂催吐。本方使壅阻胸脘之痰食邪气，吐之而解。

【按】《伤寒论》此条及后第355条以本方治疗寒痰结聚胸中，病如桂枝证，头不痛，项不强，寸脉微浮或乍紧，胸中痞硬，气上冲咽喉不得息，心下满而烦，饥不能食，若胸中阳气被遏，不能布达于外，还可见手足厥冷。此外，本证还可见痰塞喉中，不能言语，懊憹不安，欲吐不能等症。

《金匮要略》第十篇第24条曰："宿食在上脘，当吐之，宜瓜蒂散。"

【原文】病（按：《金匮玉函经》卷三"病"下有"者，若"二字）胁下素有痞[1]，连在脐旁，痛引少腹，入阴筋者，此名脏结，死。（167）

【注释】

[1] 素有痞：《金匮要略》第十一篇第20条曰："病有积、有聚……积者，脏病也，终不移；聚者，腑病也，发作有时，展转痛移，为可治。"互相参照，此条之"素有痞"，为痞聚之甚者也。

【提要】论三阴脏结证候及预后判断。

【简释】三阴经脉分布于胁下脐旁少腹。病胁下素有痞，连在脐旁，痛引少腹入阴筋者，或因伤寒邪气入里，或由七情不调、饮食不节等诱因，引动素痞痼疾，加重病情，使脏真之气结而不通，故死。尤在泾："脏结之证……既深且久，攻之不去，补之无益，虽不卒死，亦无愈期矣，故曰死。"（《伤寒贯珠集·太阳篇下·太阳救逆法》）

【原文】伤寒，若吐，若下后，七八日不解，热结在里，表里俱热，时时恶风，大渴，舌上干燥而烦，欲饮水数升者，白虎加人参汤主之。（168）

【提要】论热结在里，热盛津伤的证治。

【简释】伤寒吐下后，津液被夺，经七八日，热邪集结在里，故大渴，舌上干燥而烦，欲饮水数升；由于内热炽盛，迫津外泄而汗出，肌腠疏松，卫外不固，故时时恶风。所谓的"表里俱热"，即热盛于里，气达于表，邪热充斥内外，弥漫周身之热象。此为阳明经证伤津较重者，用白虎加人参汤清泄里热，兼益气阴。若"热结在里"的程度进一步加重，则不仅"时时恶风"及下条所述的"背微恶寒"，并可呈现第350条所述的"脉滑而厥"之热深厥亦深证候。

【原文】伤寒，无大热，口燥渴，心烦（按：《金匮玉函经》《千金翼方》"心烦"并作"而烦"，连上读），背微恶寒者，白虎加人参汤主之。(169)

【提要】承上条再论白虎加人参汤的证治。

【简释】尤在泾："无大热，表无大热也；口燥渴心烦，里热极盛也；背微恶寒，与时时恶风同意。盖亦太阳经邪，传入阳明胃腑，熏蒸焦膈之证。故宜白虎加人参，以彻热而生津也。"（《伤寒贯珠集·阳明篇上·阳明正治法》）

【原文】伤寒，脉浮，发热无汗，其表不解，不可与白虎汤；渴欲饮水，无表证者，白虎加人参汤主之。(170)

【提要】论白虎汤禁用证和应用重点。

【简释】尤在泾："前二条，即著白虎之用，此条复示白虎之戒，谓邪气虽入阳明之腑，而脉证犹带太阳之经者，则不可便与白虎汤，与之则适以留表邪而伤胃气也。而又申之曰：'渴欲饮水，无表证者，白虎加人参汤主之。'其叮咛反复之意，可谓至矣。"（《伤寒贯珠集·阳明篇上·阳明正治法》）

【按】本条之目的在于强调一点：不论白虎汤或白虎加人参汤，必须在无表证的情况下方可使用。论中只提"渴欲饮水"，是为了突出重点，属于省文法。

吴鞠通在《温病条辨·卷一·上焦篇》中进一步明确了白虎汤的治禁，他指出："白虎本为达热出表，若其人脉浮弦而细者，不可与也；脉沉者，不可与也；不渴者，不可与也；汗不出者，不可与也；常须识此，勿令误也。"吴氏的这个补充，完全符合《伤寒论》精神，足供参考。

【原文】太阳少阳并病（按：《金匮玉函经》《千金翼方》《太平圣惠方》"并"并作"合"），心下硬（按：《脉经》《金匮玉函经》《千金翼方》"心下"并有"痞"字），颈项强而眩者，当刺大椎、肺俞、肝俞，慎勿下之。(171)

【提要】论太少并病的针刺疗法。

【简释】成无己："心下痞硬而眩者，少阳也；颈项强者，太阳也。刺大椎、肺俞，以泻太阳之邪，以太阳脉下项挟脊故尔；肝俞以泻少阳之邪，以胆为肝之腑故尔。"（《注解伤寒论》）太少并病可用柴胡桂枝汤，详见第146条。"太阳少阳并病"的论述亦见第142、150条，应互参。

【原文】太阳与少阳合病，自下利者，与黄芩汤；若呕者，黄芩加半夏生姜汤主之。(172)

黄芩汤方：黄芩三两，芍药二两，甘草二两(炙)，大枣十二枚(擘)。上四味，以水一斗，煮取三升，去滓，温服一升，日再夜一服。

黄芩加半夏生姜汤方：黄芩三两，芍药二两，甘草二两(炙)，大枣十二枚(擘)，半夏半升(洗)，生姜一两半(一方三两，切)。上六味，以水一斗，煮取三升，去滓，温服一升，日再夜一服。

【提要】论太阳少阳合病下利或呕的治疗。

【简释】此条名曰"太阳与少阳合病"，其实是由于饮食不洁或不节，损伤胃肠，邪热内迫于里，则下利，邪热壅遏营卫则表现恶寒发热，周身酸楚等"状如太阳病"。由于热在里而不在外，故与黄芩汤以清里热。方中黄芩、芍药之苦以撤热和阴，甘草、大枣之甘以调中。为后世治热利之主方。若胃气上逆而呕者，可加半夏、生姜以降逆止呕。

【按】刘完素《素问病机气宜保命集》之芍药汤，即黄芩汤去大枣合大黄黄连泻心汤并加行血调气药(当归、槟榔、木香、肉桂)而成，为痢疾初起者而设。汪昂《医方集解》称黄芩汤为"万世治痢之祖方"。《兰台轨范》谓黄芩汤乃治"热痢之主方"。

条文所谓"下利"，包括了后世医家所述的"泄泻"与"痢疾"两病，详见《金匮要略·呕吐哕下利病脉证治第十七》篇。

【方歌】

> 黄芩汤中芍甘枣，热痢泄泻初起好，
> 若呕半夏生姜加，振寒发热非在表。

【原文】伤寒胸中有热，胃中有邪气，腹中痛，欲呕吐者，黄连汤主之。(173)

黄连汤方：黄连三两，甘草三两(炙)，干姜三两，桂枝三两(去皮)，人参二两，半夏半升（洗），大枣十二枚（擘）。上七味，以水一斗，煮取六升，去滓，温服，昼三夜二。

【提要】论上热下寒腹痛欲呕吐的证治。

【简释】尤在泾："此上中下三焦俱病，而其端实在胃中。邪气即寒淫之气，胃中者，冲气所居，以为上下升降之用者也，胃受邪而失其和，则升降之机息，而上下之道塞矣。成氏所谓'阴不得升而独治其下，为下寒腹中痛；阳不得降而独治于上，为胸中热欲呕吐'者是也。故以黄连之苦寒，以治上热，桂枝之甘温，以去下寒，上下既平，升降乃复。然而中焦不治，则有升之而不得升，降之而不得降者矣，故必以人参、半夏、干姜、甘草、大枣，以助胃气而除邪气也。此盖痞证之属，多从寒药伤中后得之，本文虽不言及，而其为误治后证可知，故其药亦与泻心相似，而多桂枝耳。"（《伤寒贯珠集·太阳篇下·太阳救逆法》）

【原文】伤寒八九日，风湿相搏，身体疼烦，不能自转侧，不呕不渴，脉浮虚而涩者，桂枝附子汤主之；若其人大便硬，小便自利者，去桂加白术汤主之。（174）

桂枝附子汤方：桂枝四两（去皮），附子三枚（炮，去皮，破），生姜三两（切），大枣十二枚（擘），甘草二两（炙）。上五味，以水六升，煮取二升，去滓，分温三服。

去桂加白术汤方：附子三枚（炮，去皮，破），白术四两，生姜三两（切），甘草二两（炙），大枣十二枚（擘）。上五味，以水六升，煮取两升，去滓，分温三服。初一服，其人身如痹，半日许复服之，三服都尽，其人如冒状，勿怪。此以附子、术并走皮内，逐水气未得除，故使之耳，法当加桂四两。此本一方二法：以大便硬、小便自利，去桂也；以大便不硬、小便不利，当加桂。附子三枚恐多也，虚弱家及产妇，宜减服之。

【简释】尤在泾："伤寒至八九日之久，而身痛不除，至不能转侧，知不独寒淫为患，乃风与湿相合而成疾也。不呕不渴，里无热也。脉浮虚而涩，风湿外持而卫阳不振也。故于桂枝汤去芍之酸寒，加附子之辛温，以振阳气而敌阴邪。若大便坚，小便自利，知其人在表之阳虽弱，而在里之气自治，则皮中之湿，所当驱之于里，使从水道而出，不必更出之表，以危久弱之阳矣。故于前方去桂枝之辛散，加白术之苦燥，合附子之大力健行者，于以并走皮中而逐水气，此避虚就实之法也。"（《伤寒贯珠集·太阳篇下·太阳类病法》）

【原文】风湿相搏，骨节疼烦，掣痛不得屈伸，近之则痛剧，汗出短气，

小便不利，恶风不欲去衣，或身微肿者，甘草附子汤主之。(175)

甘草附子汤方：甘草二两（炙），附子二枚（炮，去皮，破），白术二两，桂枝四两（去皮）。上四味，以水六升，煮取三升，去滓，温服一升，日三服。初服得微汗则解。能食、汗止复烦者，将服五合。恐一升多者，宜服六七合为始。

【简释】尤在泾："此亦湿胜阳微之证，其治亦不出助阳驱湿，如上条之法也。盖风湿在表，本当从汗而解；而汗出表虚者，不宜重发其汗；恶风不欲去衣，卫虚阳弱之征，故以桂枝、附子助阳气，白术、甘草崇土气，云得微汗则解者，非正发汗也，阳胜而阴自解耳。"（《伤寒贯珠集·太阳篇下·太阳类病法》）

【按】以上第174、175条两条，于《金匮要略·痉湿暍病脉证第二》篇第23、24条重出，只个别文字有出入。这两条所述，非风寒之邪外感，实乃杂病之"湿病"风湿相搏于体表而阳虚的证治。

【原文】伤寒，脉浮（按：《伤寒九十论》第三十七无"浮"字）滑，此表有热，里有寒（按：《伤寒来苏集·伤寒论注》"寒"作"邪"字)，白虎汤主之。(176)

白虎汤方：知母六两，石膏一斤（碎），甘草二两（炙），粳米六合。上四味，以水一斗，煮米熟汤成，去滓，温服一升，日三服。

【提要】论阳明病表里俱热的证治。

【简释】吴谦："王三阳云：经文'寒'字，当'邪'字解，亦热也。其说甚是。若是'寒'字，非白虎汤证矣。此言伤寒太阳证罢，邪传阳明，表里俱热，而未成胃实之病也。脉浮滑者，浮为表有热之脉，阳明表有热，当发热汗出；滑为里有热之脉，阳明里有热，当烦渴引饮。故曰：表有热里有热也，此为阳明表里俱热之证，白虎乃解阳明表里之俱热之药，故主之也。不加人参者，以其未经汗、吐、下，不虚故也。"（《医宗金鉴·订正伤寒论注·阳明全篇》）

【按】《伤寒论》"寒"字有广义与狭义之分论。统计一下，仲景论述白虎汤病机的条文有三条：第168条论白虎加人参汤证已明言"热结在里，表里俱热"；第350条论白虎汤证热厥证候言"里有热"；在此条不再提"表里俱热"或"里有热"了，而是说"里有寒"。这一个"寒"字，发人深思，示人联想。

系统学习《伤寒杂病论》，从整体上理解了张仲景的医学思想，便可以领悟，仲景书中"伤寒"之"寒"字有广义与狭义之分。广义而言，"寒"当"邪"字解；狭义之"寒"字，即六淫之一的寒邪。悟透了这一点，领会了这个精神，就不会认为此条"里有寒，必系传写之误"（郑重光《伤寒论条辨续注》卷三）了。

总之，在仲景书中，"寒"字与"邪"字可以通用，可以互释。但必须明白，仲景之书的"寒"字是有广义与狭义之分的。是广义的，还是狭义的，要具体分析。《伤寒杂病论》书名之"寒"字，肯定是广义的。原文之中反复论述的"伤寒"之"寒"，多是泛指邪气，是广义的，或是专指寒邪，是狭义的。此条曰"里有寒，白虎汤主之"这个"寒"字，肯定是泛指邪气，具体一点，是专指热邪。

　　【原文】 伤寒，脉结代，心动悸，炙甘草汤主之。（177）

　　炙甘草汤方：甘草四两（炙），生姜三两（切），人参二两，生地黄一斤，桂枝三两（去皮），阿胶二两，麦门冬半升（去心），麻仁半升，大枣三十枚（擘）。上九味，以清酒[1]七升，水八升，先煮八味，取三升，去滓，内胶烊消尽，温服一升，日三服。一名复脉汤。

　　【注释】

　　[1] 清酒：我国造酒历史悠久。据《唐本草》云，酒类中"惟米酒入药用"（烧酒是元代发明的，故经方所用之酒为米酒无疑）。米酒呈琥珀色，一般称为"清酒"，现今可用黄酒代之。经方还用一种"白酒"，详见《金匮要略》第九篇之瓜蒌薤白白酒汤。

　　【提要】 论外感之后出现"心动悸，脉结代"的证治。

　　【简释】 条文冠以"伤寒"二字，意在说明其"心动悸，脉结代"是由外感引起，即感受外邪数日之后，表证未解或已解，却表现结脉或代脉，或时结时代，心中悸动不安，可并见心前区憋闷或隐痛，气短，乏力等症。所以然者，外邪乘虚内传于心（太阳与少阴为表里，太阳受邪，若少阴内虚，则病邪内传），"心者，生之本"（《素问·六节藏象论篇》），心受损伤，故心动悸；"心主身之血脉"（《素问·痿论篇》），心受损伤，血脉失充，气血不继，故脉结代。治用炙甘草汤滋阴养血，通阳复脉。古今注解该方最入理者，当数柯韵伯，引述如下："用生地为君，麦冬为臣，炙甘草为佐，大剂以峻补真阴，开来学滋阴之一路也。反以甘草名方者，藉其载药入心，补离中之虚以安神明耳。然大寒之剂，无以奉发陈蓄秀之机，必需人参、桂枝佐麦冬以通脉，姜、枣佐甘草以和营，胶、麻佐地黄以补血，甘草不使速下，清酒引之上行，且生地、麦冬，得酒力而更优也"（《伤寒来苏集·伤寒附翼·卷下》）。炙甘草汤煎煮法为"以清酒七升，水八升"，只煮取三升，如此久煎则药力醇厚，酒力不峻，为虚家用酒之法。据现代药理研究报道，加酒久煎，利于药物有效成分析出，且地黄、麦冬乃阴柔之品，得酒之辛通，使补而不滞，故有"地黄麦冬得酒良"之说。

　　【按】 《金匮要略》第六篇之"附方"《千金翼方》炙甘草汤："治虚劳不足，汗出而闷，脉结悸，行动如常，不出百日，危急者十一日死。"《千金翼方》炙甘草汤之方药用法与《伤寒论》炙甘草汤完全相同，故实为仲景方。还有，《金匮要略》第七篇附方《外台秘要方》炙甘草汤："治肺痿涎唾多，心中温温液液者。"这就启示后人，炙甘草汤还可用治杂病以虚为主者。

【方歌】

炙甘草汤参桂姜，阿枣麻仁麦地黄，

邪少虚多心之病，养阴复脉第一方。

【原文】 脉按之来缓，时一止复来者，名曰结。又脉来动而中止，更来小数，中有还者反动[1]，名曰结，阴也。脉来动而中止，不能自还，因而复动者，名曰代，阴也。得此脉者，必难治。(178)

【注释】

[1] 反动：即复动，指脉搏恢复搏动。

【提要】 承上条论结代脉的特点及预后。

【简释】 尤在泾："脉来数，时一止复来者，名曰促。脉来缓，时一止复来者，名曰结。结者，邪气结滞，而脉之行不利也。又结与代，相似而实不同，结脉止而即还，不失至数，但少差迟耳；代脉止而不还，断已复动，有此绝而彼来代之意，故名曰代，而俱谓之阴者，结代脉皆为阴，故谓之结阴、代阴也。凡病得此脉者，攻之，则邪未必去而正转伤；补之，则正未得益而邪反滞，故曰难治。仲景因上条脉结代，而详言其状如此。"（《伤寒贯珠集·太阳篇上·太阳权变法》）

【按】 结代脉以脉在搏动中有间歇（停跳）为主要特点，为心律失常室性早搏或房性早搏的表现。中医学论述间歇脉主要有三种，即结脉、代脉、促脉。其中促脉为数而中止；结脉为缓而中止；代脉为动而中止，不能自还，因而复动者。后世医家还有一种见解，即止无定数，无规律的为结脉；止有定数，有规律的为代脉。李士材说："结脉之止，一止即来（按：为房性早搏特点）；代脉之止，良久方至（按：为室性早搏特点）。《黄帝内经》以代脉之见，为脏气衰微，脾气脱绝之诊也。惟伤寒心悸、怀胎三月，或七情太过，或跌仆重伤，又风家、痛家，俱不忌代脉，未可断其必死。"以上李氏所述，诚经验之谈。临床实践证明：结脉或代脉不仅见于病人，亦可见于个别健康者；不仅见于虚证，亦可见于痰食阻滞、跌仆重伤、七情惊恐等实证。故对文末"得此脉者，必难治"的预后判断应活看。

小　结

太阳病是风寒之邪致病的初期阶段，以"脉浮，头项强痛而恶寒"为提纲，体现人体肌表受邪，正邪相争，太阳经气不利之证候。邪在表者，汗而发之，发汗可祛邪。辛温解表法是为风寒表证而设，若误用汗法、或发汗不当、或发汗太过，势必损伤正气，耽误病情，引发诸多变证。但仲景举例甚多，应常识勿误。

《伤寒论·辨太阳病脉证并治》分上、中、下三篇，首论太阳病本证之正治法，而以更多的条文论述太阳病兼证与变证的治疗，并论及太阳病类似证。分述如下。

1. 太阳病本证 可分为三种证候：一是太阳中风证，以汗出，脉浮缓为特点，病机是表虚而营卫失和，治法解肌祛风，调和营卫，主方桂枝汤。二是太阳伤寒证，以无汗，脉浮紧为特点，病机是表实而营卫闭郁，治法发汗解表，宣肺定喘，主方麻黄汤。三是太阳病轻证，以患病时日较久，恶寒发热时轻时重为特点，病机是邪郁不解，治以轻剂发汗，主方桂枝麻黄各半汤、桂枝二麻黄一汤。仲景对太阳病本证三种证型，使用轻重不同的辛温解表剂，提示病邪在表，汗法是正治之法，但要根据病证的轻重，分别使用或峻或缓之剂，总以病人遍身微微汗出为佳，既不能发汗不彻，又不可发汗太过。

2. 太阳病兼证 举例而言，或兼典型的太阳经输不利（项背强几几），如桂枝加葛根汤证、葛根汤证；或兼外邪犯肺（咳喘），如桂枝加厚朴杏子汤证、小青龙汤证；或兼外邪影响胃肠（呕利），如葛根汤、葛根加半夏汤证；或兼胸阳被扰（胸满），如桂枝去芍药汤、桂枝去芍药加附子汤证；或兼里热（烦躁等），如大青龙汤证、桂枝二越婢一汤证；或兼营气不足（身痛），如桂枝加芍药生姜各一两人参三两新加汤证；或兼表阳虚（漏汗），如桂枝加附子汤证。兼证对主证言，虽属次要，亦当兼顾，即在治疗主证方中加减施治。

3. 太阳病变证 太阳病治不及时或汗不如法，或误用涌吐、攻下及各种火疗治法，则每致变证蜂起。传经之变证，仲景举例论述甚多，分述如下。

（1）太阳病发生邪热内蕴的变证 若心中懊憹，虚烦不得眠者，为无形邪热留扰胸膈的栀子豉汤证；若汗出而喘，身无大热者，为邪热壅肺的麻黄杏仁甘草石膏汤证；若下利，脉促者，为表证未解而邪热传里的葛根黄芩黄连汤证；若下利或呕吐者，为邪热内迫肠胃的黄芩汤证及黄芩加半夏生姜汤证；若以心下痞，按之濡，其脉关上浮者，为无形邪热蕴结于中焦的大黄黄连泻心汤证。上述种种，多属外邪犯表，因失治或误治而变生里热之证，应表里兼治，或以清热为主。

（2）太阳病演变成实证 如热实结胸证与寒实结胸证。热实结胸证为水热相结，以心下硬满，甚至从心下至少腹硬满而痛为主症，以大陷胸汤、大陷胸丸为主方。寒实结胸证为寒痰水饮结聚于胸脘，以胸中或心下硬满而痛为主症，三物小白散为主方。上述结胸病多为危急重证，治之不当或不及时，预后不良。此外，还有痰与热结于心下的小陷胸汤证。

（3）太阳病失治，或误用汗、吐、下火逆而损伤正气，造成虚证　若为心虚证，可分别表现以心悸、烦躁、惊狂不安为主症的桂枝甘草汤证、桂枝甘草龙骨牡蛎汤证、桂枝去芍药加蜀漆牡蛎龙骨救逆汤证；也可因心阳虚而下焦寒邪上冲，出现以气从少腹上冲心胸为主症的桂枝加桂汤证；或心阳虚欲作奔豚，以脐下悸为主症的茯苓桂枝甘草大枣汤证；或邪少虚多，以脉结代，心动悸为主症的炙甘草汤证。若为脾虚证，可见以心下逆满，气上冲胸，起则头眩，脉沉紧为特点的茯苓桂枝白术甘草汤证；也可见表邪不解，并见心下满微痛，小便不利的桂枝去桂加茯苓白术汤证；或见脾虚气滞，以腹胀为主症的厚朴生姜半夏甘草人参汤证；或见脾虚营弱，以腹中拘急疼痛或心中悸而烦为主症的小建中汤证；或见脾虚协热（表邪）下利的桂枝人参汤证等。若为肾阳虚证，可见虚阳外扰，以昼日烦躁不得眠，夜而安静为主症的干姜附子汤证；或见烦躁，肢厥，下利，脉微为主症的茯苓四逆汤证；亦可见阳虚水泛，以小便不利，头眩，身瞤动，振振欲擗地为主症的真武汤证。此外，还有辛甘化阳、酸甘化阴、阴阳并补的甘草干姜汤证、芍药甘草汤证、芍药甘草附子汤证等。

（4）太阳病随经之变，引起蓄水证或蓄血证　蓄水证以小便不利，微热消渴，或烦渴，甚至"水逆"为特点，主要病机是膀胱气化不利而水蓄下焦，治法通阳化气利水，主方为五苓散。蓄血证以小便自利，小腹急结硬满，神志失常，脉象沉涩或沉结等为特点，主要病机是邪热与血结于下焦，治法攻逐瘀血，随蓄血之轻、重，分别选用桃核承气汤、抵当汤、抵当丸。蓄水与蓄血证同为有形之邪停于下焦，其主要区别点是小便通利与否，并应综合四诊表现认真分辨。

（5）太阳病因治不及时，或汗不如法，或误治演变为寒热错杂，虚实兼夹证　例如：以痞并见恶寒汗出为主症的附子泻心汤证；以痞，呕吐为主症的半夏泻心汤证；以痞，干噫食臭为主症的生姜泻心汤证；以痞，下利日数十行为主症的甘草泻心汤证；以痞，噫气不除为主症的旋复代赭汤证；以腹中痛，欲呕吐为主症的黄连汤证等，皆以寒热并用，扶正祛邪为大法。

此外，对火逆伤阴证，仲景虽论述欠详，有证无治，但对后世医家也不无启发。

总之，太阳病的兼证、变证多种多样，是多种原因引发的，必须审病求因，治病求本，辨证论治，用原文的话说，即"观其脉证，知犯何逆，随证治之"。总以祛除病邪，扶助正气，使阴阳自和为目的。

4. 太阳病类似证　主要方证有二：一是十枣汤证，其患者初病有头痛发热，汗出等表现，此为痰饮病初起，正邪相争于里，营卫失调于表之证候，不是太阳中风证。二是瓜蒂散证，虽"病如桂枝证"，实为痰饮停留于胸膈之病证。二方证与太阳病类似，不可误认为太阳病而妄施汗法。此外，温病初起证、湿病在表证、喝病夹湿证等，都与太阳病有类似之处。上述类似病证，必须认真鉴别，明确辨证，谨防误诊、误治。

笔者多年的临床观察与学习心得，越来越明确地认识到：以上所述的太阳病兼证、变证及类似证，多为宿有内伤杂病而复感外邪证候，或病本在内而类似外感，若误诊、误治，势必加重病情，甚至造成"坏病"，对如此以内伤为主，或外感为主，或本为里证却疑似兼表证之证候，诊治必须倍加审慎，方不致误。

辨阳明病脉证并治

《伤寒论》对阳明病的辨证论治是第 179～262 条，共 84 条。

阳明，指足阳明胃经与手阳明大肠经。足阳明胃经，起于鼻旁，下循鼻外，入上齿中，还出挟口环唇，下交承浆，循颊车，经耳前，上发际，至额颅；其支者，从大迎前下人迎，循喉咙，入缺盆，下膈属胃络脾；其直行者，从缺盆下循胸腹而至足。手阳明大肠经，起于食指，循臂外侧前缘上肩，下入缺盆，络肺，下膈，属大肠。

本篇首先以"太阳阳明"、"正阳阳明"、"少阳阳明"叙述了阳明病的成因。继之以"胃家实"三字高度概括了阳明病之里实热证的病机特点。

阳明病可概括为两大类型：一为经证，即燥热亢盛，肠胃尚无燥屎阻结，表现身大热，汗出，不恶寒，反恶热，烦渴不解，脉洪大等证候，以清法为主，如白虎汤之类。二为腑证，即燥热之邪与肠中糟粕相搏结而成燥屎，腑气不通，表现潮热，谵语，腹满硬痛，或绕脐疼痛，大便硬结，手足溅然汗出，脉沉实有力，舌苔黄燥或焦裂起刺等证候，以下法为主，如三承气汤之类。还有润下法及导法，亦列入本篇。总之，阳明病里实热证的治疗原则，以清热、攻下为主，不可施用发汗、利小便等法。

上述之外，本篇还有湿热发黄的"治黄三方"；热扰胸膈的栀子豉汤证；水热互结的猪苓汤证；胃虚气寒的吴茱萸汤证及阳明蓄血证等。这提示，阳明病以里实热证为主，尚有其他病变需要辨别，适当治疗。

【原文】问曰：病有太阳阳明，有正阳阳明，有少阳阳明，何谓也？答曰：太阳阳明者，脾约是也；正阳阳明者，胃家实是也；少阳阳明者，发汗、利小便已，胃中燥烦实（按：《金匮玉函经》卷三、《千金翼方》卷九"燥"下并无"烦实"二字），大便难是也。（179）

【提要】阳明病按成因不同可分为三类。

【简释】本条自设问答，说明阳明病的成因有三：一是素有脾约病（详见第247条），又感受外邪，称之为"太阳阳明"；二是既无太阳病，又无少阳病，而是阳明经自病而成胃家实，称之为"正阳阳明"；三是少阳病误用发汗、利小便，损伤津液而导致胃燥便难，称之为"少阳阳明"。

【原文】阳明之为病，胃家实是也[1]。（180）

【注释】

[1] 阳明之为病，胃家实是也："阳明为病"是个主谓词组，主语"阳明"和谓语"为病"间加助词"之"字，取消句子独立性，表示语意未完，让读者等待下文。"胃家实是也"也是个主谓词组，主语"胃家实"，谓语"是"。"是"即"此"、"这"的意思，它是指示代词作谓语，用来复指前边的"阳明之为病"。这种复指昭示了阳明病的特点——胃家实，反过来说，胃家实就是阳明病的特点。阳明病的原因可能不止一个，但要强调的是"胃家实"。

【提要】 论阳明病提纲。

【简释】《灵枢·本输》云："小肠大肠皆属于胃。"故"胃家"包括胃肠而言。关于"胃家实"致实之由，柯韵伯的解释很翔实，他说："阳明为传化之腑，当更实更虚，食入，胃实而肠虚；食下，肠实而胃虚，若但实不虚，斯为阳明之病根矣。胃实不是阳明病，而阳明之为病，悉从胃实上得来，故以胃家实，为阳明一经之总纲也。然致实之由，最宜详审：有实于未病之先者；有实于得病之后者；有风寒外束热不得越而实者；有妄汗吐下重亡津液而实者；有从本经热盛而实者；有从他经转属而实者。此只举出病根在实，而勿得以胃实即为可下之症。按，阳明提纲与《素问·热论篇》不同。《素问·热论篇》重在经络，病为在表；此以里证为主，里不和即是阳明病"（《伤寒来苏集·伤寒论注·阳明脉证上》）。

【原文】 问曰：何缘得阳明病？答曰：太阳病，若发汗，若下，若利小便，此亡津液，胃中干燥，因转属阳明[1]。不更衣[2]，内实，大便难者，此名阳明（按：《金匮玉函经》卷三作"为阳明病"）也。（181）

【注释】

[1] 转属阳明：联系后文第185条分析，"转属"是说太阳病邪尚未全解，而病邪已入里化热，并见阳明病证候。

[2] 更衣：解大便之雅称。

【提要】 论太阳病误治亡津液转属阳明。

【简释】 尤在泾："胃者，津液之腑也，汗、下、利小便，津液外亡，胃中干燥，此时寒邪已变为热，热，犹火也，火必就燥，所以邪气转属阳明也。而太阳转属阳明，其端有二：太阳初得病时，发其汗，汗先出不彻，因转属阳明者，为邪气未尽，而传其病在经；此太阳病，若汗，若下，若利小便，亡津液，胃中干燥，因转属阳明者，为邪气变热，而传其病在腑也。此阳明受病之因也。"（《伤寒贯珠集·阳明篇上·阳明正治法》）

【按】 对此条最后"不更衣，内实，大便难者，此名阳明也"一句，注家见解不一，可归纳为三：一是异名同义说。如成无己说："古人登厕必更衣，不更衣者，通为不大便。不更衣，则胃中物不得泄，故为内实。胃无津液，加之蓄热，大便则难，为阳明里实也。"（《注解伤寒论》）二是异名异义说。如吴谦曰："为胃实之病者有三：曰不更衣，即太阳阳明脾约是也；曰内实，即正阳阳明胃家实是也；曰大便难，即少阳阳明大便难是也。"（《医宗金鉴》卷四）三是浅深不同说。如魏荔彤曰："虽然，阳明固病矣。而其病亦有浅深不同，故其证亦不一。"（《伤寒论本义》卷四）三者哪种见解更符合本义呢？笔者赞成第一成氏注解。此条首句"何缘得阳明病"承上条"胃家实"句而来。论太阳病治法不当，"外邪不解，徒伤津液，及邪内入，燥结转甚"（周扬俊《伤寒论三注》卷四），故曰"此名阳明也"。

【原文】问曰：阳明病外证云[1]何？答曰：身热，汗自出，不恶寒，反恶热也。（182）

【注释】

[1] 云：《广雅·释诂》："云，有也。"

【提要】论阳明病外证的证候特点。

【简释】此承上文阳明病内证之实，复申明阳明病外证证候特点。柯韵伯说："阳明主里，而亦有外证者，有诸中而形诸外，非另有外证也。胃实之外见者，其身则蒸蒸然，里热炽而达于外，与太阳表邪发热者不同；其汗则濈濈然，从内溢而无止息，与太阳风邪为汗者不同。表寒已散，故不恶寒；里热闭结，故反恶热。只因有胃实之病根，即见身热自汗之外证，不恶寒反恶热之病情。"（《伤寒来苏集·伤寒论注》）

【按】此条提示人们，阳明病腑实证虽以有形内实为主，其内实反映于外，必有阳明病"外证"表现，内外合参，确诊无疑。

【原文】问曰：病有得之一日，不发热而恶寒者，何也？答曰：虽得之一日，恶寒将自罢，即自汗出而恶热也。（183）

【提要】论初得阳明病的证候特点。

【简释】"病"字为上条阳明病之简称。承上文"不恶寒，反恶热"，明确指出亦有得之一日而恶寒者。而此之"恶寒"，非太阳表证恶寒，乃阳明病初，阳气内郁，卫气失和，故微微恶寒而不发热；其进一步发展，胃家盛实，热邪蒸发于外，故"恶寒将自罢，即自汗出而恶热也"。

【按】此条所云"恶寒"，绝大多数注家皆认为"此以太阳伤寒传入阳明之外证言"。惟程应旄言："初得阳明，表气被阻，故亦有不发热而恶寒证，须臾即化热矣，邪不关表故也。"（《伤寒论后条辨》卷七）笔者赞同程氏见解。

【原文】问曰：恶寒何故自罢？答曰：阳明居中主（按：《金匮玉函经》《千金翼方》、成注本均无"主"字）土也，万物所归，无所复传，始虽恶寒，二日自止，此为阳明病也。（184）

【提要】承上条论恶寒自罢的原因。

【简释】章楠曰："此言正阳阳明之证，由阳明本经受邪而入腑者也。以阳明阳气最盛，故其邪初感虽有恶寒，得之一日，寒即随阳化热而恶寒自罢，即自汗出而发热也。良以阳明居中土，万物所归，邪既由阳明之经而受，随即顺道入腑，不复再传他处，故名正阳阳明为胃家实也。"（《伤寒论本旨》卷三）

【原文】本太阳初得病（按："初得"二字，与"病"字误倒）时，发其汗，汗先出不彻[1]，因转属阳明也。伤寒（按：《金匮玉函经》卷三、《千金翼方》卷九"伤寒"并作"病"字）发热无汗，呕不能食，而反汗出濈濈然[2]者，是转属阳明也。（185）

【注释】

[1] 彻："彻者，尽也，透也"（程应旄），"除也，言汗发不对，病不除也"（方有执）。

[2] 汗出濈濈（jí辑）然：热而汗出，连绵不断的样子。

【提要】论太阳病转属阳明的两种成因。

【简释】本条阐述太阳病转属阳明的原因有二：一是太阳病初起，当用汗法治疗，若发汗不彻，外邪入里化热，因而形成阳明病。一是伤寒并未误治，而反汗出濈濈然者，是转属阳明也。此即太阳病篇第4条所谓"颇欲吐，若躁烦，脉数急者，为传也"。传的原因，是因素体胃阳偏盛，或素有邪热内蕴。

【按】本条论述了太阳病转属阳明的两种情况。此外，还有因发汗太过亡津液而转属者，如第181条与后第245条所述。

【原文】伤寒三日，阳明脉大。（186）

【提要】论阳明病主脉。

【简释】《素问·脉要精微论篇》曰："大则病进。"大脉为阳盛之脉，阳明病乃正邪俱盛的阶段，为里实热证。阳明病有经证与腑证之分，故此"阳明脉大"应有二义：病邪在经，脉洪大而偏浮；病邪入腑，脉大而沉实。

【按】大脉之诊，有虚实之分。实证脉大，大而有力，如本条所述；虚证脉大，大而无力，如《金匮要略》虚劳病篇第3条所谓的"脉大为劳"。

【原文】伤寒，脉浮而缓，手足自温者，是为系[1]太阴。太阴者，身当发黄；若小便自利者，不能发黄。至七八日，大便硬者，为阳明病也。（187）

【注释】

[1] 是为系在太阴：此句是指示代词作主语，复指其前"者"字词组包含的内容。"系"，连属之义。

【提要】 论太阴病转属阳明腑证。

【简释】 脉浮而缓，本为表证，然无发热恶寒外候，而手足自温者，是邪已去表而入里，以脾脉主缓故也。邪入太阴，太阴主湿，湿郁化热，湿热蕴蒸，溢于肌表，身当发黄；若小便自利，湿有出路，则不能发黄。若经历七八日，小便自利，大便坚硬者，是胃家实之阳明病。此条论太阴病与阳明病相互转化的关系。太阴与阳明同属中土，但一属阳土主燥，一属阴土主湿。太阴与阳明同为里证，但一为里实热证，一为里虚寒证。燥湿可以互化，寒热可以演变，虚实可以转换。太阴病当脾阳恢复时，既可发生如太阴病篇第278条所述暴烦下利向愈的机转，又可由湿化燥，由寒变热，由虚转实，由阴出阳，形成本条所述的阳明病。

【按】 本条自"伤寒"至"七八日"38字，与太阴病篇第278条基本相同，只是末尾不同：此条曰"大便硬者，为阳明病也"；彼条曰"虽暴烦下利日十余行，必自止，以脾家实，腐秽当去故也"。

【原文】 伤寒转系[1]阳明者，其人濈（按：《金匮玉函经》卷三"濈"下叠"濈"字）然微汗出也。（188）

【注释】

[1] 转系：钱潢说："转者，以此转属于彼，即传经之谓也。系，连属也。"《鬼谷子·中经》陶注："系，属也。"

【提要】 承上文论伤寒转系阳明的主症。

【简释】 "伤寒"，当属广义，应理解为外感疾病的总称，并非专指太阳伤寒。第185条说："伤寒……汗出濈濈然者，是转属阳明也。"本条又说："伤寒转系阳明者，其人濈然微汗出也。"两条都是强调，濈然汗出是阳明病的主症特点之一。

【原文】 阳明中风，口苦咽干，腹满微喘，发热恶寒，脉浮而紧。若下之，则腹满，小便难也。（189）

【提要】 论阳明病表邪未解，当慎用下法。

【简释】 尤在泾："口苦咽干，阳邪内侵也。腹满微喘，里气不行也。发热恶寒，表邪方盛也。夫邪在里者已实，而在表者犹盛，于法则不可下，下之则邪气尽陷，脾乃不化，腹满而小便难矣。此阳明自中风邪，而表里俱受之证，是以脉浮而紧。盖太阳脉紧，为表有寒；阳明脉紧，为里有实。第三十条（按：指第201条）云：

阳明病，脉浮而紧者，必潮热，发作有时，意可参考。"（《伤寒贯珠集·阳明篇上·阳明正治法》）

【原文】阳明病，若能食，名中风；不能食，名中寒。（190）

【提要】以能食与否辨阳明中风与中寒。

【简释】阳明中风，风为阳邪，容易化热，能助胃阳消谷，故能食。阳明中寒，寒为阴邪，易伤胃阳，不能腐熟水谷，故不能食。阳明病之能食与不能食，与胃气的强弱有一定关系。此以能食与否辨中风中寒，非绝对之辞。

【按】尤在泾："论中凡言阳明中风、阳明病若（按："若"于此表示选择关系，可译"或"、"或者"）中寒及少阳中风、太阴少阴厥明中风等语，皆是本经自受风寒之证，非从太阳传来者也，学者辨诸。"（《伤寒贯珠集·阳明篇上·阳明正治法》）

【原文】阳明病，若中寒者，不能食，小便不利，手足濈然汗出，此欲作固瘕（按：《金匮玉函经》卷三、《千金翼方》卷九"固"并作"坚"；《伤寒明理论》卷上"固"作"痼"），必大便初硬后溏。所以然者，以胃中冷，水谷不别（按：《太平圣惠方》卷八"别"作"化"）故也。（191）

【提要】论阳明中寒欲作固瘕病证。

【简释】平素胃阳不足，复感寒邪，中焦阳虚，以致脾胃受纳、腐熟、转输水谷的功能失常，所以不能食、小便不利；中阳不足，不能固护于四末，可出现手足濈然汗出；胃中虚冷，水谷不化，若大便初硬后溏，此欲作固瘕。"固瘕者，寒气结积也。"（成无己）

【原文】阳明病，初欲食，小便反不利，大便自调，其人骨节疼，翕翕如有热状，奄然发狂，濈然汗出而解者，此水不胜谷气[1]，与汗共并，脉紧则愈。（192）

【注释】

[1] 水不胜谷气：即正邪交争，正胜邪退。"水"，泛指寒湿之邪；"谷气"，泛指正气。

【提要】论湿痹可战汗而解。

【简释】本条名曰"阳明病"，实则为《金匮要略》第二篇第14条所谓"湿痹"之候。由于水湿之邪留滞于体表，故"骨节疼，翕翕如有热状"；水湿之邪内困脾胃，脾之运化失职，导致膀胱经气不利，故"小便反不利"；"初欲食""大便自调"，说明病情尚轻；"奄然发狂"是神志症状，为正邪交争时表现烦躁不安等症，结合"濈然汗出而解"一句，可理解为战汗的过程。因而脉紧为战汗前之脉象，所谓"脉紧则愈"，即正邪（正气与水湿之邪）交争，"水不胜谷气"，最终正胜邪却，病邪随汗而解。

【原文】阳明病，欲解时，从申至戌上[1]。（193）

【注释】

[1] 从申至戌上：指下午申（15～17）时、酉（17～19）时、戌（19～21）时，即从15时始至21时末之内的时间段。

【提要】预测阳明病欲解时。

【简释】阳明之气，旺于申酉戌，此时正气得助，正能胜邪，故其病欲解。

【按】六经病皆有"欲解时"各一条，其综合探讨见第9条。

【原文】阳明病，不能食，攻其热必哕，所以然者，胃中虚冷故也。以其人本虚，攻其热必哕。（194）

【提要】论胃中虚冷误下后的变证。

【简释】阳明病，胃中虚冷不能食者，若误认为属胃家实而用攻下实热的方法，势必导致胃败气逆而哕（呃逆）。

【原文】阳明病，脉迟（按：《金匮要略》第十五篇第3条"迟"字后有"者"字），食难用饱，饱则微（按：《金匮要略》"微"作"发"字）烦头眩，必小便难（按：《金匮要略》"必"字在"小便"二字后），此欲作谷瘅。虽下之，腹满如故，所以然者，脉迟故也。（195）

【按】本条于《金匮要略·黄疸病脉证并治第十五》篇第3条重出，文字基本相同。条文之着眼点在于"此欲作谷疸"一语。也就是说，该条乃论述谷疸发生之前的病机和脉症。

【原文】阳明病，法（按：《千金翼方》卷九"法"作"当"）多汗，反无汗，其身如虫行皮中状者，此以久虚故也。（196）

【提要】论久虚之人患阳明病的外证。

【简释】尤在泾："阳明者，津液之府也，热气入之，津为热迫，故多汗；反无汗，其身如虫行皮中状者，气内蒸而津不从之也，非阳明久虚之故，何致是哉？"（《伤寒贯珠集·阳明篇下·阳明明辨法》）

【原文】阳明病，反无汗而小便利，二三日呕而咳，手足厥者，必苦头

痛；若不咳，不呕，手足不厥者，头不痛。（197）

【提要】论阳明病邪气表里上下进退之机。

【简释】尤在泾："无汗而小便利，邪不外散，而气但下趋也。二三日呕而咳者，邪复从上行也。手足厥者，气仍不外达也，故必苦头痛。所以然者，下趋而极，势必上行，外达无由，上攻必猛也。若不咳不呕，则气且下行。手足不厥，则气得四达，何至上逆而头痛哉？读此，可以知阳明邪气上下进退之机。"（《伤寒贯珠集·阳明篇上·阳明正治法》）

【原文】阳明病，但头眩，不恶寒，故能食而咳，其人咽必痛。若不咳者，咽不痛。（198）

【提要】论阳明中风热邪上逆的证候。

【简释】尤在泾："但头眩不恶寒，能食而咳者，阳明风邪变热，聚于胃而逆于肺也。咽居肺上，故必咽痛。若不咳者，肺不受热，则咽必不痛。不恶寒而头眩者，气方外淫而不内炽，亦何至能食而咳哉？"（《伤寒贯珠集·阳明篇上·阳明正治法》）

【原文】阳明病，无汗，小便不利，心中懊憹者，身必发黄。（199）

【原文】阳明病，被火，额上微汗出而小便不利者，必发黄。（200）

【提要】以上两条论阳明病湿热发黄与误用火法的发黄证。

【简释】尤在泾："邪入阳明，寒已变热，若更被火，则邪不得去，而热反内增矣。且无汗则热不外越，小便不利则热不下泄，蕴蓄不解，集于心下而聚于脾间，必恶热为懊憹不安。脾以湿应，与热相合，势必蒸郁为黄矣。额上虽微汗，被火气劫，从炎上之化也，岂能解其火邪哉？"（《伤寒贯珠集·阳明篇下·阳明杂治法》）

【按】尤在泾将以上两条合注。关于黄疸病的病因病机，详见《金匮要略》第十五篇。

【原文】阳明病，脉浮而紧者，必潮热，发作有时。但浮者，必盗汗出。（201）

【提要】论阳明病脉浮紧与但浮的辨证。

【简释】尤在泾："太阳脉紧，为寒在表；阳明脉紧，为实在里。里实则潮热，发作有时也。若脉但浮而不紧者，为里未实而经有热，经热则盗汗出。盖杂病盗汗，为热在脏；外感盗汗，为邪在经。《易简方》用防风治盗汗不止，此之谓也。"

（《伤寒贯珠集·阳明篇上·阳明正治法》）

【按】此条所述为已入阳明之证，而未离太阳之脉，法当随证以辨脉，不可据脉以定证。

【原文】阳明病，口燥，但欲漱水不欲咽者，此必衄。（202）

【提要】论阳明热在血分致衄的辨证。

【简释】尤在泾："阳明口燥，欲饮水者，热在气而属腑；口燥，但欲漱水不欲咽者，热在血而属经，经中热甚，血被热迫，必妄行为衄也。"（《伤寒贯珠集·阳明篇上·阳明正治法》）

【按】本条曰"阳明病，口燥，但欲漱水不欲咽"；《金匮要略》第十六篇第10条曰："病人胸满，唇痿舌青，口燥，但欲漱水不欲咽……为有瘀血"。一为杂病瘀血所致，一为热病热在血分所致，主症之"口燥"相同，而其病因病机及兼症有所不同，所当细辨。

【原文】阳明病，本自汗出，医更重发汗，病已瘥，尚微烦不了了者，此必大便硬故也。以亡津液，胃中干燥，故令大便硬。当问其小便日几行，若本小便日三四行，今日再行，故知大便不久出。今为小便数少，以津液当还入胃中，故知不久必大便也。（203）

【提要】论汗、小便、大便三者的关系。

【简释】尤在泾："阳明病不大便，有热结与津竭两端，热结者，可以寒下，可以咸软；津竭者，必津回燥释，而后便可行也。兹已汗复汗，重亡津液，胃燥便硬，是当求之津液，而不可复行攻逐矣。小便本多而今数少，则肺中之水精不直输于膀胱，而还入于胃腑，于是燥者得润，硬者得软，结者得通，故曰不久必大便出，而不可攻之意隐然言外矣。"（《伤寒贯珠集·阳明篇下·阳明明辨法》）

【原文】伤寒呕多，虽有阳明证，不可攻之。（204）

阳明病，心下硬满者，不可攻之，攻之利遂不止者死，利止者愈。（205）

阳明病，面合色赤[1]，不可攻之。必（按：《金匮玉函经》卷三"必"上有"攻之"二字）发热，色黄者，小便不利也。（206）

【注释】

[1] 面合色赤：即满面通红。成无己："合，通也。"

【提要】以上三条论阳明病不可攻下之例。

【简释】尤在泾："阳明虽有可下之例，然必表证全无而热结在肠中者，方可攻之。若呕多者，邪在膈也；心下硬满者，邪未下于胃也（按："胃"字应理解为"肠"）；面合赤色者，邪气怫郁在表也，故皆不可攻之。攻之则里虚而热入，其淫溢于下者，则下利不止；其蓄聚于中者，则发热，色黄，小便不利；其或幸而不死者，邪气竟从下夺而愈耳，然亦难矣。"（《伤寒贯珠集·阳明篇下·阳明明辨法》）

【按】以上三条论不可攻之证，此后三条言可攻之三承气汤证。原文前后连贯，读者应详审之。

【原文】阳明病，不吐不下，心烦者，可与调胃承气汤。（207）

【提要】论正阳阳明病腑实心烦证治。

【简释】尤在泾："病在阳明，既不上涌，又不下泄，而心烦者，邪气在中土，郁而成热也。经曰：土郁则夺之。调胃承气，盖以通土气，非以下燥屎也。"（《伤寒贯珠集·阳明篇上·阳明正治法》）阳明病"心烦即谵语之根，甚则谵语。此亦大承气之初证也"。（黄元御《伤寒悬解》卷六）

【原文】阳明病，脉迟（按：桂林古本《伤寒杂病论》作"脉实"），虽汗出，不恶寒者，其身必重，短气，腹满而喘，有潮热者，此外欲解，可攻里也（按：《金匮玉函经》卷三、《千金翼方》卷九"里也"并作"其里"）。手（按：《脉经》卷七"手"上有"若"字）足漐然汗出者，此大便已硬也，大承气汤主之。若汗多，微发热恶寒者，外未解也（按：《脉经》无"若汗……解也"十三字），其热不潮，未可与承气汤。若腹大满不通（按：不通，《脉经》《千金翼方》均作"不大便"）者，可与小承气汤，微和胃气，勿令致大泄下。（208）

大承气汤方：大黄四两（酒洗），厚朴半斤（炙，去皮），枳实五枚（炙），芒硝三合。上四味，以水一斗，先煮二物，取五升，去滓，内大黄，更煮取二升，去滓，内芒硝，更上微火一两沸，分温再服。得下，余勿服。

小承气汤方：大黄四两（酒洗），厚朴二两（炙，去皮），枳实三枚（大者，炙）。上三味，以水四升，煮取一升二合，去滓，分温二服。初服汤当更衣，不尔者尽饮之。若更衣者，勿服之。

【提要】辨阳明病可攻与不可攻及大小承气汤的区别运用。

【简释】条文可分三段解释：第一段从"阳明病，脉迟"至"大承气汤主之"，论迟脉用大承气汤的机制。此处的脉迟，是相对于白虎汤证脉滑而言，必沉实有力，为腑气不通，脉道郁滞不利所致。虽汗出却不恶寒，为表证已解。症见身重，短气，腹满而喘，有潮热及手足漐然汗出，知里实已成，故可用大承气汤攻下。本方能承顺胃气下行，使塞者通，闭者畅，故名"承气"。关于大承气汤方义，吴谦解释说："诸积热结于里而成痞满燥实者，均以大承气汤下之也。满者，胸胁满急膜胀，故用厚朴以消气壅；痞者，心下痞塞硬坚，故用枳实以破气结；燥者，肠中燥屎干结，故用芒硝润燥软坚；实者，腹痛大便不通，故用大黄攻积泄热。然必审四证之轻重，四药之多少适其宜，始可与也。"（《医宗金鉴》卷四）大承气汤煎法颇有深义，本方先煎枳实、厚朴，"取五升，去滓，内大黄，更煮取二升，去滓，内芒硝，更上微火一两沸，分温再服"之煎法具有深刻道理。此外，应用本方要中病即止，"得下，余勿服"。

第二段从"若汗多，微发热恶寒者"至"未可与承气汤"。此段是说，如仍有发热，恶寒的证候，为表证未解，当慎用下法。其热不潮，是热未入里，不仅禁用大承气汤，其他承气汤皆不可用。

第三段从"若腹大满不通者"至"勿令致大泄下"。此段论述了不用大承气汤而用小承气汤的原因。假如表证已解，应该攻下，但只有腹大满不通，虽腑实而燥结不甚，只宜小承气微和胃气。本方较大承气汤少芒硝，枳实、厚朴用量亦少，且大黄不后下，药力自比大承气汤为轻。

【按】辨准承气汤证、用好承气汤方，应掌握哪些要点呢？总结如下。

1.《伤寒杂病论》大小承气汤证原文概述　《伤寒论》记载大承气汤首见于本条，此外，在阳明病篇的第209、212、215、217、220、238、240、241、242、251～256等15条原文中均明确论及大承气证；少阴病篇第320、321、322条论及少阴急下之证；厥阴病篇论及"厥深者热亦深……应下之"。上述表明，热病阳明腑实证及少阴病、厥阴病热甚伤阴，腑气不通者，皆应以大承气汤急下之。记载小承气汤亦首见于本条，此外还有第209、213、250、251、374条等。

《金匮要略》对大承气汤的应用有四篇：在第二篇第13条用之治疗痉病里热壅盛证；第十篇第13条治疗腹满里实证，第21、22、23条用之治疗宿食在肠证；第十七篇第37、38、39、40条用之治疗下利实热证；第二十一篇第3、7条用之治疗产后"胃实"证。上述表明，各种杂病，凡临床表现为里热成实者，均可考虑以大承气汤下之。《金匮要略》对小承气汤的应用只有第十七篇第41条。

2. 古今医家对承气汤的变通应用概要　自张仲景创制三承气汤之后，后世医家在临证中根据病情的需要，师承气汤之方法，从多方面加减化裁，衍化出各具特点的承气汤，这是对三承气汤证的发展。笔者将这些内容概述如下。

（1）古代医家对三承气汤的变通应用　大致可以归纳为两大类：一是攻下与解毒、凉血、活血药合方。二是攻邪与扶正兼顾。

（2）当代对大承气汤的广泛应用　急腹症及内、妇、儿等各科疾病，凡临床表现为肠腑热结者，皆可以本方或适当变通治之，方证相对，必获卓效。

（3）使用三承气汤的注意事项 沈括《良方》自序说："医诚艺也，方诚善也，用之中节也。"大承气汤用之中节，诚为峻下热结之良方。但用之不当，不仅无功，反而致害。

3. 腹诊论 腹诊即腹部的触诊。人体的大部分脏腑都在腹部。因此，许多疾病只有结合腹诊，才能做出正确诊断。本书编著至此，必须要探讨仲景诊断疾病的一个重要诊法——腹诊。腹诊是仲景医学的重要组成部分。诊脉、望舌固然是中医学的两大特征，而腹诊同样是中医学的重要诊法。人们议论中医时常说，中医治病就靠"三个指头，一个枕头"。这种议论有两种含义：一是褒义，即赞扬中医脉诊的功夫，脉诊的神奇！一是贬义，即讽刺中医太守旧！只凭诊脉怎能正确诊断所有的疾病呢？客观而论，对脉诊或绝对依赖，或完全否定都是极端而片面的。应该明确，一个高明的中医，他的诊病辨证靠四诊，靠四诊合参。其中"切诊"就包括了"腹诊"，我们的医圣张仲景就是如此。要全面地继承仲景医学，就要重视腹诊。大论中如何腹诊，腹诊在临床上有哪些实用价值：笔者总结了"三辨"：①辨病性；②辨病位；③辨轻重。

总之，作为一名现代中医，应坚守的原则是：衷中参西，守住自己的阵地，发挥自己的优势、专长与特色，并要与时俱进，学习吸收现代科学与现代医学的优秀成果，发展自己。

【原文】阳明病，潮热，大便微（按：《伤寒来苏集》卷三无"微"字）硬者，可与大承气汤；不硬者，不可与之。若不大便六七日，恐有燥屎，欲知之法，少与小承气汤，汤入腹中，转矢气[1]者，此有燥屎也，乃可攻之；若不转矢气者，此但初头硬，后必溏，不可攻之，攻之必胀满不能食也。欲饮水者，与水则哕。其后发热者，必大便复硬而少也，以小承气汤和之。不转矢气者，慎不可攻也。（209）

【注释】

[1] 转矢气：指从肛门排出的气体，俗称"放屁"。"矢"通"屎"。舒诏说："失气二字，从前书中皆云失气，此误也，缘矢字误写出头耳。盖矢与屎同，矢气者屁，乃矢之气也。且失字之上无转字之理，转乃转运也，以其气由转运而出，若果失字，夫何转之有？确为矢字无疑。"（《伤寒集注·卷五》）

【提要】辨燥屎已成未成、可下不可下以及大小承气汤的使用法。

【简释】尤在泾："阳明病，有潮热者，为胃实；热不潮者，为胃未实。而大承气汤，有燥屎者，可与；初硬后溏者，则不可与。故欲与大承气，必先与小承气，恐胃无燥屎，邪气未聚，攻之则病未必去，而正已大伤也。服汤后，转矢气者，便坚药缓，屎未能出，而气先下趋也，故可更以大承气攻之。不转矢气者，胃未及实，但初头硬，后必溏，虽小承气已过其病，况可以大承气攻之哉？胃虚无气，胀满不食，所必至矣。又阳明病，能饮水者为实，不能饮水者为虚，如虽欲饮，而与水则哕。所谓胃中虚冷，欲饮水者，与水则哕也。其后却发热者，知热气还入于胃，则大便硬，而病从虚冷所变，故虽硬而仍少也，亦不可与大承气汤，但与小承气微和胃气而已。盖大承气为下药之峻剂，仲景恐人不当下而误下，或虽当下而过下，故反复辨论如此。而又申之曰：'不转矢气者，慎不可攻也。'呜呼！仁人之心，可谓至矣。"（《伤寒贯珠集·阳明篇下·阳明明辨法》）

【原文】夫实则谵语，虚则郑声[1]。郑声者，重语也。直视[2]谵语，喘满者死，下利者亦死。（210）

【注释】

[1] 郑声：指虚弱的患者语声低微，语言重复。《素问·脉要精微论篇》说："言而微，终日乃复言者，此夺气也。"

[2] 直视：《金匮要略》第一篇第3条说："其目正圆者痉，不治。"直视与正圆，表述不同而证候则一，皆指两目直视睁大正圆如鱼眼（瞳孔散大，对光反射很弱，甚至消失），为精气亡绝之象。

【提要】辨谵语与郑声及其死候。

【简释】《素问·通评虚实论篇》曰："邪气盛则实，精气夺则虚。"谵语多由邪热亢盛，扰乱神明所致，表现为声音气粗，胡言乱语。郑声为精气衰乏，不能自主所致，表现为语声低微，语言重复，时断时续。若谵语者并见两目直视，是精气衰竭，不能上注于目之危候；如果再见气喘（极度呼吸困难）胸满，为元气离根，气脱于上之危候；假如更见下利（大便失禁），为气脱于上，液竭于下，为阴阳离决之候。《金匮要略》第七篇第3条曰："上气面浮肿，肩息，其脉浮大，不治，又加利尤甚。"应互参。

【原文】发汗多，若重发汗者，亡其阳[1]，谵语[2]，脉短[3]者死，脉自和[4]者不死。（211）

【注释】

[1] 亡其阳：指过汗伤阳。

[2] 谵语：上条言"实则谵语"，而"此见谵语不尽胃实，心神虚乏亦谵语也"（唐宗海）。

[3] 脉短：《脉诀》："短脉，不及本位。"汗多亡阳，并亡心液，血气虚少，故脉短涩。

[4] 脉自和：指脉与病相应，非"阴阳自和"之谓。

【提要】凭脉辨亡阳谵语之吉凶。

【简释】所谓"发汗多，若重发汗者，亡其阳"，是言阳虚之人，汗多则亡阳；阳气外亡，心气内乱，神明无主，故谵语。此与阳盛之体，发汗过多，转属阳明，"胃家实"而谵语不同。曰"脉短者死；脉自和者不死"，此言汗多亡阳谵语，凭脉而决其死生也。

【原文】伤寒，若吐、若下后，不解，不大便五六日，上至十余日，日晡所[1]发潮热，不恶寒，独语如见鬼状[2]。若剧者，发则不识人，循衣摸床[3]，惕而不安[4]，微喘直视，脉弦者生，涩者死；微者[5]，但发热谵语者，大承气汤主之。若一服利，则止后服。（212）

【注释】

[1] 日晡（bū 逋）所：即一日的申时。"晡所"，即"晡时"，为昼夜十二个时辰时段的申时（慧琳《一切经音义》卷十三："晡时，申时也。"），即午后15点至17点。古人用十二地支表示十二个时辰，每个时辰等于今天的2个小时。小时，即小时辰之意。

[2] 独语如见鬼状：即谵语之甚者。

[3] 循衣摸床：为神识不清时，两手不自主地摸弄衣物或床沿，为病情危重之候。

[4] 惕而不安：神识不清，一惊一乍的表现。

[5] 微者：与前述阳明腑实危候之"剧者"相比较轻者。

【提要】论阳明腑实危候及死生之脉。

【简释】尤在泾："吐下之后，邪气不从外解而仍内结，热入胃腑，聚而成实，致不大便五六日，或十余日也。阳明内实，则日晡所发潮热，盖申酉为阳明王时，而日晡为申酉时也。表和里病，则不恶寒，伤寒以恶热为里，而恶寒为表也。热气熏心，则独语如见鬼状，盖神藏于心，而阳明之络通于心也。若热甚而剧者，发则不识人，循衣摸床，惕而不安，微喘直视，是不特邪盛而正亦衰矣。若脉弦，则阴未绝而犹可治；脉涩，则阴已绝而不可治，所谓伤寒阳胜而阴绝者，死也。其热微而未至于剧者，则但发热，谵语，不大便而已，是可以大承气下之而愈也。一服利，止后服者，以热未至剧，故不可过下，以伤其正耳。"（《伤寒贯珠集·阳明篇上·阳明正治法》）

【按】此条与第209条对比合参可知，阳明腑实证采用下法，操之过急，下之太早不行，但当下却不急时攻下，下之太晚也不行。下之早，其泻下药伤正气；下之晚，邪热亦伤正气。此条是讲阳明腑实重证，当下不下，拖延较久，下之太晚而表现的危急证候。阳明腑实证表现"谵语"已经是较重了，而此条曰"独语如见鬼状"，则较谵语更重。"若剧者，发则不识人，循衣摸床，惕而不安，微喘直视"，则是最危最重之候，是燥热伤阴，五脏之阴皆涸竭之候。脾胃之阴涸竭，损及心阴，心神失守，故不识人，循衣摸床；肝肾阴竭，故惕而不安，直视；肺阴涸竭，肺气亦将衰竭，故微喘。此曰微喘，非病之轻微，而是肺气衰微危重之候。病情危重至此，必有两种预后，立即泻下存阴，还有起死回生之机；稍时拖延，神医金丹，难以回天！故曰"脉弦者生，涩者死"。

【原文】阳明病，其人多汗，以津液外出，胃中燥，大便必硬，硬则谵语，小承气汤主之。若一服谵语止者，更（按：《金匮玉函经》无"更"字）莫复服。(213)

【提要】论阳明病多汗致胃家实证治。

【简释】阳明病，汗出多，则津液外泄，里必津亏，因此大便转硬。多汗是胃燥之因，便硬是谵语之根，由于燥结未甚，故用小承气汤主之。

【原文】阳明病，谵语，发潮热，脉滑而疾者，小承气汤主之。因与承气汤一升，腹中转气（按：成本、《金匮玉函经》均作"转矢气"）者，更服一升；若不转气者，勿更与之。明日又不大便，脉反微涩者，里虚也，为难治，不可更与承气汤也。(214)

【提要】论阳明腑实轻证的证治及禁例。

【简释】阳明病谵语潮热，属里实可攻之证；脉滑为热实，疾则燥结未甚，故主以小承气汤。服小承气汤一升后，腹中转矢气者，为有燥屎，可更服一升；若不转矢气者，乃无燥屎，不可更服。明日若仍不大便，脉反不滑而涩，不疾而微，微涩脉是气血里虚之象。不大便当下，而里虚又不可下，施治颇棘手。清代吴鞠通《温病条辨》之新加黄龙汤为攻补兼施之方，是对仲景医学的发展，应当参考。

【按】本条所述脉证非单纯热病阳明证，必有内伤杂病因素。

【原文】阳明病，谵语，有潮热，反不能食者，胃中必有燥屎五六枚也；若能食者，但硬耳。宜大承气汤下之。(215)

【提要】论阳明腑实燥结微甚的辨别。

【简释】燥屎与便硬，二者有轻重之分。本条"若能食者，但硬耳"为插笔。阳明病谵语，是里热炽盛上扰神明所致；潮热，为邪热归于阳明已成腑实的特征。徐大椿说：所谓"能食非真欲食，不过粥饮犹可入口耳。不能食，则谷气全不可近，肠胃实极故也，宜大承气汤下之"。（《伤寒论类方·卷二》）

【按】本证"不能食"和第190条的"不能食名中寒"者不同。本证是因腑实太甚而胃气不行，彼则由于胃寒而不能化谷，故本证宜攻下而彼则宜温补。若中寒不能食误用攻下，必引起变证，如第 199 条所谓"阳明病不能食，攻其热必哕"，便是因中焦虚寒，误用苦寒攻下所致。

【原文】阳明病，下血谵语者，此为热入血室，但头汗出者，刺期门，随其实而泻之，濈然汗出则愈。(216)

【提要】论阳明病热入血室的证治。

【按】本条并见于《金匮要略·妇人杂病脉证并治第二十二》篇第 4 条。

【原文】汗出，谵语者，以有燥屎在胃中，此为风（按：桂林古本《伤寒杂病论》作"实"）也。须下者，过经[1]乃可下之。下之若早，语言必乱，以表虚里实故也。下之则愈，宜大承气汤。(217)

【注释】

[1] 过经：太阳病表证与阳明病里实证并见，若表证已罢，里证独见者，叫作过经。

【提要】阳明里实而表证未罢者不可下之。

【简释】尤在泾："汗出谵语，谓风未去表，而胃已成实也，故曰有燥屎在胃中。又曰：此为风也，须下之，过经乃可下之。见胃实须下，而风未去表，则必过经而后可下。不然，表间邪气又将入里，胃益增热，而语言错乱矣。表虚里实，即表和里病之意，言邪气入而并于里也。《外台秘要方》云：里病表和，下之则愈，汗之则死。故宜大承气以下里实。"（《伤寒贯珠集·阳明篇下·阳明辨法》）

【原文】伤寒四五日，脉沉而喘满，沉为在里，而反发其汗，津液越出，大便为难，表虚里实，久则谵语。(218)

【提要】论"表虚里实"成因与证候。

【简释】脉沉为邪结在里，喘满亦因里实。病在里，反误发其汗，汗出伤津，则津液不能濡润肠道，故大便难。此本为"里实"证，由于误汗造成"表虚"，若里实不除，燥结日久，浊气扰心，故发谵语。

【按】本条与上条，同有"表虚里实"句，上条表虚为表邪未解，本条表虚指因误汗而致表气已虚。

以上第 213、214、215、217、218 条等五条，论述了阳明病可下与不可下之证候，以及小承气汤与大承气汤的不同适应证。

【原文】三阳合（按：《诸病源候论》卷七作"并"）病[1]，腹满身重，难以转侧[2]，口不仁[3]，面垢[4]，谵语遗尿。发汗则谵语（按：《金匮玉函经》卷三"谵语"下有"甚"字）；下之则额上生汗（按：《伤寒九十论》第三十五"生汗"作"汗出"），手足逆冷。若自汗出[5]者，白虎汤主之。(219)

【注释】

[1] 三阳合病：即太阳，少阳，阳明三经同时发病。实则"此本阳明病而略兼太少也"（柯韵伯）。

[2] 难以转侧：由于热盛伤气，身体沉重而懒于活动。

[3] 口不仁：指口中不和，食不知味。

[4] 面垢：面部如蒙尘垢，并有油性。

[5] 自汗出："谓非误发其汗之汗，故名自汗出"（章楠）。"其自汗出者，三阳经热甚也"（成无己）。

【提要】论三阳合病偏重于阳明经证的治疗及误治变证。

【简释】三阳合病，由于热邪内盛，腑气不通，经气不利，故腹满身重，难以转侧；胃热炽盛，津液被灼，浊气上蒸，故口不仁而面垢；热扰神明，故谵语；热迫膀胱，故遗尿；热蒸肌腠，故自汗。总之，热邪充斥上下内外，故以白虎汤主之。若妄行发汗，则津液外泄，里热愈炽，谵语愈甚；若误下之，则阴竭而阳无所附，故额上汗出，手足逆冷。

【原文】二阳并病[1]，太阳证罢，但发潮热，手足漐漐汗出，大便难而谵语者，下之则愈，宜大承气汤。(220)

【注释】

[1] 二阳并病：既有太阳表证，又有阳明里证。孙鼎宜曰："'并'通作'合'，两《汉书》注，凡'并'字通训合，是汉人语本如此也。'并病''合病'实即一证，读《论》中并合病诸章自见，必分同起者为合病，归并者为并病，殊失。观太阳、少阳并病，《诸病源候论》作合病，其明证也。"此说可参。

【提要】二阳并病，转属阳明腑实的证治。

【简释】尤在泾："此太阳并于阳明之证。然并病有并而未罢之证，虽入阳明，未离太阳，则可汗而不可下，如本篇第三十九条（按：指第48条）之证是也。此条为并而已罢之证，虽曰并病，实为阳明，故可下而不可汗。潮热，手足漐漐汗出，大便难，谵语，皆胃实之征，故曰：'下之则愈，宜大承气汤'。"（《伤寒贯珠集·阳明篇上·阳明正治法》）

【原文】阳明病，脉浮而紧，咽燥口苦，腹满而喘，发热汗出，不恶寒，反恶热，身重。若发汗则躁，心愦愦[1]，反谵语；若加温针，必怵惕[2]，烦躁不得眠；若下之，则胃中空虚，客气动膈，心中懊恼，饥不能，舌上胎者[3]，栀子豉汤主之。（221）

【注释】

[1] 心愦愦（kuì 愧）：心乱貌，即心中烦乱不安。《广韵·十八时》："愦，心乱也。"

[2] 怵惕（chù tì 触涕）：恐惧貌，即恐惧惊慌。慧琳《一切经音义》卷三十二："怵惕，惧也。"

[3] 舌上胎者：即舌苔。张石顽说："舌胎之名，始于长沙，以其邪气结里，如有所怀，故谓之胎。"（《伤寒绪论》）周学海云："一谓之苔，如地上生苔也。"（《形色外诊简摩·卷下》）关于栀子豉汤证的舌苔之象，钱潢分析说："舌上胎，当是邪初入里，胃邪未实，其色犹未至于黄黑焦紫，必是白中带黄"（《伤寒溯源集》）。

【提要】 论三阳合病而偏于阳明热证，误治后的各种变证及误下后热扰胸膈的证治。

【简释】 腹满而喘，发热汗出，不恶寒，反恶热，身重等，皆为阳明病热证。若兼见脉浮而紧（太阳病主脉），咽燥口苦（少阳病主症），则为三阳合病。条文首冠"阳明病"，且叙述详细，联系 219 条，可知本条实为三阳合病而偏重于阳明病热证。若误用辛温发汗，则津愈伤而热愈炽，出现心愦愦，甚则谵语。若误以温针发汗，是以热助热，热扰心神，则怵惕，烦躁不得眠。若误以腹满为胃实而竟下之，下后则胃虚，客气乘虚扰于胸膈之间，出现心中懊恼不安，舌上胎等热郁胸膈证候，治用栀子豉汤以清上焦之热。

【原文】 若渴欲饮水，口干舌燥者，白虎加人参汤主之。（222）

【原文】 若脉浮发热，渴欲饮水，小便不利者，猪苓汤主之。（223）

猪苓汤方：猪苓（去皮）、茯苓、泽泻、阿胶、滑石（碎）各一两。上五味，以水四升，先煮四味取二升，去滓，内阿胶烊消，温服七合，日三服。

【提要】 以上二条承接上条论误治后的白虎加人参汤证与猪苓汤证。

【简释】 尤在泾："浮而紧，阳明表里之脉然也。咽燥口苦，腹满而喘，发热汗出，不恶寒，反恶热，身重，阳明入里之证然也。是为邪已入里而气连于表，内外牵制，汗下俱碍。是以汗之而邪不能出于表，则躁，心愦愦然昏乱而谵语；火之而热且扰于中，则怵惕烦躁不得眠；下之而邪不尽于里，则胃气徒虚，客气内动，心中懊恼。若舌上胎白者，邪气盛于上焦，故与栀子豉汤，以越胸中之邪，所谓病在胸中，当须吐之是也。若渴欲饮水，口干舌燥者，则邪气不在上而在中，故以白虎加人参，以清胃热，益胃液，所谓热淫于内，治以甘寒也。若脉浮发热，渴欲饮水，小便不利者，邪热不在上、中，而独在下，故与猪苓汤，以利水泄热，兼滋阴气，所谓在下者，引而竭之也。"（《伤寒贯珠集·阳明篇下·阳明明辨法》）

【按】尤在泾将三条（221、222、223）合注。柯韵伯指出，三条"连用五'若'字，见仲景设法御病之详。栀子豉汤所不及者，白虎汤继之；白虎汤不及者，猪苓汤继之，此阳明起手之三法。所以然者，总为胃家惜津液，既不肯令胃燥，亦不肯令水渍入胃耳"（《伤寒来苏集·伤寒论注·阳明脉证》）。

【方歌】

> 猪苓汤方各一两，苓泽滑石阿胶烊，
> 利水泄热并育阴，病本肾脏与膀胱。
> 呕咳心烦不得眠，二便不利喝饮浆。

【原文】阳明病，汗出多而渴者，不可与猪苓汤，以汗多胃中燥，猪苓汤复利其小便故也。（224）

【提要】承上条论猪苓汤的禁忌。

【简释】尤在泾："上条于脉浮发热，渴而小便不利之证，既著猪苓汤之用矣。此条复示猪苓汤之戒，谓虽渴欲饮水，而汗出多者，则不可以猪苓利其小便。所以然者，汗之与溺，同出而异归者也……汗出既多，胃液已耗，而复以猪苓利之，是已燥而益燥也，故曰不可与猪苓汤。"（《伤寒贯珠集·阳明篇下·阳明明辨法》）

【原文】脉浮而迟，表热里寒，下利清谷者，四逆汤主之。（225）

【提要】论真寒假热证治。

【简释】钱天来："此与少阴、厥阴里寒外热同义。若风脉浮而表热，则浮脉必数；今表虽热而脉迟，则知阴寒在里，阴盛格阳于外而表热也。虚阳在外故脉浮；阴寒在里故脉迟，所以下利清谷。此为真寒假热，故以四逆汤祛除寒气，恢复真阳也。若以为表邪而汗之，则迫矣。"（《伤寒溯源集》卷六）

【按】四逆汤证之脉，脉沉为之常，脉浮为之变。本条所述"脉浮而迟"，迟与下文"下利清谷"合参，为里气虚寒之典型脉症；"脉浮"主表，此曰"浮而迟"，则"表热"已不是表证之发热，而是虚阳外浮之发热。如此发热，不可散之，应急温之，宜四逆辈。

【原文】若胃中虚冷，不能食者，饮水则哕。（226）

【提要】承上条论胃中虚冷证。

【简释】上条所述阳虚里寒，为全身性虚寒证；本条则为中焦局部虚寒证。由于脾胃阳虚，不能腐熟运化水谷，故其人饮食减少，甚者不能食；饮入于胃，胃阳不化，水寒之气逆于上则为哕。"宜理中汤加丁香、吴茱萸，温而降之也。"（《医宗金鉴》卷四）

【原文】脉浮发热，口干鼻燥，能食者则衄。（227）

【提要】论阳明经热盛证候。

【简释】足阳明胃之经脉，起于鼻旁，环口，循于面部。脉浮，发热，口干鼻燥，说明阳明经中有热；邪只在经而未入腑，胃气尚和，故能食；邪热盛于阳明之经，不得外越，热迫血行，血随经上逆，而为鼻衄。邪热可随衄血而得以外泄，故衄血亦有向愈之机。

【原文】阳明病下之，其外有热，手足温，不结胸，心中懊憹，饥不能食，但头汗出者，栀子豉汤主之。（228）

【提要】论阳明病下之后余热未除的证治。

【简释】阳明病属里实证，下之当愈。今下后邪热未尽，无形热邪留于胸膈，故出现心中懊憹，似饥非饥，嘈杂不能食等症；但头汗出者，胸中之热熏蒸于上所致。故用栀子豉汤清透胸膈余热。本条实为对第221条"若下之"之后栀子豉汤证的补述。

【原文】阳明病，发潮热，大便溏，小便自可 （按：《太平圣惠方》《伤寒证治准绳》"可"并作"利"），胸胁满不去者，与小柴胡汤。（229）

【提要】论阳明少阳兼病的证治。

【简释】钱天来说："此阳明兼少阳之证也。邪在阳明而发潮热，为胃实可下之候矣。而大便反溏，则知邪虽入而胃未实也。小便自可，尤知热邪未深，故气化无乖而经邪尚未尽入也。胸胁满者，邪在少阳之经也。少阳之脉循胁里，其支者合缺盆，下胸中。胸胁之满未去，其邪犹在半表半里之间，故为少阳阳明。然既曰阳明病，而独以少阳法治之者，盖阳明虽属主病，而仲景已云：'伤寒中风，有柴胡证，但见一证便是，不必悉具。'故凡见少阳一证，便不可汗、下，惟宜以小柴胡汤和解之也。"（《伤寒溯源集》卷六）

【按】以上第220～228条等九条围绕阳明病论及并病、合病、类病、杂病及误治变证的随证治之。从本条至第231条这三条，是论阳明少阳兼病，治从少阳的和法。

【原文】阳明病，胁下硬满，不大便而呕，舌上白胎者，可与小柴胡汤。上焦得通，津液得下，胃气因和，身濈然汗出而解。(230)

【提要】承上条再论阳明少阳兼病的证治与服小柴胡汤后的病理机转。

【简释】不大便，为阳明病，而胁下硬满，呕，舌上苔白，则属于少阳证。以小柴胡汤治之，服药后，少阳之经气通畅则胁下硬满缓解；上焦得通，津液得下则大便行；胃气因和则呕止；枢机一转，元气振奋，则濈然汗出而解。"此亦阳明兼少阳之证也"（钱天来），应与上文互相发明。

【按】以上两条，应与第104条所述"先宜服小柴胡汤以解外，后以柴胡加芒硝汤主之"之法互参。

【原文】阳明中风，脉弦浮大而短气，腹都（按：《伤寒总病论》卷二无"都"字。《伤寒来苏集》卷三"都"作"部"）满，胁下及心痛[1]，久按之气不通，鼻干，不得汗，嗜卧，一身及目悉黄，小便难，有潮热，时时哕，耳前后肿[2]，刺之小瘥，外不解[3]，病过十日，脉续浮者[4]，与小柴胡汤。(231)

脉但浮，无余证者，与麻黄汤。若不尿（按：《金匮玉函经》、成本"尿"作"溺"），腹满加哕者，不治[5]。(232)

【注释】

[1] 心痛：非指五脏之心痛，实指六腑之胃痛。乃胆气犯胃所致。

[2] 耳前后肿：三阳之脉，循绕耳前后，邪盛于经，故肿。

[3] 外不解：指太阳、少阳病邪不解。三阳外与内相对，外谓太少，内谓阳明。

[4] 脉续浮者："此条所中之气兼有温邪在内，故脉弦浮大……脉续浮者，尚接弦大之浮"（程应旄）；"续浮，谓续得浮，故与小柴胡，从和解也"（方有执）。这与后文"脉但浮"之"但"字不同，但者，只也。

[5] 病过十日……不治：张锡驹："'病过十日'直贯至'不治'句，盖言病过十日，又当三阴受邪，若脉续浮者，不涉于阴，仍欲从少阳之枢而出也，故与小柴胡汤以转其枢；脉但浮，无他余之证者，欲从太阳之开而出也，故与麻黄汤以助其开。若不能从太阳之开、少阳之枢，逆于三阴之分，则不尿、腹满加哕矣。夫不尿则甚于十日前之小便难也，加哕更甚于十日前之时时哕也。枢转不出，逆于三阴，故为不治。"（《伤寒直解》卷四）

【提要】以上二条论三阳合病证治及不治之危候。

【简释】尤在泾："此条虽系阳明，而已兼少阳；虽名中风，而实为表实，乃阳明少阳邪气闭郁于经之证也。阳明闭郁，故短气腹满，鼻干，不得汗，嗜卧，一身及面目悉黄，小便难，有潮热；少阳闭郁，故胁下及心痛，久按之气不通，时时哕，耳前后肿。刺之小瘥，外不解者，脉证少平而大邪不去也。病过十日而脉续浮，知其邪犹在经，故与小柴胡和解邪气。若脉但浮而无少阳证兼见者，则但与麻黄汤发散邪气而已。盖以其病兼少阳，故不与葛根而与柴胡；以其气实无汗，故虽中风而亦用麻黄。若不得尿，故腹加满，哕加甚者，正气不化而邪气独盛，虽欲攻之，神不为使，亦无益矣，故曰不治。"（《伤寒贯珠集·阳明篇上·阳明正治法》）

【按】尤在泾将第231、232条两条合注。《脉经》《金匮玉函经》《千金翼方》及《注解伤寒论》等，均将这两条合为一条。此条证候复杂，虽归纳为"三阳合病"，实则病涉"三阴受邪"。虽曰"与小柴胡汤……与麻黄汤"，实则示人以法，仅举例而言。"凡仲景立法无方之条，皆是此等阴阳错杂，表里混淆之证，但教人俟其病势所向，乘机而施治也"（吴谦）。

刘渡舟先生《讲稿》认为，这两条讲的证候，结合临床分析，其重点描写的是黄疸病证候及预后。如此不良预后，很可能是瘟黄、疫黄，即严重肝胆病。笔者赞成如此分析。

【原文】阳明病，自汗出，若发汗，小便自利者，此为津液内竭，虽硬不可攻之，当须[1]自欲大便，宜蜜煎导[2]而通之。若土瓜根[3]及大（按：《脉经》卷七、《千金翼方》卷九并无"大"字）猪胆汁[4]，皆可为导。（233）

蜜煎导方：食蜜七合。上一味，于铜器内，微火煎，当须凝如饴状，搅之勿令焦著。欲可丸[5]，并手捻作挺，令头锐，大如指，长二寸许，当热时急作，冷则硬。以内谷道中，以手急抱，欲大便时乃去之。

土瓜根方：已佚。

猪胆汁方：大猪胆一枚，泻汁，和少许法醋。以灌谷道内，如一食顷[6]，当大便出宿食恶物。甚效。

【注释】

[1] 当须：尚须，还要等待。"当"通"尚"。

[2] 蜜煎导：导，引导，有因势利导之义。如津伤便秘者，将滑润类药物纳入肛门，引起排便，叫作导法。蜜煎导，即将食用蜂蜜制作成"栓剂"，以纳谷道（肛门）中，取其甘平无毒，滋阴润燥，局部用之更有润滑作用。

[3] 土瓜根：土瓜一名王瓜。土瓜根气味苦寒无毒，富含汁液，将其捣汁灌肠通便，方书多有记载。

[4] 猪胆汁：为苦寒而润之品。

[5] 欲可丸：要做成适当的药丸。

[6] 一食顷：相当于吃一顿饭的时间。

【提要】论阳明病导法。

【简释】阳明病，本自汗出，更发汗，则津伤于外而液竭于内，津液不能濡润肠道，故大便干硬。大便虽硬，与阳明热实燥结者不同，故不可攻。须待病人自欲大便，即硬便下近肛门，难以排出时，取因势利导之法，用蜜煎润燥导引。"蜜煎外导者，胃无实邪，津液枯涸，气道结塞，燥屎不下，乃蜜煎导之，虽曰外润魄门，实导引大肠之气下行也"（王晋三《绛雪园古方选注》）。或用猪胆汁，"取其苦能胜热，滑能润燥"（《本草纲目》），与少许醋同用者，"似欲借醋以刺激其肠壁而促进其蠕动"（《经方实验录》第86页），使大便排出。

上述三种治法可分为两类：一是蜜煎导，为栓剂通便法，此法适用于硬便近在肛门处，便意窘迫而不能排出，即"当须自欲大便"者。二是土瓜根或猪胆汁，为灌肠通便法。此法既适用于大便干结迫于肛门者，又可用于便结之部位较高者。以上两法，至今仍在变通应用。

【按】条文凡言"小便自利"，皆指小便正常。本条大便"虽硬而小便自利，是内实而非内热矣"（柯韵伯）。若内热耗津，势必小便不利（少）。

【原文】阳明病，脉迟[1]，汗出多，微恶寒者，表未解也，可发汗，宜桂枝汤。（234）

阳明病，脉浮，无汗而喘者，发汗则愈，宜麻黄汤。（235）

【注释】

[1] 脉迟：章楠说："脉迟与脉缓相类。"

【提要】以上二条论阳明病兼太阳病的证治。

【简释】尤在泾："此二条，乃风寒初中阳明之证，其见证与太阳中风、伤寒相类，而阳明比太阳稍深。故中风之脉，不浮而迟；伤寒之脉，不紧而浮。以风寒之气，入肌肉之分，则闭固之力少而壅遏之力多也。而其治法，则必与太阳少异。见有汗而恶寒者，必桂枝可解；无汗而喘者，非麻黄不发矣。"（《伤寒贯珠集·阳明篇上·阳明正治法》）

【原文】阳明病，发热汗出者，此为热越，不能发黄也。但头汗出，身无汗，剂（按：《金匮玉函经》卷三、《脉经》卷七、《千金翼方》卷九并作"齐"）颈而还，小便不利，渴引水浆者[1]（按：《伤寒总病论》卷二"水"下无"浆"字；《伤寒补亡论》卷六"引"作"饮"），此为瘀热在里[2]，身必发黄，茵陈蒿汤主之。（236）

茵陈蒿汤方：茵陈蒿六两，栀子十四枚（擘），大黄二两（去皮）。上三味，以水一斗二升，先煮茵陈减六升，内二味，煮取三升，去滓，分三服。小便当利，尿如皂荚汁状，色正赤。一宿腹减，黄从小便去也。

【注释】

[1] 渴引水浆者：指口渴却避开水浆不饮的患者。联系上下文，此为湿热内蕴，口渴反饮水不多的特点。"引"：避开，退却。《史记·李将军列传》："且引且战，连斗八日。"古今注家多释"引"为"饮"，这就与避开之义正相反。

[2] 瘀热在里：指湿热疫毒蕴结于血分。"瘀"与"郁"二字概念不同，瘀指血分病；郁指气分病。

【提要】论瘀热在里而发黄的证治。

【简释】尤在泾："热越，热随汗而外越也，热越则邪不蓄而散，安能发黄哉？若但头汗出而身无汗，齐颈而还，则热不得外达；小便不利，则热不得下泄；而又渴饮水浆，则其热之蓄于内者方炽，而湿之引于外者无已，湿与热得，瘀郁不解，则必蒸发为黄矣。茵陈蒿汤苦寒通泄，使病从小便出也。"（《伤寒贯珠集·阳明篇下·阳明杂治法》）

【按】本条应与后第260条及《金匮要略·黄疸病脉证并治第十五》篇相关条文结合起来研究。

【原文】阳明证，其人喜忘者，必有蓄血[1]。所以然者，本有久瘀血，故令喜忘，屎虽硬，大便反易，其色必黑者，宜抵当汤下之。（237）

【注释】

[1] 蓄血：本条指瘀血停留。

【提要】论杂病蓄血的证治。

【简释】"瘀血是病根，喜忘是病情，此阳明未病前症，前此不知，今因阳明病而究其由也"（《伤寒来苏集·伤寒论注》）。所谓"本有久瘀血"，是审病求因，追述病史也。"屎虽硬，大便反易，其色必黑者"，必有出血溢于肠中，与燥屎混杂而下之证候。曰"宜抵当汤"，是示人以法，以久瘀血，非抵当汤之攻逐而不能下之。

【原文】阳明病，下之，心中懊憹而烦，胃中有燥屎[1]者，可攻。腹微满，初头硬，后必溏（按：《金匮玉函经》卷三"必溏"作"溏者"）[2]，不可攻之。若有燥屎者，宜大承气汤。（238）

【注释】

[1] 燥屎：燥屎与便硬有所不同，燥屎必因热结，便硬或因津亏。仲景对肠中有燥屎的诊断方法，于后文第239、241、242条有详细补述。

[2] 初头硬，后必溏：原文还简称"初硬后溏"，其病机与治禁，参见第191、209、251条。

【提要】论阳明病下后可攻与不可攻之候。

【简释】本条最后一句"若有燥屎者，宜大承气汤"，应在"可攻"句下，为倒装文法。阳明病胃实，下之当愈。此证下后，却出现心中懊侬而烦及腑实证之候，必是下法不当，肠中仍有燥屎，宜大承气汤攻之。若腹满不甚，知热尚未结实，其大便初硬后溏，切不可攻。便溏与便硬相对而言，可理解为大便软。此与脾虚所致的"初头硬，后必溏"不同。

【原文】病人不大便五六日，绕脐痛，烦躁，发作有时者，此有燥屎，故使不大便也。(239)

【提要】论阳明腑实燥屎内结之证候特点。

【简释】此承上文"若有燥屎者，宜大承气汤"而来，明辨有燥屎之证候特点。病人不大便五六日，是邪热入里，归于阳明所致；绕脐痛，是燥屎内结，阻塞肠道，气滞不通的主症特点之一；燥屎内结，燥热上扰，故令烦躁；绕脐痛，烦躁时轻时重，或时发时止，故曰发作有时。

【按】《伤寒论》条文中，凡用大承气汤，必辨其有无燥屎。所举燥屎有关证候，如潮热、谵语、手足濈然汗出、服小承气汤后转矢气等。本条言"绕脐痛"为有燥屎。围绕肚脐的是什么？是升结肠、横结肠、降结肠，总之是结肠，是结肠里有燥屎，故绕脐痛，如此定病位，何等准确！临床阳明腑实重证之证候多端，医者当知大承气汤证全部相关条文，全面分析，方不致误。

【原文】病人烦热，汗出则解，又（按：《金匮玉函经》"又"作"复"字）如疟状，日晡所发（按：《伤寒总病论》卷二"发"下有"潮"字）热者，属阳明也。脉实者，宜下之；脉浮虚者，宜发汗。下之，与大承气汤；发汗，宜桂枝汤。(240)

【提要】凭脉辨表里虚实之法。

【简释】病人烦热，病在太阳，则汗出即解；若如疟状，日晡所发潮热，则属阳明。是病在太阳，还是病在阳明，既要辨其症，又当辨之于脉，下文即辨脉以明表里虚实与治法。

【原文】大下后，六七日不大便，烦不解，腹满痛者，此有燥屎也。所以然者，本有宿食故也，宜大承气汤。(241)

【提要】论下后燥屎复结的证治。

【简释】阳明腑实重证，经大下之后，如大便通利，燥屎得下，则脉静身凉，知饥能食，病自可愈。今大下之后，六七日又不大便，并见烦不解、腹满痛等症，此为下后邪热未尽，胃气未复，则六七日所进食物，与邪热相合而成为宿食。所谓宿食者，即胃家实之互辞。曰"宜大承气汤"，是示人以法，亦可酌情用小承气汤或调胃承气汤。

【原文】病人小便不利，大便乍难乍易，时有微热，喘冒不能卧者，有燥屎也，宜大承气汤。（242）

【提要】论燥屎内结的证治。

【简释】本条综合分析，病人小便不利，为里热津伤所致；大便乍难乍易，为燥屎内结而旁流时出也；时有微热，潮热之互辞，唯较轻耳；喘冒不能卧者，腑气不通，浊气上逆之候。"有燥屎也"，此为"点睛"之笔。望其舌，必黄燥；切其脉，必实大；触其腹，必拒按，诸如上述，方宜大承气汤攻之。

【按】以上第238～242条这五条，是从不同角度阐述了阳明腑实，燥屎内结之大承气汤证候。这些证候，或典型，或不典型，示人在辨证识病之时，应知常而达变也。

【原文】食谷欲（按：《千金翼方》"欲"作"而"字）呕，属阳明也，吴茱萸汤主之。得汤反剧者，属上焦也。（243）

吴茱萸汤方：吴茱萸一升（洗），人参三两，生姜六两（切），大枣十二枚（擘）。上四味，以水七升，煮取二升，去滓，温服七合，日三服。

【提要】论阳明中寒证治。

【简释】以方测证，所述"食谷欲呕"，是胃气虚寒所致，故以吴茱萸汤主之。该方以吴茱萸温肝暖胃，降逆下气；重用生姜温胃散寒，长于止呕；人参、大枣补虚和中。全方暖肝和胃，补中泄浊，降逆止呕。汪琥："呕为气逆，气逆者必散之，吴茱萸辛苦味重下泄，治呕为最；兼以生姜，又治呕圣药，非若四逆中之干姜守而不走也。"（《中寒论辨证广注》卷上）

【按】吴茱萸汤证除本条外，还有后文少阴病篇第309条、厥阴病篇第378条及《金匮要略》第十七篇第8、9条，应互参。据《伤寒论》和《金匮要略》记载，本方可用于下列4种病证：①阳明胃寒，食谷欲呕；②少阴吐利，手足逆冷，烦躁欲死；③厥阴头痛，干呕，吐涎沫；④胸阳不足，阴寒上逆，呕而胸满。许宏曰："干呕，吐涎沫，头痛，厥阴之寒气上攻也；吐利，手足逆冷者，寒气内甚也，烦躁欲死者，阳气内争也；食谷欲呕者，胃寒不受食也。此以三者之症共用此方者，以吴茱萸能下三阴之逆气，为君；生姜能散气，为臣；人参、大枣之甘缓，能和调诸气者也，故用之为佐使，以安其中也。"（《金镜内台方义》卷八）

对于第243条所述服了吴茱萸汤"……得汤反剧者，属上焦也"。古今注家注本多解释为上焦有热，不可用吴茱萸汤。而有的注家，如程应旄、陈念祖则提出了"服药反应"说，值得重视。当今学者邓氏观察得更为具体，他用吴茱萸汤加味治头痛、干呕、吐涎沫等十数例，观察到服药后有20%出现反应，或初服有反应，再服则安然；或剂量轻而阴寒重有反应，如重用反而无反应，其常见反应症状：头痛增加，或眩晕，或欲呕，或觉身体麻痹，或觉烦热等。快则30分钟复原，慢则需5~6小时才逐渐消失，故服药后宜睡卧，勿劳动，可减轻反应（邓鹤芝.《新中医》1958，6:1）。上述"服药反应"，亦即《尚书·说命》所谓"药弗瞑眩，厥疾勿瘳"。

【原文】太阳病，寸缓关浮尺弱，其人发热汗出，复恶寒，不呕，但心下痞者，此以（按：《脉经》卷七"以"作"为"）医下之也。如其不下者，病人不恶寒而渴者，此转属阳明也。小便数者，大便必硬，不更衣十日，无所苦也。渴欲饮水，少少与之，但以法救之。渴者，宜五苓散。（244）

【提要】太阳病误下变证与转属阳明之辨。

【简释】本条内容重在辨证：一辨表证误下成痞与其不下转属阳明；二辨阳明经病与津亏便硬均非承气汤证；三辨胃燥口渴与停水口渴。领会其大意可也。

【按】张锡驹曰："此章凡七节（按：指第244条至250条），皆论太阳阳明也。首节统论转属之意；次节甚言津液之不可亡；三节、四节言亡津液而遂成胃热脾弱之证；五节言发汗后转属阳明；六节言吐后转属阳明；七节总言发汗、吐、下皆能转属阳明，皆所以亡津液也。"（《伤寒直解》卷四）

【原文】脉阳微[1]而汗出少者，为自和也；汗出多者，为太过。阳脉实[2]，因发其汗（按：《诸病源候论》卷八"汗"后重"汗"字），出多者，亦为太过。太过者，为阳（按：《诸病源候论》"阳"下有"气"字）绝于里[3]，亡津液，大便因硬也。（245）

【注释】

[1] 脉阳微："微以中风之缓言"（方有执）。

[2] 阳脉实："实以伤寒之紧言"（方有执）。

[3] 阳绝于里：因发汗太过，津伤于外，阳亡于内。沈又彭说："卫气为阳，人之所知也；津液为阳，人之所未知也。《经》云：上焦出气，宣五谷味，熏肤充身泽毛，若雾露之溉，是谓气。卫气即津液也，故在外之津液少，则曰无阳不能作汗；在内亡津液，则曰阳绝于里。要之言阳也，即言卫气也，即言津液也。"（《伤寒论读》）

【提要】论汗多津伤而便硬。

【简释】本条通过"脉阳微"与"阳脉实"；"汗出少"与"汗出多"对比，论述汗多伤津而大便硬的病机。即不论是太阳中风"脉阳微"，"汗出多"而"太过"，还是太阳伤寒"阳脉实"，发汗过多而"太过"，都会导致津液耗伤，肠道失其濡润而大便硬。最后一句"太过者，为阳绝于里，亡津液，大便因硬也"，是对本条的总结。

【原文】脉浮而芤[1]，浮为阳，芤为阴，浮芤相搏，胃气生热，其阳则绝[2]。（246）

【注释】

[1] 脉浮而芤：脉轻取浮大，重按中空，为阴血不足而阳气浮盛之象。

[2] 其阳则绝："绝者，非断绝、败绝之绝，言阳邪独治，阴气虚竭，阴阳不相为用，故阴阳阻绝而不相流通也。"（钱天来）

【提要】论胃热津亏的脉症。

【简释】尤在泾："脉浮为盛于外，脉芤为歉于内，浮为阳，谓阳独盛也；芤为阴，谓阴不足也，浮芤相搏，阳有余而阴不足也。胃液枯竭，内虚生热，虽有阳气，无与为偶，亦如上条之意也，故曰'其阳则绝'。"（《伤寒贯珠集·阴阳篇上·阳明正治法》）

【原文】趺阳脉浮而涩，浮则胃气强，涩则小便数，浮涩相搏，大便则硬，其脾为约[1]，麻子仁丸主之。（247）

麻子仁丸方：麻子仁二升，芍药半斤，枳实半斤（炙），大黄一斤（去皮），厚朴一尺（炙，去皮），杏仁一升（去皮尖，熬，别作脂）。上六味，蜜和丸，如梧桐子大，饮服十丸，日三服。渐加，以知[2]为度。

【注释】

[1] 其脾为约："约，约束也。犹弱者受强之约束，而气馁不用也"（尤在泾）。

[2] 知：指病愈，或服药已见效。《方言·卷三》："知，愈也。南楚病愈者谓之瘥，或谓之间，或谓之知。知，通语也。"《素问·刺疟篇》："一刺则衰，二刺则知，三刺则已。"

【提要】论脾约的脉证并治。

【简释】趺阳脉，即足背动脉，在冲阳穴处，主候脾胃。趺阳脉浮而涩，浮是举之有余，为阳脉，主胃气强盛；涩是按之滞涩而不流利，为阴脉，主脾阴不足。由于胃中燥热，损及脾阴，脾不能为胃行其津液，而偏渗膀胱，所以出现小便短数，大便秘结，此为脾约证。治以麻子仁丸。方中麻子仁、杏仁、白芍养脾阴，大黄、枳实、厚朴泄胃实，共奏润燥通便之效。

【原文】太阳病三日，发汗不解，蒸蒸发热者，属胃也，调胃承气汤主之。（248）

【提要】论太阳病发汗后转属阳明的证治。

【简释】程郊倩说："太阳病三日，经期尚未深也，何以发汗不解，便属胃？盖以胃燥素盛，故表证虽罢，而汗与热不解也。第征其热如炊笼蒸蒸而盛，则知其汗必连绵溅溅而来，此即大便已硬之征，故曰属胃也。热虽聚于胃，而未见潮热谵语等证，主以调胃承气汤者，于下法内从乎中治，以其为日未深故也。"（《伤寒论后条辨》卷七）

【原文】伤寒吐后，腹胀满者，与调胃承气汤。（249）

【提要】论太阳病吐后阳明燥实的证治。

【简释】王丙："伤寒本有伏热，表邪从吐而散，而伏热之在里者，因吐后而内燥，变为腹满。《经》云：诸胀腹大，皆属于热。又曰：先热而后生中满者，治其标。故必以承气汤主之也。"（《伤寒论注》卷三）

【原文】太阳病，若吐、若下、若发汗后，微烦，小便数，大便因硬者，与小承气汤和之愈（按：《伤寒总病论》卷二"和"作"利"；"愈"上有"则"字）。（250）

【提要】论太阳病误治伤津而里热便硬的证治。

【简释】太阳病，或吐、或下、或发汗后，津液受伤，热邪入里，邪热内扰故微烦。徐大椿说："'因'字当着眼，大便之硬，由小便之数所致。盖吐、下、汗已伤津液，而又小便太多，故尔微硬，非实邪也。"（《伤寒类方·承气汤类》）阳明腑实较轻，故与小承气汤轻下即可。

【原文】得病二三日，脉弱，无太阳、柴胡证，烦躁，心下硬，至四五日，虽能食，以小承气汤少少与，微和之，令小安。至六日，与承气汤一升。若不大便六七日，小便少者，虽不能食，但初头硬，后必溏，未定成硬，攻之必溏；须小便利，屎定硬，乃可攻之，宜大承气汤。（251）

【提要】辨大小承气汤的使用法。

【简释】章楠："此条总因脉弱，恐元气不胜药气，故再四详审，左右回顾，必俟其邪气结实而后攻之，则病当其药，便通可愈，否则邪不去而正先萎，病即危矣。"（《伤寒论本旨》卷三）

【按】刘渡舟先生《讲稿》在讲解这第251条时意味深长地说："张仲景用泻下法也是非常谨慎的，得治一会儿看一会儿，走一步看一步，进行调查研究，进行观察，符合现在临床的要求。我们现在看病也是这样，不论哪个医生看病，我一看就知道了，那是很个别的。有些复杂的问题，就得治一步看一步，吃了这付药再看下一付药，下一付药要怎么治？他得观察。张仲景这一条就刻画了用下法的过程，也是很小心翼翼的。也就是说，辨证是很严肃的问题。"

以上第248～251条这四条是论述调胃承气汤和小承气汤的辨证应用。下文接着论述大承气汤证急下三证。

【原文】伤寒六七日，目中不了了，睛不和，无表里证[1]，大便难，身微热者，此为实也，急下之，宜大承气汤。（252）

【注释】

[1] 无表里证：为偏义复词。联系上下文，意在说无"表"证，而有"里"。这与《金匮要略》第九篇第7条所曰"胸痹缓急者"之"缓急"的词性同义，应互参。

【提要】论急下存阴证候之一。

【简释】尤在泾："目中不了了者，目光不精而视物不明也。睛不和者，目直视而不圆转也。六七日，热盛而阴伤，故其证如此。无表里证，无头痛恶寒，而又无腹满谵语等证也。然而大便难，身微热，则实证已具，合之目中不了了，睛不和，其为热极阴伤无疑，故虽无大满大实，亦必以大承气汤急下。见稍迟，则阴竭不复而死耳。"（《伤寒贯珠集·阳明篇上·阳明正治法》）

【按】本条证治古今医家认识不一，有两个不可回避的问题需要明确：一是，如何理解"无表里证"？①有的医家认为是既无表证，又无典型的阳明里实证，如尤氏所述。②汪苓友说："无表里证，'里'字当是传写错误，宜删之。"③有的医家认为，此为偏义复词，意在说无表证，而有里证。笔者赞成偏义复词的见解。其实，尤氏、汪氏也是这个意思。二是，有何里证呢？条文曰"大便难……此为实也"。这不就是里证吗？只不过如尤氏所述没有典型的痞满燥实坚等典型的阳明腑实证候，却有典型的邪热灼竭阴精，阴精不能上荣的"目中不了了，睛不和"等里证，故宜用大承气汤泄热以存阴。后世温病学家发展了张仲景的医学思想，如吴鞠通创制的增液承气汤（《温病条辨·卷二·中焦篇》）对本方证来说，是否较大承气汤更适合？

【原文】阳明病，发热，汗多者，急下之，宜大承气汤。(253)

【提要】论急下存阴证候之二。

【简释】陆渊雷："阳明病，谓胃实可下之证也。否则，发热汗多，与白虎证何别？程氏、《医宗金鉴》等，谓虽无内实，亦宜急下救阴，非也。本有可下之证，复发热汗多，则胃愈燥，津愈竭，故宜急下。221 条（按：宋版第213条）'阳明病，其人多汗，以津液外出，胃中燥，大便必硬'，可以互参。"（《伤寒论今释·阳明篇》）

【原文】发汗不解，腹满痛者，急下之，宜大承气汤。(254)

【提要】论急下存阴证候之三。

【简释】发汗病不解，津液已从外夺；腹满痛者，里之邪热化燥成实，不急下去实，势将津液重伤，故急下通腑，旨在存阴。

【按】阳明急下三证与少阴病急下三证辨。以上三条论阳明病急下三证，少阴病篇第320、321、322条那三条是论少阴病急下三证。秦之桢："仲景用急下有六条，阳明经三条，皆救津液：一曰汗多，津越于外；一曰潮热便结，津竭于内；一曰目睛不和，津竭于上。少阴经三条，皆救肾水：一曰真水自竭；一曰木燥水枯；一曰土燥水干。夫人以津液养生，停聚则病，泥结则危，干竭则死。"（《伤寒大白》卷四）阳明病急下三证，为邪热亢盛，不急下，则邪热伤阴也；少阴急下三证，为少阴本虚，复感邪热，结聚阳明，邪热不除，更伤阴液，故亦急下之为上策。阳明急下证与少阴急下证病机虽然有所不同，而皆应用大承气汤急下存阴之法之一。

阳明三急下证由于明确提出了"阳明病"，较易理解。少阴三急下证，没有提到阳明，而且叙证简略，因而古今医家认识不一致。笔者认为，少阴病三急下证与阳明病三急下证必然有所不同，其不同之处可归纳为如下三点：①从体质而言，前者为"肾水素亏"（吴谦）；后者为素体强壮，或本有阳明素疾。②从病因而言，前者原有"伏气之发于少阴"（张璐），"为少阴伏热内发之温病"（章楠），因其蕴热日久，伤及肾水，是"水干则土燥"的因果关系；后者则是伤寒传经热邪转属阳明，或阳明本经自病。③从证候而言，前者是真阴涸竭之真虚与阳明腑实之真实的舌、脉、症兼见；后者必以阳明燥实的证候为主。

需要进一步探讨的是：仲景对纯实的阳明三急下证与虚实并见的少阴三急下证，皆以大承气汤主之。若认真思考，就会提出疑问，即按照辨证论治的原则，应当虚者补之，实则泻之。故少阴病急下证为虚实并见证候，则应泻实补虚，才更加切合病情。如此读无字经，心领神会，后世温病学家们做到了，如增液承气汤等诸虚实兼顾的承气汤方法，就是对医圣思想的发展。

【原文】腹满不减，减不足言，当下之（按：《金匮要略》第十篇第13条"当"下有"须"字），宜大承气汤。(255)

【提要】承上条辨腹满当下的证治。

【简释】此条指出实证腹满的特点是：持续性腹部胀满，虽偶尔腹满略减，不足为言。然必见大便秘结，舌苔黄燥，脉沉实有力等阳明脏实证具备，而后当下之，宜大承气汤。

【按】徐大椿说："以上诸条（按：指第252~255条），举当下之一二症，即用下法，然亦必须参观他症而后定为妥。"（《伤寒论类方·承气汤类》）

【原文】阳明少阳合病，必下利，其脉不负者，为顺也。负者，失也，互相克贼，名为负也。脉滑而数者，有宿食也，当下之，宜大承气汤。(256)

【提要】论阳明少阳合病的证治。

【简释】尤在泾："阳明少阳合病，视太阳阳明合病为尤深矣，故必下利。而阳明为土，少阳为木，于法又有互相克贼之机，故须审其脉，不负者为顺；其有负者为失也。负者，少阳王而阳明衰，谓木胜乘土也。若脉滑而数，则阳明王而少阳负，以有宿食在胃，故邪气得归阳明，而成可下之证。不然，胃虚风动，其下利宁有止期耶？"（《伤寒贯珠集·阳明篇上·阳明正治法》）

【按】郭雍："此合病一证，下至'名为负也'而终。按本论原误录宿食一证相连者，非也，《脉经》以宿食别作一证为当。盖脉滑数，有宿食，故仲景可用承气汤；若胃为木克，因而下利，安有用承气之理？今依《脉经》离而为二……读仲景论仍须以《脉经》参校之。"（《伤寒补亡论》）郭氏见解与多数注家随文解义者不同，笔者赞同郭氏的见解。《金匮要略》第十篇第22条曰："脉滑而数者，实也，此有宿食，下之愈，宜大承气汤。"亦可佐证郭氏见解。

【原文】病人无表里证，发热七八日，虽脉浮数者，可下之。假令已下，脉数不解，合热则消谷善饥，至六七日不大便者，有瘀血，宜抵当汤。(257)
　　若脉数不解，而下不止，必协热便脓血也。(258)

【提要】以上二条辨阳明瘀血证治与热伤血络脉证。

【简释】尤在泾："无表里证，与第二十五条（按：指第252条）同。发热七八日而无太阳表证，知其热盛于内而气蒸于外也。脉虽浮数，亦可下之以除其热，令身热去、脉数解则愈。假令已下，脉浮去而数不解，知其热不在气而在血也。热在血，则必病于血，而其变亦有二：合，犹并也，言热气并于胃，为消谷善饥，至六七日不大便者，其血必蓄于中；若不并于胃而下利不止者，其血必走于下。蓄于中者，为有瘀血，宜抵当汤，结者散之，亦留者攻之也；走于下者，为协热而便脓血，则但宜入血清热而已。"（《伤寒贯珠集·阳明篇下·阳明杂治法》）

【原文】伤寒发汗已，身目为黄，所以然者，以寒湿在里不解故也。以为（按：《伤寒来苏集》卷三无"以为"二字）不可下也，于寒湿中求之。(259)

【提要】辨寒湿在里发黄证。

【简释】汪苓友："此条伤寒乃中寒之证，若系伤寒，则发汗已，热气外越，何由发黄？今者发汗已，身目为黄，所以然者，以其人在里素有寒湿，在表又中寒邪，发汗已，在表之寒邪虽去，在里之寒湿未除，故云不解也。且汗为阴液，乃中焦阳气所化，汗后中阳愈虚，寒湿愈滞，脾胃受寒湿所伤而色见于外，此与湿热发黄不同，故云不可下，言不可以苦寒药下之也。于寒湿中求之者，仲景正恐世医与下文瘀热在里之证同治，而《条辨》《尚论》诸书反以茵陈、栀子蘖皮等汤补其治法，大误之极。况仲景既云不可下，而茵陈蒿汤中有大黄二两，谓非下乎？则知仲景当日必别有治法，后人宜以意会之而已。《补亡论》常器之云'宜五苓散'，其议庶犹近之。"（《中寒论辨证广注》上卷）

【原文】伤寒七八日，身黄如橘子色，小便不利，腹微满者，茵陈蒿汤主之。(260)

【提要】论瘀热发黄的证治。

【简释】尤在泾："此则热结在里之证也。身黄如橘子色者，色黄而明，为热黄也。若湿黄则色黄而晦，所谓身黄如熏黄也。热结在里，为小便不利，腹微满，故宜茵陈蒿汤，下热通瘀为主也。"（《伤寒贯珠集·阳明篇下·阳明杂治法》）

【按】此条应与《金匮要略·黄疸病脉证并治第十五》篇第13条互相发明：此条曰"伤寒"，彼条曰"黄疸之为病，寒热"等，彼此两条都是讲黄疸病发黄之前类似太阳表证的特点。此条曰"伤寒七八日"，为彼条"久久发黄为谷疸"之时间注脚，即"欲作谷疸"证候经历七八日之后出现黄疸，故彼此两条皆曰茵陈蒿汤主之。至于"小便不利，腹微满者"，即第236条所谓"瘀热在里"证候也。

【原文】伤寒身黄，发热，栀子柏皮汤主之。(261)

栀子柏皮汤方：肥栀子十五个（擘），甘草一两（炙），黄柏二两。上三味，以水四升，煮取一升半，去滓，分温再服。

【提要】承上条论伤寒身黄发热的证治。

【简释】此条之义与上条同。湿热疫毒瘀于血分，正邪相搏则发热；"脾色必黄，瘀热以行"（《金匮要略·黄疸病脉证并治第十五》篇第1条）则发黄，故用栀子柏皮汤主之。本方功能清热，燥湿，退黄。方中栀子苦寒，善治郁热结气，泄三焦之火从小便而出；黄柏清热燥湿；炙甘草甘缓和中。本方证是以湿热郁遏于里，热重于湿为主要病机的病证。症见身目小便俱黄，鲜明如橘子色，发热，小便短赤，心烦懊憹，口渴，舌红，苔黄，脉数等。

【原文】伤寒，瘀热在里，身必黄，麻黄连轺[1]赤小豆汤主之。（262）

麻黄连轺赤小豆汤方：麻黄二两（去节），连轺二两（连翘根是），杏仁四十个（去皮尖），赤小豆一升，大枣十二枚（擘），生梓白皮一升（切），生姜二两（切），甘草二两（炙）。上八味，以潦水[2]一斗，先煮麻黄，再沸，去上沫，内诸药，煮取三升，去滓，分温三服，半日服尽。

【注释】

[1] 连轺（yáo 姚）：据考古代记载有二说，即或为连翘，或为连翘根。《本草逢原》说："连翘根寒降，专下热气，治湿热发黄。仲景治瘀热在里发黄，麻黄连轺赤小豆汤主之。如无根以实（按：指连翘）代之。"[日] 丹波元坚《伤寒论述义》云："先友伊泽信恬曰，连轺即连翘，《本草经》所载之物，而非其根也（按：《神农本草经》载有"翘根"），《千金》及《翼》并作连翘。"

[2] 潦（lǎo 老）水：即地面流动之雨水。李时珍曰："降注雨水谓之潦，又淫雨为潦。韩退之诗云'横潦无根源，朝灌夕已除'是矣。"

【提要】论伤寒瘀热在里身黄的证治。

【简释】"伤寒"二字与第260、261条同义，"瘀热在里"点明了"身必黄"之病机。简而言之，因湿热疫毒瘀于血分之里，而营卫失调于表，故黄疸病初起可见类似太阳表证之恶寒（实为振寒）发热等，数日之后，"瘀热以行"，则见身黄、目黄、尿黄等黄疸病特点。黄疸病与其他病一样，皆为表实者汗之，里实者下之，热盛者清之，小便不利者利之。诸法功用不同，而目的则一，无非为病邪求出路也。麻黄连轺赤小豆汤，用麻黄、杏仁、生姜之辛温宣发，从表透黄；连翘、赤小豆、生梓白皮之苦寒清热利湿，从里泻黄；炙甘草、大枣甘平和中。本方为表里双解之剂，适用于湿热发黄而又兼有表证者。惟梓（zǐ）白皮只南方有，北方现已不备，吴谦认为"无梓皮以茵陈代之"。岳美中、刘渡舟等名医皆认为可用桑白皮代之。表证一罢，麻黄、生姜等辛温药即应减去，不宜久服。

【方歌】

麻黄连轺赤豆汤，杏仁梓皮草枣姜，

瘀热在里标在表，黄疸水病或身痒。

治黄三方要分辨，伤寒杂病应参详。

小　结

阳明病以"胃家实"为提纲。所谓"胃家"，据《灵枢·本输》篇"大肠小肠皆属于胃"之说，可知阳明病概指胃肠病变。所谓"实"，应理解为"邪气盛则实"之义。故"胃家实"三字，既是指阳明病实证（腑证），又包括了阳明病热证（经证）。

阳明病来路，有自太阳转属而来者，叫作太阳阳明；有从少阳而来者，叫作少阳阳明；有自发于阳明者，叫作正阳阳明。病邪自表入里，归入阳明，其病变机制又有种种不同。例如从太阳而来者，有发汗不彻，邪郁化热而转属者；有汗下太过，津伤化燥而形成者；有属二阳并病，表证已罢，里热独盛者。需要明确，阳明病以"胃家实"为主要病机，但亦有太阴寒湿化燥，脏邪还腑，转为阳明病大便硬之证，阳明病清下太过，亦可变成三阴虚寒证。

阳明病外证为"身热，汗自出，不恶寒，反恶热"。阳明病主脉为"伤寒三日，阳明脉大"。盖阳明主燥，热盛于里，而蒸腾于外，故脉证俱显阳热亢盛之象。阳明病初起，或阳郁不伸，或表证未罢，亦有恶寒，但时间短暂，故不恶寒而反恶热，最能反映出阳明病的本质。阳明病本证，当分热证（经证）与实证（腑证）。

阳明病热证的主要证候是：身大热，汗自出，不恶寒，反恶热，心烦，口渴，脉滑、洪大等。邪热盛于内，以清法为主，以白虎汤为主方。若口干舌燥，大渴引饮不解，或背微恶寒，或时时恶风，是阳明热盛气津受伤之证，治法在白虎汤的基础上加人参以益气生津，即白虎加人参汤。若症见心烦懊恼不眠，饥不能食，或但头汗出，舌苔微黄等，是邪热扰于胸膈，治法宜清宣上焦，主方为栀子豉汤。

阳明病实证，属外邪入里化热，津液受伤，燥结成实，或邪热与肠中宿食结为燥屎。一般证候当有腹胀满，不大便，苔黄燥，脉沉实等。在此脉证基础上，若燥热偏盛，症见蒸蒸发热、心烦等证候，当用调胃承气汤泄热去实以调和胃气；若阳明腑实轻证，即大便虽硬而燥结未甚，宜小承气汤，或欲用大承气，先与小承气试探之；若症见潮热，谵语，手足漐然汗出，腹满硬痛，大便不通，脉沉实有力等，则是里热亢盛，燥结至甚，宜用大承气汤峻下实热，涤除燥结。更有阳明腑实重证，发则不识人，循衣摸床，惊惕不安，微喘直视，或目中不了了，睛不和，或阳明病，发热汗多，或发汗不解，腹满痛，则是阳热亢盛，阴伤甚重，当急用大承气汤，以峻下热实方而为急下存阴法。总之，使用下法一定要做到胆大心细。所谓心细，应四诊合诊，详细辨证，认证要准；所谓胆大，一旦认准病证，要当机立断，当下即下，不要徘徊瞻顾，贻误战机，危及生命！

脾约证由胃热肠燥津亏所致，虽列于阳明，但无潮热，谵语等实热证象，其主症为大便硬，小便数，宜润下法，主方为麻子仁丸。若津液内竭而大便硬，宜用导下法，其蜜煎导、大猪胆汁方可根据病情选用。

读《伤寒论》，用伤寒方，既要熟识其适应证，又要了解其禁忌证。如"伤寒脉浮，发热无汗，其表不解，不可与白虎汤"。因白虎汤为辛寒清解大热之剂，适用于阳明里热证，禁用于太阳表寒证。还有，"若发热微恶寒者，外未解也，其热不潮，未可与承气汤"。因承气汤方是为阳明腑实证而设，不可用于表证未解之病。总之，非阳明病腑实证，皆在"不可攻之"之例。

发黄有两种病机：一为瘀热在里，一为寒湿在里。瘀热在里为阳黄，当属阳明病。"诸病黄家，但利其小便"，给血中之毒寻一出路。而本篇根据具体病机，确立了治黄三法：一是栀子柏皮汤，为清法；二是茵陈蒿汤，为清而兼下法；三是麻黄连轺赤小豆汤，为清而兼汗法。后二方都有利湿之药。若寒湿在里而发黄，属阴黄，治当参照太阴温法，以温化寒湿为主，即所谓"于寒湿中求之"。关于黄疸病的辨证论治，详见《金匮要略·黄疸病脉证并治第十五》篇。

阳明为多气多血之经，故阳明病有气分热证，有血分热证，亦有气分热而影响血分为病者。其血分之热的特征为口干，但欲漱水不欲咽等，此与气分热证口渴引水不解者不同。此外，阳明蓄血证，是因阳明病患者有久瘀血之故，其证喜忘，大便虽硬而便下反易，色黑，又与阳明腑实证不同。蓄血证当与太阳病篇抵当汤证数条互参，并且应与太阳病篇桃核承气汤证鉴别。

太阳主表，太阳病以有汗，脉缓为中风；无汗，脉紧为伤寒。阳明主里，阳明病则以能食者为中风，不能食者为中寒。能食与不能食，可以反映胃阳的盛衰，故阳明中风数条，多属阳明热证；阳明中寒，为胃中虚冷证。

"夫实则谵语，虚则郑声。"郑声多见于三阴虚寒证。阳明病多为热证实证，故多见谵语，是里热蒸腾，扰乱神明所致。若阳热炽盛，阴液耗竭，其直视谵语，喘满者死。亦有汗出过多，出现谵语，为亡阳、阴竭危候。阳明病实证多汗，也有久虚之人，气虚津亏而反无汗者。阳明腑实燥结，以大便硬为主症，也有津液内竭而致大便硬者。这充分表明，阳明病虽以"胃家实"为主要病机，但勿忘还有虚证，必须辨证论治，才能立于不败之地。

最后应当领悟到：阳明病篇所列病证的辨证论治，有的是热病，有的是杂病，有的是热病与杂病夹杂。阳明病如此，六经病亦然。

辨少阳病脉证并治

《伤寒论》对少阳病的辨证论治是第263~272条，共10条。

少阳包括手少阳三焦经、足少阳胆经，并分别与手厥阴心包经、足厥阴肝经相表里。足少阳胆经之脉，起于目锐眦，上抵头角，下耳后，入耳中，至肩入缺盆，下胸贯膈，络肝属胆，行人身之侧；手少阳三焦经之脉，起于无名指末端，行上臂外侧，至肩入缺盆，布于胸中，散络心包，下贯膈属三焦。少阳与厥阴经络相联，脏腑相关。

少阳三焦主决渎而通调水道，故名"中渎之腑"，又为水火气机运行之道路。胆附于肝，内藏精汁而主疏泄，故名"中精之腑"。胆腑清利且肝气条达，脾胃自无贼邪之患。手足少阳经脉互有联系，胆气疏泄功能正常，枢机运转，三焦通畅，则如《灵枢·营卫生会》篇所云："上焦如雾（形容上焦心肺的输布功能如雾气蒸发一样），中焦如沤（形容中焦消化饮食的情况），下焦如渎（形容下焦排泄二便的功能如渠道一样）"，各有所司。

外邪侵犯少阳，胆火上炎，枢机不运，经气不利，影响脾胃，则表现口苦、咽干、目眩、往来寒热，胸胁苦满，默默不欲饮食，心烦喜呕，脉弦细等证候，称为少阳病。少阳居于太阳阳明之间，因病邪既不在太阳之表，又未达于阳明之里，故少阳病称半表半里之证，即表里之间的证候。

少阳病治疗原则以和解为主，小柴胡汤是其主方。少阳为病，外可及于太阳，内可及于阳明。其兼变证之治已详于太阳、阳明篇中，法当合参，以求少阳病证治之全貌。

【原文】少阳之为病，口苦，咽干，目眩也。（263）

【提要】论少阳病郁火证之提纲。

【简释】病在少阳，胆火上炎，故口苦；热伤津液，故咽干；足少阳之脉起于目锐眦，且肝胆相联，肝开窍于目，若肝胆郁火上扰于目，故目眩。

【按】关于本条是否可以作为少阳病的提纲，历来有争议。若从少阳病胆热郁火上炎之病变来说，本条"口苦、咽干、目眩"三症可为少阳病提纲。但是，少阳之为病，尚有外邪侵犯，正邪分争，枢机不利以及影响脾胃之病变，如第96条所述"往来寒热，胸胁苦满，默默不欲饮食，心烦喜呕"等。故古今医家多数认为，少阳病提纲应将本条与第96条所述主症合参，方为全面。

【原文】少阳中风，两耳无所闻，目赤，胸中满而烦者，不可吐下，吐下则悸而惊。（264）

【提要】论少阳病禁用吐下及误治变证。

【简释】少阳中风，是外邪侵入少阳之经，故突发耳聋（重听）及目赤，胸满而烦。法当清宣透邪，不可吐下。若误施吐下，势必损伤正气，损及少阳之气，胆气虚了，则表现惊恐不安，心悸等虚证。

【原文】伤寒，脉弦细，头痛发热者，属少阳。少阳不可发汗，发汗则谵语，此属胃，胃和则愈；胃不和，烦而悸。（265）

【提要】论少阳病禁用发汗及误治变证。

【简释】伤寒，泛指感受外邪，若脉浮，头痛，发热者，则为太阳病。今"脉弦细，头痛，发热者，属少阳"。因为，"脉弦细"为少阳病之主脉。少阳病不在表，故不可发汗；发汗而津液外出，津伤热盛，则见谵语；谵语是热实于胃，故曰"此属胃"，当和胃气则愈。若误治后胃气不和，邪热影响于心，则见心烦而悸动不安。

【按】脉弦细为少阳病主脉。上条不言脉，此条言脉者，应视为彼此互文之义。

上条曰少阳中风，不可吐下；此条又曰少阳伤寒，不可发汗，可知外邪侵入少阳，不可单纯采用汗、吐、下之法治之。所以然者，夫少阳乃阳气始生，虽生机勃发，然阳气尚属不足，抗病能力较弱，故一旦受邪，应以扶正祛邪为大法，小柴胡汤为的对之方。

【原文】本太阳病，不解，转入少阳者，胁下硬满，干呕不能食，往来寒热。尚未吐下，脉沉紧者，与小柴胡汤。（266）

【提要】论太阳病传入少阳的证治。

【简释】本太阳病不解，而见胁下硬满，干呕不能食，往来寒热等症，此为病邪已由太阳传入少阳。徐大椿说："此为传经之邪也。以上皆少阳本证，未吐下，不经误治也。少阳已渐入里，故不浮而沉，紧则弦之甚者，亦少阳本脉。"（《伤寒论类方·柴胡汤类》）所谓"脉沉紧者"，紧脉与弦脉相类，故此言"紧"即"弦"脉之意。

【按】第264条之少阳中风、第265条之少阳伤寒，都属于少阳自受外邪，是原发的少阳病。本条所述之少阳病，是由太阳病转入而来。这就为我们明确指出：

少阳病证有原发与继发两种。

【原文】若已吐、下、发汗、温针，谵语，柴胡汤证罢，此为坏病。知犯何逆，以法治之。（267）

【提要】论少阳病误治的救逆原则。

【简释】若本为少阳病，柴胡汤证，却误用了吐、下、发汗、温针而致谵语，柴胡汤证已罢，谓之坏病，应辨误治之因之果，随证治之。

【按】坏病论及救治原则。少阳本经自病，或太阳病不解传入少阳，当与柴胡汤类和解，乃为定法。若少阳病误治，正气大伤而邪犹不解，谓之坏病。举一反三，太阳病、阳明病以及三阴病误治，皆有坏病，"非阴经无坏病而阳经有之，盖阴经之症多从阳经坏起，亦只言阳经足矣"（高学山《伤寒尚论辨似·少阳·坏病》）。本条所述"知犯何逆，以法治之"，与太阳病篇所述"观其脉证，知犯何逆，随证治之"同义。故方有执指出："'以法'，即'随证'之互词。"

【原文】三阳合病，脉浮大，上关上，但欲眠睡，目合则汗。（268）

【提要】论三阳合病之脉证。

【简释】尤在泾："脉浮大，上关上者，病盛于阳经，故脉亦盛于阳位也。但欲眠睡者，热胜而神昏也。目合则汗者，胆热则液泄也。此条盖补上条（指219条）之所未备，而热之聚于少阳者，视太阳、阳明较多矣，设求治法，岂白虎汤所能尽哉？"（《伤寒贯珠集·太阳篇上·太阳正治法》）

【原文】伤寒六七日，无大热，其人躁烦者，此为阳去入阴[1]故也。（269）

【注释】

[1] 阳去入阴：阳指表，阴指里，此指病邪由表入里。

【提要】论表邪传里的证候。

【简释】伤寒六七日，无大热，其人躁烦，是指表不见大热，而里热转盛，是表邪入里也。柯韵伯说："此条是论阳邪自表入里证也……阴者指里而言，非指三阴也。或入太阳之本而热结膀胱；或入阳明之本而胃中干燥；或入少阳之本而胁下硬满；或入太阴而暴烦下利；或入少阴而口燥舌干；或入厥阴而心中疼热，皆入阴之谓。"（《伤寒来苏集·伤寒论注·伤寒总论》）

【原文】伤寒三日，三阳为尽，三阴当受邪，其人反能食而不呕，此为三

阴不受邪也。（270）

【提要】承上文论表邪不传里的辨证。

【简释】伤寒三日，三阳为尽，三阴当受邪，是约略之辞。今已伤寒三日，其人反能食而不呕，知胃气尚和，是三阴不受邪也。

【按】《伤寒杂病论·序》明确说所集该书"撰用《黄帝内经·素问》……"。《素问·热论篇》指出："伤寒一日，巨阳受之……二日阳明受之……三日少阳受之……四日太阴受之……五日少阴受之……六日厥阴受之……三阴三阳，五脏六腑皆受病，荣卫不行，五脏不通，则死矣。"本条传承《黄帝内经》之论，指出"伤寒三日，三阳为尽，三阴当受邪"。联系临床可知，疾病传变与否，与病邪之轻重，正气之强弱，以及治疗当否等因素有关。故计日传经之说与临床实际多不符合。本条总的精神是说，疾病传变与否，必须根据现有的证候来判断，切不可拘泥于日数，故曰"其人反能食而不呕，此为三阴不受邪也"。

【原文】伤寒三日，少阳脉小者，欲已也。（271）

【提要】论少阳病将愈脉象。

【简释】伤寒三日，病入少阳，其主脉为弦细。今少阳病而见脉小，小者不弦也，即脉有和缓之机，无劲直之象，为邪气已退，其病将愈。《素问·离合真邪论篇》曰："大则邪至，小则平。"仲景与《黄帝内经》一脉相承，此为一证。

【按】仲景全书，详此略彼的条文不少，这一点必须明白。例如，此条是言伤寒三日少阳欲已之脉；上条是言欲已之症，即彼此互有详略也。临床辨证（病）论治，必须脉症合参，方为周到。

【原文】少阳病，欲解时，从寅至辰上[1]。（272）

【注释】

[1] 从寅至辰上：寅（3~5）、卯（5~7）、辰（7~9）时，指从3时（点）始至9时（点）之内的6个小时时间。陈修园说："少阳之气旺于寅卯，至辰上而气已化，阳气大旺，正可胜邪故也。"

【提要】推测少阳病欲解的时间。

【简释】成无己："《黄帝内经》曰：阳中之少阳，通于春气。寅、卯、辰，少阳木王之时。"少阳病得肝木旺气相助，故病有欲解之机。

小　结

太阳主表，阳明主里，少阳主半表半里，少阳病以"口苦，咽干，目眩"为提纲。然欲全面掌握少阳病主症特点，必须与第96条小柴胡汤证合参。

少阳病因，有本经自病者，亦有太阳病转入少阳者，总由外邪乘虚而入，如第97条所谓"血弱气尽，腠理开，邪气因入"。

少阳病以和解为大法，禁用汗、吐、下三法。因病不在表，则不可汗；病非里实，则不可下；病非有形痰实阻滞，则不可施用吐法。然少阳病常有兼表、兼里之证，则于和解中又有兼汗、兼下之法。若少阳病因误诊误治而出现变证，甚至坏病，又当随证治之。

少阳病本证为"口苦，咽干，目眩"，"往来寒热，胸胁苦满，默默不欲饮食，心烦喜呕"，脉弦细等。主方是小柴胡汤。唯小柴胡汤的临床运用，既要掌握其主治证候，又要懂得其使用原则，即"伤寒中风，有柴胡证，但见一证便是，不必悉具"(101)。

少阳病主证之外，又有兼证，或误治后的种种变证，其兼变之证多详于太阳病及阳明病篇。例如，少阳病兼表证，用柴胡桂枝汤，为太少双解之法，见第146条；少阳病兼里实证，用柴胡加芒硝汤，是和解兼通下之法，见第104条；少阳病兼太阳未解之邪及太阴脾寒证，用柴胡桂枝干姜汤，为和解少阳与解表温里并行之法，见第147条；少阳病兼表里证及虚实错杂之候，用柴胡加龙骨牡蛎汤，为和解中寓有扶正祛邪、通阳泄热、重镇安神之法，见第107条；还有一个方证，即第103条之大柴胡汤证，古今医家多认为是少阳病兼阳明里实证。笔者经过认真求索，全面分析，认为"大柴胡汤证是少阳腑证"（见第103条"按"）。总之，少阳病中，因证候有兼挟，有变局，故治法虽以和解为主，但兼治之法，又有种种不同。

若妇女感受外邪后，适逢月经来潮或刚断，热入血室之证候，主用小柴胡汤，详见第143、144、145条。

辨太阴病脉证并治

《伤寒论》对太阴病辨证论治是第273~280条，共8条。

太阴包括手、足太阴二经和肺、脾二脏。但从太阴篇来看，主要是论述足太阴脾的病变，而手太阴肺的病证大多于太阳病篇论及。足太阴脾经起于足大趾内侧端，上行沿小腿内侧，交厥阴经之前，沿大腿内前侧上行，入腹，属脾络胃。由于经络相互络属的关系，使足太阴脾与足阳明胃互为表里。脾胃位居中焦，脾主运化，化生精微；胃主受纳，腐熟水谷。中焦为人体气机升降之枢纽，脾主升，胃主降，脾以升为顺，胃以降为和，脾胃功能协调，则清阳得升，浊阴得降，水精四布，五脏得以荣养，故有脾胃为"后天之本"之说。

太阴病的成因大致有四：一是外因，即六淫之邪，特别是寒湿直犯中焦。二是内因，即思虑伤脾，或先天禀赋不足，脾气虚弱而自病。三是饮食因素，即饮食不节或不洁，损伤脾胃。四是误治，即三阳病误治，损伤中阳而致足太阴病。

太阴病可分为太阴病本证和太阴病变证。太阴病本证即太阴病提纲证，症见"腹满而吐，食不下，自利益甚，时腹自痛"等。太阴病变证主要有太阴兼表证、太阴兼腹痛证以及寒湿发黄证等。

太阴病的治疗，仲景提出"当温之"的治疗大法，即温中祛寒，健脾燥湿为主，用理中丸、四逆汤一类方剂。太阴病变证，则应随证治之。

太阴病为三阴病的初始阶段，其转归主要有以下三个方面：一是经过恰当治疗或自身阳气恢复，其病得愈。二是太阴病过用温燥之药，或寒湿久郁化热，阳复太过，由太阴而转出阳明。三是太阴病内传，即太阴病失治误治，阳衰加重，病邪内传少阴或厥阴。

【原文】太阴之为病，腹满而吐，食不下，自利益甚，时腹自痛。若下之，必（按：《脉经》《千金翼方》"自利益甚"作"下之益甚"，无"若下之，必"四字）胸下结（按：《金匮玉函经》卷四"结"作"痞"）硬。（273）

【提要】论太阴病虚寒证提纲。

【简释】本条证候反映了太阴脾阳虚衰，寒湿内盛的基本病机，故作为提纲。脾主运化，若内伤生冷，或久思伤脾等，脾阳损伤而运化失职，寒湿停滞，胃肠气机不畅则腹满；脾伤而升降机能失常，浊阴上逆，影响胃气则吐；脾失健运，食入不能运化则食不下；脾气虚寒，清阳不升则下利；时腹自痛乃是太阴虚寒腹痛的特点，此与《金匮要略》第十篇第 3 条所谓"腹满时减，复如故，此为寒，当与温药"之"腹满时减"病机相同。证属虚寒，误用下法，则中阳更伤，中气虚而不运，故胸下结硬。本条所述是脾气虚寒证的典型证候，为太阴病的审证提纲。

【原文】 太阴中风，四肢烦疼，阳微阴涩而长者，为欲愈。(274)

【提要】 论太阴中风的主症与将愈之脉。

【简释】 太阴中风，乃脾胃虚寒之人感受风邪。四肢烦疼者，言四肢酸疼而烦扰无措之状，以脾主四肢也。阳微阴涩之脉与长脉不是并见，其微、涩为太阴病脉，而脉长为阳气将回而"欲愈"之征兆，以"长则气治"(《素问·脉要精微论篇》)，阴病见阳脉则生也。

【原文】 太阴病，欲解时，从亥至丑上^[1]。(275)

【注释】

[1] 从亥至丑上：亥(21~23)时、子(23~1)时、丑(1~3)时，指从 21 时(点)始至次日凌晨 3 时(点)之内的 6 个小时时间。陈修园："太阴为阴中之至阴，阴极于亥，阳生于子，至丑而阳气已增，阴得生阳之气而解也。"(《伤寒论浅注·辨太阴病脉证篇》)

【提要】 推测太阴病欲解之时。

【简释】 从亥至丑时，正是夜半前后，为阴极阳生之际，所以太阴将愈也在此时。

【原文】 太阴病，脉浮者，可发汗，宜桂枝汤。(276)

【提要】 承上条补述太阴中风主脉与主治之方。

【简释】 此条所谓"太阴病"，即上条"太阴中风"之义。上条言"阳微阴涩而长者，为欲愈"；此言脉浮者，为中风之主脉。不言症者，上文已述，此省文也。总之，太阴病脉浮者，则外邪犹在太阳之表，尚未深入太阴之里，为病机向外，里虚不甚，故可用汗法以解其表。桂枝汤解肌发汗，是通过调脾胃而和营卫，不同于单纯发汗，所以用于太阴病兼表证是比较适宜的。如果里虚较甚，脉象不浮，虽然有表证，治应温里为主，兼和解肌表，如桂枝人参汤。

【原文】 自利不渴者，属太阴，以其脏有寒故也，当温之，宜服四逆辈。(277)

【提要】 论太阴自病的主症、病机及治则。

【简释】 上条言太阴病邪在于表之证治，此条论太阴病邪入于里之证治。所谓

"自利"，就是自发的下利，若不渴者，属太阴；若"自利而渴者，属少阴也"（282）。为何下利呢？"以其脏有寒故也"，即脾阳虚衰，寒自内生。治法："当温之"，即《黄帝内经》"寒者温之，虚者补之"之义。处方："宜服四逆辈"。辈者，类也。四逆辈，泛指理中、四逆汤之类以温补脾肾为主的方剂。

【原文】伤寒脉浮而缓，手足自温者，系在太阴。太阴当发身黄；若小便自利者，不能发黄。至七八日，虽暴烦，下利日十余行，必自止，以脾家实，腐秽当去故也。（278）

【提要】论太阴病转愈的临床表现及其机制。

【简释】程知说："太阴脉本缓，故浮缓虽类太阳中风，而手足自温，则不似太阳之发热，更不似少阴、厥阴之厥逆，所以为系在太阴也……所以然者，以脉浮缓，手足温，知其人脾气实，而非虚寒之比。"（《伤寒经注·卷九》）

"太阴当发身黄"，即第259条所谓"身目为黄，所以热者，以寒湿在里不解故也"。但"若小便自利者，不能发黄"，此言小便自利与不利，意指脾家虚与不虚，湿邪有无出路，乃至是否发黄。

从"至七八日"至"腐秽当去故也"，是言太阴病向愈的表现及其机转。病经七八日，骤然发生烦扰不安，接着下利日十余行，则是正胜邪去的反映，为太阴病将向愈的佳兆。由于脾阳恢复，运化正常，清阳能升，浊阴得降，原来滞留于肠中的腐秽物不得停留而向下排出，所以腐秽尽则利自止。这里所说的"脾家实"，指脾阳恢复，与"胃家实"为邪实的含义不同，不可混淆。脾家实，腐秽当去，是机体的自然机能，切勿误认作病情恶化。然而，怎样才能正确区分脾阳恢复之下利与阳虚寒盛之下利呢？必须从整体出发，综合全面病情进行辨证。在下利的同时，手足温和，精神慧爽，苔腻渐化，才可断定为正复邪去，邪尽则利自止，不需治疗。若手足厥冷，精神困顿，苔腻不化，则下利为病情恶化，决不会自止。

【原文】本太阳病，医反下之，因尔腹满时痛者，属太阴也，桂枝加芍药汤主之；大实痛者，桂枝加大黄汤主之。（279）

桂枝加芍药汤方：桂枝三两（去皮），芍药六两，甘草二两（炙），大枣十二枚（擘），生姜三两（切）。上五味，以水七升，煮取三升，去渣，温分三服。本云：桂枝汤，今加芍药。

桂枝加大黄汤方：桂枝三两（去皮），大黄二两，芍药六两，生姜三两（切），甘草二两（炙），大枣十二枚（擘）。上六味，以水七升，煮取三升，去渣，温服一升，日三服。

【提要】论太阳病误下，邪陷太阴的证治。

【简释】太阳病不当下而误下，故曰"反"。误下后腹满时痛者，是邪陷于里，病属太阴，脾家气血不和，故用桂枝加芍药汤和脾以止痛。然误下之后，为何导致"大实痛者"？徐大椿说："脾阴亏弱，则胃阳转燥，故胃家亦实，而腹大实痛也。用桂枝汤转输脾液，以解未尽之邪；稍加大黄濡润胃热，以除实痛。"（《伤寒约编》卷五）方有执认为：大实痛是"本来实者，旧有宿食也"。（《伤寒论条辨》卷五）

【方歌】

> 桂枝倍用芍药汤，腹满时痛脾阴伤。
>
> 转属阳明大便硬，大实大痛加大黄。

【原文】太阴为病，脉弱，其人续自便利，设当行大黄、芍药者，宜减之，以其人胃气弱，易动故也。(280)

【提要】承前条论胃气弱者当慎用大黄、芍药等克伐药。

【简释】本条告诫医生：临床治病用药既要辨证论治，还要注意因人体质而异。桂枝加芍药汤与加大黄汤固然是治太阴病腹满时痛与大实痛的主方，但脾胃之气不足而脉弱的患者，大黄、芍药之用量应适当减少，以防损伤正气。"或问大黄能伤胃气，故宜减，芍药能扶脾阴，何以减之？余答云：脉弱而胃气弱者，弱则气馁不充，仲景以甘温之药能生气，芍药之味酸寒，虽不若大黄之峻，要非气弱者所宜多用，以故减之亦宜。"（汪琥《伤寒论辨证广注》卷八）

【按】本条旨在说明，临床用药一定要把患者的体质情况考虑在内，对此，脉诊颇有参考意义。本条就是根据"脉弱"预见到其后有续发下利的可能，因而指出方中的大黄、芍药应减少用量，避免更伤脾阳而发生其他变证。总之，临床辨证必须脉症合参，才能全面认识病情。

小　结

太阴病的性质为脾虚寒证。太阴病的病因是脾阳素虚，外受风寒、内伤生冷，或脾虚不运而寒湿内生，或因阳经病误治转属。

太阴病虚寒证为腹满时痛，吐利，食不下，口不渴，脉弱等。治宜温中健脾燥湿，可用四逆、理中等方剂，禁用苦寒攻下。

太阴病变证为太阳病误下，邪陷太阴，损伤脾气，气血失和，腐秽凝滞，发生腹满时痛或大实痛，治法升阳益脾，或兼用通腑导滞，主方桂枝加芍药汤或桂枝加大黄汤。但应注意患者体质，如果脉象缓弱，表明脾气素虚，胃弱易动，则大黄、芍药等克伐药要慎用，即使需用，亦应当酌情减量。

判断太阴病预后转归应注重观测三点：一是凭脉，太阴中风，脉由涩转长，是正气来复，邪气欲解之象，故为欲愈。二是时辰，太阴脾气旺于亥、子、丑三个时辰，故此时疾病有欲解之机。三是证候，太阴病经过七八日，虽出现暴烦下利，而手足自温，精神慧爽，食欲转佳，是脾阳恢复之象，腐秽尽则利自止。但亦有阳复太过，化热化燥，表现为大便硬等阳明病证候，应随证治之。此外，太阴病寒湿蕴结，可发生黄疸。

辨少阴病脉证并治

《伤寒论》对少阴病的辨证论治是第281~325条，共45条。

少阴包括手、足少阴二经和心、肾两脏。足少阴肾经，起于足小趾下，斜向足心（涌泉），沿内踝之后，循腿内侧上行，贯脊，属肾，络膀胱；手少阴心经，起于心中，出属心系，下膈，络小肠。经络的相互络属关系，使少阴与太阳有着紧密的联系。

关于少阴的生理功能，心主血脉，又主神明，为君主之官，对人体生理活动起着统领作用；肾主藏精，内寓真阴真阳，为先天之本，生命之根。在正常的生理活动中，心火下蛰于肾，肾水上奉于心，则心肾相交，水火既济，阴阳交通，彼此制约，则心火不亢，肾水不寒，维持人体正常的生命活动。

少阴病为伤寒六经病变发展过程中的危重阶段。病至少阴，机体抗病能力已明显衰退，多表现为全身性虚寒证。少阴病的成因有三：一是由太阳病传入，此为表里传；二是由太阴病传变而来，即脾虚及肾；三是由于误治，损伤少阴之气。究其根本，乃少阴本虚。

少阴病主要是心肾虚衰，由于致病因素和体质的不同，有寒化证与热化证两种。少阴寒化证，为心肾阳虚，阴寒内盛，症见脉微细，但欲寐及无热恶寒，身蜷，呕吐，下利清谷，四肢厥逆，小便清长，舌淡苔白等。若阴寒太盛，虚阳被格于外，则可出现面色赤，反不恶寒等阴极似阳的真寒假热证象。少阴热化证，多为肾阴虚于下，心火亢于上，症见心烦不得眠，舌红少苔，脉细数等。有时亦可出现阴阳两虚或阳亡阴竭证。此外，尚有寒化证兼表与热化证兼里实的证候，以及少阴咽痛证。吴谦对少阴病寒化证与热化证作了分析及鉴别，他说："少阴肾经，水火之脏，邪伤其经，随人虚实，或从水化以为寒，或从火化以为热。水化为阴寒之邪，是其本也；火化为阳热之邪，是其标也。阴邪其脉沉细而微，阳邪其脉沉细而数。至其见证，亦各有别。阴邪但欲寐身无热；阳邪虽欲寐则多心烦。阴邪背恶寒口中和；阳邪背恶寒则口中燥。阴邪咽痛不肿；阳邪咽痛则肿。阴邪腹痛下利清谷；阳邪腹痛下利清水或便脓血也。阴邪外热面色赤，里寒大便利，小便白；阳邪外寒手足厥，里热大便秘，小便赤。此少阴标本寒热之脉证也（《医宗金鉴》卷七）。"

少阴病的治疗原则，寒化证治宜温经回阳，以四逆汤为代表方剂；热化证治宜育阴清热，以黄连阿胶汤为代表方剂。少阴寒化证兼表，可用麻黄附子细辛汤等温经发表，若里虚较甚而见下利清谷，则应当用四逆汤先温其里。少阴热化证兼里实，阳明燥热，灼伤肾阴，此为土燥水竭，又当用大承气汤以急下存阴。

少阴病的预后，主要取决于阳气的存亡，阳存者生，阳亡者死。

【原文】 少阴之为病，脉微细[1]，但欲寐[2]也。（281）

【注释】

[1] 脉微细：《脉经·脉形状指下秘诀》说："微脉，极细而软或欲绝，若有若无。""细脉，小大于微，常有，但细耳。"张隐庵说："脉微者，神气微也；细者，精气虚也。此少阴水火为病而见于脉也。"

[2] 但欲寐：精神萎靡不振，神志恍惚而呈似睡非睡的状态。

【提要】 论少阴病阳虚证之提纲。

【简释】 少阴包括心肾两脏。病至心肾两虚，阳气衰微，无力鼓动血行，则脉微；阴血不足，脉道不充，则脉细。《素问·生气通天论篇》说："阳气者，精则养神。"心肾阳虚，阴寒内盛，神失所养，则但欲寐。不论什么病，只要见到阴阳水火皆不足，且以阳虚为主的脉微细，但欲寐，就表明为少阴虚衰证。

【原文】 少阴病，欲吐不吐，心烦（按：《千金翼方》卷十无"心烦"），但欲寐，五六日自利而渴者，属少阴也。虚故引水自救。若小便色白者，少阴病形悉具。小便白者，以下焦虚有寒，不能制水，故令色白也。（282）

【提要】 论少阴虚寒证。

【简释】 少阴病"欲吐不吐，心烦"及五六日"而渴"，类似热证，其实为寒证。以少阴虚寒，故但欲寐；至五六日，肾阳虚愈甚，不能温养脾土，故发生自利；因下焦阳衰不能蒸化津液以上承，则口渴，所以说"自利而渴者，属少阴也"。"虚故引水自救"一句是对口渴机制的补充说明。而少阴病虚寒证口渴与热盛伤津证口渴容易相混，因之又提出"小便色白"作为鉴别要点。热证者必小便短赤，只有小便清长，才能确诊为少阴病。小便所以清长，是下焦阳虚不能制水之故。《素问·至真要大论篇》云："诸病水液，澄澈清冷，皆属于寒。"本证小便色白与恶心欲吐，但欲寐，自利而渴并见，为少阴阳虚，阴寒内盛之病机毕露，故曰"少阴病形悉具"。

【按】 本条既从口渴与不渴辨下利属于少阴而非太阴，又从小便色白与色赤，辨渴属少阴虚寒而非热盛伤津。对临床辨证很有指导意义。

【原文】 病人脉阴阳俱紧，反汗出者，亡阳也，此属少阴，法当咽痛而复吐利。（283）

【提要】 论少阴病阴寒内盛的脉证。

【简释】 尤在泾："阴阳俱紧，太阳伤寒之脉也，法当无汗，而反汗出者，表虚亡阳，其病不属太阳，而属少阴矣。少阴之脉，上膈循喉咙，少阴之脏，为胃之关，为二阴之司，寒邪直入，经脏俱受，故当咽痛而复吐利也。此为寒伤太阳，阳虚不任，因遂转入少阴之证。盖太阳者，少阴之表，犹唇齿也，唇亡则齿寒，阳亡则阴及，故曰少阴之邪，从太阳飞渡者多也。"（《伤寒贯珠集·少阴篇·少阴诸法》）

【按】成无己及历代医家注释此条"脉阴阳俱紧"之"紧"，多从感受外寒解说。若细读原文，并无外感寒邪的表述，故此条属少阴中寒说不能视为定论。黄元御说："阴阳俱紧，伤寒之脉，不应有汗，反汗出者，阳亡于外也，则此之脉紧乃里阴之内盛，非表寒之外束矣。"（《伤寒悬解》卷十一）黄氏的阴寒内盛说，为分析此条开通了另一种思路。

【原文】少阴病，咳而下利。谵语者，被火气劫故也，小便必难，以强责[1]少阴汗也。（284）

【注释】

[1] 强责：过分强求。《说文解字·贝部》："责，求也。"

【提要】论少阴病火劫发汗的变证。

【简释】吴谦曰："少阴属肾，主水者也。少阴受邪，不能主水，上攻则咳，下攻则利。邪从寒化，真武汤证也；邪从热化，猪苓汤证也。"（《医宗金鉴》卷七）若误用火法强迫发汗，火扰心神则谵语，汗多伤津则小便难。条文曰"以强责少阴汗也"一句，是自注谵语、小便难之成因。

【原文】少阴病，脉细沉数，病为在里，不可发汗。（285）

【提要】论少阴禁汗之脉。

【简释】尤在泾："少阴与太阳为表里，而少阴亦自有表里，经病为在表，脏病为在里也。浮（按：查对三个《伤寒贯珠集》版本皆为"浮"。笔者认定，此"浮"字应为"脉"）沉而身发热，为病在表；脉细沉数，身不发热，为病在里。病在表者可发汗，如麻黄附子细辛汤之例是也；病在里而汗之，是竭其阴而动其血也，故曰不可发汗。"（《伤寒贯珠集·少阴篇·少阴诸法》）

【按】发汗是治疗表证的大法，少阴为里证，自当禁用。由于本条仅举脉象，未提主症，因而对该证性质存在不同的认识。有的认为是少阴热化证，脉沉为在里，细为阴虚，数为有热，只能育阴清热，不可发汗，误发其汗，就可能伤阴动血，导致下厥上竭之变证。有的认为是少阴寒化证，脉沉细中见数，按之无力，为阳虚寒甚，阳气浮越，治当驱寒回阳，不可发汗，误发其汗，则必导致亡阳之变。究竟是热化证，还是寒化证，应当结合证候，进行鉴别。若脉细沉数的同时，伴有阴虚里热证候，则属热化证；若脉细沉数无力，伴有阴盛阳虚证候，则属于寒化证。若联系下条，"脉细沉数"与"脉微"对比，则此条为论少阴热化证。

【原文】少阴病，脉微，不可发汗，亡（按：《脉经》卷七、《千金翼方》卷十并作"无"）阳故也；阳已虚，尺脉（按：《脉经》《金匮玉函经》卷四、《千金翼方》并作"中"）弱涩者，复不可下之。（286）

【提要】论少阴病不可汗下之脉。

【简释】尤在泾："少阴虽为阴脏，而元阳寓焉，故其病有亡阳、亡阴之异。脉微者为亡阳；脉弱涩者为亡阴。发汗则伤阳，故脉微者，不可发汗；下则伤阴，故阳已虚而尺脉弱涩者，非特不可发汗，亦复不可下之也。"（《伤寒贯珠集·少阴篇·少阴诸法》）

【按】此条应与后文少阴病兼表证（301、302）与急下证（320、321、322）互参。

【原文】少阴病，脉紧，至七八日，自下利，脉暴微，手足反温，脉紧反去者，为欲解也，虽烦，下利，必自愈。（287）

【提要】凭脉辨证判断预后。

【简释】尤在泾："寒伤少阴之经，手足厥冷而脉紧，至七八日，邪气自经入脏，自下利而脉微，其病为较深矣。乃手足反温，脉紧反去者，阳气内充，而阴邪不能自容也，故为欲解。虽烦、下利，必自止者，邪气转从下出，与太阴之秽腐当去而下利者同义。设邪气尽，则烦与利，亦必自止耳。"（《伤寒贯珠集·少阴篇·少阴诸法》）

【按】紧脉与微脉主病，紧为邪甚，微属正虚。此条曰"脉暴微"，即脉象由紧转微，判断"为欲解也"，并推测"虽烦，下利，必自愈"。

【原文】少阴病，下利，若利自止，恶寒而蜷卧[1]，手足温者，可治。（288）

【注释】

[1] 蜷（quán 权）卧：蜷，身体弯曲。蜷卧，身体蜷曲而卧。此《黄帝内经》所曰"诸寒收引"之象。

【提要】论少阴病阳气欲复的证候。

【简释】此条"若利自止"应挪至"恶寒而蜷卧"之后，则义理分明。即少阴病下利，恶寒，肢体蜷曲而卧，为阳虚阴盛证候。若利自止，手足温者，为阳气欲复，故曰"可治"。

【按】本条的临床意义有二：一为据患者的体态以辨寒热，"偃卧而手足弛散者，属热证；蜷卧而手足敛缩者，属寒证"。二是据手足的温和与厥冷以辨少阴病的预后，手足温者，可治；逆冷不回者，预后不良。

【原文】少阴病，恶寒而蜷，时自烦，欲去衣被者，可治。(289)

【提要】承上条续论少阴病阳气欲复的证候。

【简释】此承上条，言少阴病不一定必然下利，但见恶寒而蜷卧，则知为阳虚寒盛。所谓"时自烦，欲去衣被"与上条"手足温"为互文，皆阳气欲复之佳兆，故皆曰"可治"。张璐说："自烦欲去衣被，真阳扰乱不宁，尚未至出亡在外，故可用温法。然必微烦即止，神气不乱，手足渐温，脉来沉微不绝，方为可治。设见躁逆闷乱，扰乱不宁，手足厥冷，脉反躁急，或散大无伦，皆死证也。"(《伤寒缵论·卷上·少阴上》)

【原文】少阴中风，脉阳微阴浮者，为欲愈。(290)

【提要】论少阴病欲愈脉象。

【简释】尤在泾："少阴中风者，少阴之经，自中风邪，不从阳经传入者也。脉阳微者，邪气微；阴浮者，邪气浅而里气和，故为欲愈，亦阴病得阳脉则生也。"(《伤寒贯珠集·少阴篇·少阴诸法》)

【按】推断疾病之欲愈与否，不可仅据脉象，必须脉症合参，综合分析，才能得到确切的诊断。另外，欲愈不是已愈，应积极治疗，使之痊愈。

以脉辨阴阳，钱天来论之有三义，他说"脉之阴阳，《辨脉》载之详矣，然其所以分阴阳者有三：一曰大、浮、数、动、滑为阳，沉、涩、弱、弦、微为阴，故曰阴病见阳脉者生，阳病见阴脉者死。其二曰寸口脉阴阳俱紧，以一寸口而曰阴阳脉，是浮候为阳，沉候为阴也。其三曰寸口脉微，名曰阳不足；尺脉弱者，名曰阴不足，此以尺寸分阴阳，即关前为阳，关后为阴之法也……前太阳中风，阳浮而阴弱，盖以浮候沉候分阴阳也；此所谓阳微阴浮者，是以寸口尺中分阴阳也"(《伤寒溯源集》卷九)。

【原文】少阴病，欲解时，从子至寅上[1]。(291)

【注释】

[1] 从子至寅上：子（23～1）时、丑（1～3）时、寅（3～5）时，指从夜间23时（点）始至次日5时（点）之内的6个小时时间。此为阴极而阳生之时。

【提要】预测少阴病欲解的时机。

【简释】方有执："子丑寅，阳生之时也。各经皆解于其所王之时，而少阴独如此而解者，阳进则阴退，阳长则阴消，且天一生水于子，子者，少阴生王之地，故少阴之欲解，必于此时欤。"（《伤寒论条辨》卷五）

【原文】少阴病，吐利，手足不逆冷，反发热者，不死。脉不至者，灸少阴七壮[1]。（292）

【注释】

[1] 灸少阴七壮：每艾灸一炷为一壮。关于灸少阴经的具体穴位，注家认识不一，有的认为"灸太溪穴"（王丙）；有的更明确指出"当灸少阴之太溪二穴七壮"（陈念祖）；有的主张"七壮必非一穴，凡少阴之经起止循行之处，皆可灸也"（魏荔彤）。

【提要】论少阴病阳复可治，脉不至可灸。

【简释】少阴虚寒证吐利，一般应伴有手足逆冷，今手足不逆冷，表明阳虚的程度不甚；反发热，标志着阳能胜阴，而不是阳气越脱，所以断为不死。脉不至并非阴阳离决之脉绝，而是由于吐利暴作，阳气乍虚，血脉一时不能接续，此时应急用灸法以温通阳气，阳气通则脉自至。为了提高疗效，在外用灸法的同时，应尽快煎服通脉四逆汤之类的方药。

【按】尤氏将此条与第287、288、289条合解，以发挥医圣之思想。综合分析如下："寒中少阴，或下利，或恶寒而蜷卧，或吐利交作，而脉不至，阴邪盛而阳气衰之候也。若利自止，手足温，或自烦欲去衣被，或反发热，则阳气已复，而阴邪将退，故皆得不死而可治。脉不至者，吐利交作，元气暴虚，脉乍不至也。灸少阴以引阳气，脉必自至。总之，传经之病，以阴气之存亡为生死；直中之病，以阳气之消长为生死也。"（《伤寒贯珠集·少阴篇·少阴诸法》）

【原文】少阴病八九日，一身手足尽热者，以热在膀胱，必便血也。（293）

【提要】论少阴病阳复太过，热移膀胱证。

【简释】病在少阴，一般不发热。今少阴病至八九日，反见一身手足尽热，为脏邪传腑，肾移热于膀胱之证。热在膀胱，伤及血络，则发生便血。便血指尿血。若大便便血，仲景曰"下血"（见《金匮要略》第十六篇）。

【原文】少阴病，但厥无汗，而强发之，必动其血，未知从何道出，或从口鼻，或从目出者，是名下厥上竭[1]，为难治。（294）

【注释】

[1] 是名下厥上竭：这叫作下厥上竭。阳亡于下，厥从下起，故称"下厥"；阴竭于上，血从上出，故称"上竭"。

【提要】论少阴病下厥上竭的难治之证。

【简释】尤在泾："少阴中寒，但厥无汗，邪方内淫而气不外达，非可得汗愈者，而强发之，则汗必不出，而血反自动，或口鼻，或目，随其所攻之道而外出也。盖发汗之药，其气上行，而性多慓悍，不得于气，则去而之血，必尽其性而后止耳。然既脏虚邪入，以致下厥，而复迫血妄动，以致上竭，上下交争而血气之存者无几矣，尚何以御邪而却疾耶？故曰难治。"（《伤寒贯珠集·少阴篇·少阴诸法》）

【按】"少阴病，但厥无汗"属寒厥或热厥辨。古今医家对此条病机有两种截然不同的见解。一部分医家认为属寒厥，例如，张锡驹说："此论少阴病阳衰于下而真阴竭于上也。少阴病但厥无汗者，阳气微也"（《伤寒直解》卷五）程郊倩说："少阴病，但厥无汗，阳微阴盛可知……下厥上竭，生气之源索然矣"（《伤寒论后条辨》卷十一）。

还有一部分医家认为，此条所述属热厥，例如，秦之桢说："此条少阴传经里热证"（《伤寒大白》卷三）吴谦说："此条申明强发少阴热邪之汗，则有动血之变也。少阴病脉细沉数，加之以厥，亦为热厥……下厥者，少阴热厥于下也；上竭者，少阴血竭于上也，故为难治"（《医宗金鉴》卷七）。

以上两种见解，很难判断孰是孰非，必须在临床上诊脉望舌，综合分析，才能判断。若脉微，舌淡胖苔白滑，则为寒厥；脉细数，舌红苔黄，则为热厥。

【原文】少阴病，恶寒，身蜷而利，手足逆冷者，不治。（295）

【提要】论少阴病纯阴无阳的危候。

【简释】程郊倩说："阳受气于四肢，虽主于脾，实肾中生阳之气所奉，故手足之温与逆，关于少阴者最重。"（《伤寒论后条辨》卷十一）少阴病预后的良否，取决于阳气的存亡。本条所述病情与第288条大致相同，而区别的要点：前者利止而手足温，是阳复的表现，故可治；本条利不止，手足逆冷不回，是真阳已败之候，故断为"不治"。对此等危候，应及时投以四逆汤、白通汤之类回阳救逆，尚有可能转危为安。

【原文】少阴病，吐利，躁烦，四逆者，死。（296）

【提要】论少阴病阳不胜阴的危候。

【简释】少阴病，吐利为阴盛阳虚，躁烦是心阳衰微，心神失守的表现。如果正能胜邪，则当吐利止而手足转温；今不但吐利未止，而且四逆更甚，是正不胜邪，阳气已绝，故为死候。

【按】在《伤寒论》条文中，或曰"躁烦"（4、48、110、134、269），或曰"烦躁"，综合分析，躁烦与烦躁义同。

【原文】少阴病，下利止而头眩，时时自冒者，死。（297）

【提要】论少阴病下竭上脱极危之候。

【简释】少阴病，下利自止，手足温者应属阳回之征，可治，如第288条所述。今利止而头眩，时时自冒者，即"头目眩晕，时时刻刻有失神晕厥之象"（刘渡舟），此是阴竭于下，阳脱于上之危候。张璐说："人身阴阳，相为依附者也。阴亡于下，则诸阳之上聚于头者，纷然而动，所以头眩，时时自冒，阳脱于上而主死也。"（《伤寒缵论》卷上）

【原文】少阴病，四逆，恶寒而身蜷，脉不至，不烦而躁者，死。（298）

【提要】论少阴病阳绝神亡之危候。

【简释】少阴病四逆，恶寒而身蜷，是阴寒极盛；脉不至较脉微欲绝更重，更见不烦而躁，是阳气已绝，神气将亡之死候。此条重在"不烦"二字。以烦为热证，不烦则无有一线之阳也。

【按】尤在泾将此条与第295、288、292条综合注释说："恶寒身蜷而利，手足逆冷，阴气太盛，阳气不振，与前（按：指288条）利止手足温等症正相反。盖手足温，时自烦发热者，阳道长，阴道消也；手足逆冷，不烦而躁者，阴气长，阳气消也。且四逆而脉不至，与手足温而脉不至者（按：指292条）同，彼则阳气乍厥，引之即出；此则阳气已绝，招之不返也。而烦与躁又不同，烦者，热而烦也；躁者，乱而不必热也。烦而躁者，阳怒而与阴争，期在必胜则生；不烦而躁者，阳不能战，复不能安而欲散去，则死也。"（《伤寒贯珠集·少阴篇·少阴诸法》）

【原文】少阴病六七日，息高[1]者死。（299）

【注释】

[1] 息高：《金匮要略》第七篇第3条称之为"肩息"，皆形容喘促时的状态，即张口抬肩，呼吸表浅，如此无根之"游息"，为肾气已绝之死症。

【提要】论少阴病肾气绝于下之危候。

【简释】少阴病至六七日，出现息高，属肾气下绝，肺气上脱，上下离决的极危之候，故曰"死"。程郊倩："夫肺主气，而肾为生气之源，盖呼吸之门也，关系人之生死也最巨。息高者，生气已绝于下而不复纳，故游息仅呼于上而无所吸也。死虽成于六七日之后，而机自兆于六七日之前，既值少阴受病，何不预为固护，预为堤防，迨今真阳涣散，走而莫追，谁任杀人之咎？"（《伤寒论后条辨》卷

十一)

【原文】少阴病，脉微细沉，但欲卧，汗出不烦，自欲吐。至五六日，自利，复烦躁不得卧寐者，死。（300）

【提要】论少阴病阴阳离决的危候。

【简释】脉微细沉、但欲卧，为少阴虚寒证的主要脉证。汗出不烦，是阳从外脱而无力与阴邪抗争。自欲吐，为阳虚而阴邪上逆，此时一线残阳，已达垂绝阶段，急用回阳救逆，或可挽回。而迁延至五六日之久，复见自利，即二便失禁，此为真阴下竭；烦躁不得卧寐，则为阴阳离决之兆，此时已难于挽救，故属死候。

【按】对重病之人，应及时救治，若待危象毕露，即使名医、良药，也恐无回天之力矣。故医者应见微知著，勿失时机。古代注家对此早有阐发，如程郊倩言："以今时之弊论之，病不至于恶寒蜷卧，四肢逆冷等证迭见，则不敢温，嗟乎！证已到此，温之何及哉？况诸证有至死不一见者，则盍（hé 河。何不）于本论中要旨一一申详之。少阴病脉必沉而微细，论中首揭此，盖已示人以可温之脉矣；少阴病但欲寐，论中又已示人以可温之证矣；汗出在阳经不可温，在少阴宜急温，论中盖已示人以亡阳之故矣，况复有不烦自欲吐以互之，则真武、四逆，诚不啻（chì 赤。但，只）三年之艾（yì 义。治理）矣。不此绸缪，延至五六日，在经之邪遂尔入脏，前欲吐，今且利矣；前不烦，今烦且躁矣；前欲卧，今不得卧矣，阳虚已脱，阴盛转加，其人死矣"（《伤寒论后条辨》卷十一）。

章楠说："以上六条（295～300 条），或凭脉，或凭证，各有不同，互明其理，皆阳虚，寒邪伤脏而死也。若邪由阳经传里而化热者，本身阳旺，则无死证，其死者，治之不善故也。"（《伤寒论本旨》卷四）

以上第 281～300 条为少阴病总论部分。

【原文】少阴病，始得之，反发热，脉沉者，麻黄细辛附子汤主之。（301）

麻黄细辛附子汤方：麻黄二两（去节），细辛二两，附子一枚（炮，去皮，破八片）。上三味，以水一斗，先煮麻黄减二升，去上沫，内诸药，煮取三升，去滓，温服一升，日三服。

【提要】论少阴病阳虚而外感寒邪的证治。

【简释】少阴病里虚寒证，一般不发热，今发热，故曰"反"。发热为外感寒邪而正邪交争之症，脉沉为少阴病元阳不振之象。用麻黄细辛附子汤主治者，以麻黄发汗解表，附子温经扶阳，细辛气味辛温雄烈，既助附子以温经，又助麻黄以解表，三味合用，共奏温经助阳，发汗散邪之功，为补散兼施之剂。尤在泾："阳证有在经不在腑者，阴病亦有在经不在脏者。太阳篇云：脉浮者，桂枝汤。少阴篇：始得之，反发热，脉沉者，麻黄附子细辛汤，及得之二三日，麻黄附子甘草汤。厥阴篇：厥阴中风，脉微浮为欲愈。此皆阴病之在经，而未入于脏者。"（《伤寒贯珠集·少阴篇·少阴诸法》）

【按】此条应与太阳病篇第92条互相发明。92条说："太阳病，发热头痛，脉反沉；若不瘥，身体疼痛，当救其里，宜四逆汤。"曰"若不瘥"，可知必定服用某种方药，何方呢？是否就是暗指麻黄附子细辛汤呢？这也可领悟到，少阴伤寒重证，温经发汗不瘥，宜四逆辈温里助阳扶正为急务，且姜附大辛大热，亦有温散之功。

【方歌】

> 麻黄附子细辛汤，少阴阳虚寒邪伤，
> 舌淡苔润脉沉细，宣通温散基本方。
> 阳虚轻证微发汗，麻黄附子甘草汤。

【原文】少阴病，得之二三日，麻黄附子甘草汤微发汗，以二三日无里（按：赵本无"里"字，而成注本有"里"字）证，故微发汗也。（302）

麻黄附子甘草汤方：麻黄二两（去节），甘草二两（炙），附子一枚（炮，去皮，破八片）。上三味，以水七升，先煮麻黄一两沸，去上沫，内诸药，煮取三升，去滓，温服一升，日三服。

【提要】论少阴伤寒的微汗法。

【简释】本条与上条合参，也应具有反发热、脉沉及恶寒、无汗等脉症。言"得之二三日"，比上条所谓"始得之"为时较久。强调"无里证"，是指无下利清谷等里虚寒证，表明里虚尚不太甚，故可微发汗。若里虚寒证较急，则当用四逆汤先温其里，而不可用麻黄为主的表散之方也。本方由麻黄细辛附子汤去细辛之辛散，加炙甘草甘缓和中，功能温经解表，但作用较麻黄细辛附子汤缓和。

【按】《金匮要略》水气病篇第26条说："水之为病，其脉沉小，属少阴……脉沉者，宜麻黄附子汤。"该方即麻黄附子甘草汤三味药，但重用麻黄至三两。

【原文】少阴病，得之二三日以上，心中烦，不得卧[1]，黄连阿胶汤主之。（303）

黄连阿胶汤方：黄连四两，黄芩二两，芍药二两，鸡子黄二枚，阿胶三两（一云三挺）。上五味，以水六升，先煮三物，取二升，去滓，内胶烊尽，小冷，内鸡子黄^[2]，搅令相得，温服七合，日三服。

【注释】

[1] 不得卧：即夜卧不宁而失眠。

[2] 小冷，内鸡子黄：小冷，即药汁不可太热。"小冷而纳鸡子黄，则不至凝结而相和"（徐大椿）。

【提要】论少阴病阴虚热化的证治。

【简释】少阴病之病机，有阴阳俱衰者，有阳虚从寒化而表现阳虚寒盛证候者，有阴虚从热化而表现阴虚热盛证候者。本条曰"少阴病，得之二三日以上"，由于肾阴不足，不能上济于心，心火亢盛而出现"心中烦，不得卧"等症，是邪随热化，故用黄连阿胶汤滋阴养血而清心火，为治少阴热化之剂。柯韵伯说："用芩、连直折心火，用阿胶以补肾阴，鸡子黄佐芩、连于泻心中补心血，芍药佐阿胶于补阴中敛阴气，斯则心肾交合，水升火降。是以扶阴泻阳之方，变而为滋阴和阳之剂也。"（《医宗金鉴·删补名医方论·卷八》）

【方歌】

四两黄连三两胶，芩芍蛋黄皆二好，

心中烦兮不得卧，泻火滋阴心肾交。

【原文】少阴病，得之一二日，口中和，其背恶寒者，当灸之，附子汤主之。（304）

附子汤方：附子二枚（炮，去皮，破八片），茯苓三两，人参二两，白术四两，芍药三两。上五味，以水八升，煮取三升，去滓，温服一升，日三服。

【提要】论少阴病寒化的证治。

【简释】少阴病阳虚体质，症见口中和而不燥不渴，是无里热；背属督脉，总督诸阳，阳虚故背恶寒。内服附子汤，外灸大椎、关元、气海等穴，灸药并施，则温经扶阳之功更著，奏效更捷。本方以人参回生气之源，附子温真阳之本，白术、茯苓健脾利湿，芍药和血，总以扶阳为主，为治疗少阴寒化之剂。

【按】本条与下条同为附子汤证，应互参。陈亮斯说："四逆诸方皆有附子，于此独名附子汤，其义重在附子，他方皆附子一枚，此方两枚可见也。"（《中寒论辨证广注》卷中）徐大椿说："此扶阳御寒、益阴固本之剂，为少阴虚寒证之第一要方。"（《伤寒约编》卷六）《金匮要略》妊娠病篇第3条治"妇人怀娠六七月"子脏虚寒证候，"以附子汤温其脏"，为异病同治法，亦应彼此互参。

【原文】少阴病，身体痛，手足寒，骨节痛，脉沉（《金匮玉函经》"脉沉"作

"脉微") 者, 附子汤主之。(305)

【提要】 承上条补叙阳虚身痛的证治。

【简释】 少阴病阳虚外寒, 除上条所举之口中和, 背恶寒外, 尚有身体痛, 手足寒, 骨节痛等症, 皆是阳气虚衰, 寒湿凝滞证候。附子汤重用炮附子, 温经驱寒镇痛, 与人参相伍, 温补以壮元阳, 与白术、茯苓相伍, 健脾以除寒湿, 佐芍药和营则通血痹, 可加强温经止痛的功用。

【按】 《伤寒论》身痛证治有三：麻黄汤证, 因外感风寒也；桂枝新加汤证, 因汗后血虚也；此条附子汤证, 因素体阳虚也。病机不同, 治法分明。

【原文】 少阴病, 下利[1], 便脓血者, 桃花汤[2]主之。(306)

桃花汤方：赤石脂一斤 (一半全用, 一半筛末), 干姜一两, 粳米一升。上三味, 以水七升, 煮米令熟, 去滓, 温服七合, 内赤石脂末[3]方寸匕, 日三服。若一服愈, 余勿服。

【注释】

[1] 下利：包括泄泻与痢疾两病, 详见《金匮要略·呕吐哕下利病脉证治第十七》篇。

[2] 桃花汤：一般认为, 方中赤石脂色赤, 本方水煎后, 色红如桃花, 故名。而王晋三的解释更有深义。他说："桃花汤非名其色也, 肾脏阳虚用之, 一若寒谷有阳和之致, 故名。"(《绛雪园古方选注》)

[3] 内赤石脂末：本方所用的赤石脂, 一半入煎, 一半研末, 日三次服药时和入方寸匕 (约 6~9g)。

【提要】 论虚寒下利便脓血的证治。

【简释】 下利便脓血, 多为热利, 如后文第 371 条白头翁汤证。而本条所述, 则为虚寒证。其证候特点是：下利脓血杂下, 而里急后重不明显, 无肛门灼热, 亦无臭秽之气, 腹痛绵绵, 喜温喜按, 口淡不渴, 舌淡, 脉弱, 为脾肾阳虚, 络脉不固, 大肠滑脱所致。治宜桃花汤温涩固脱。本方以赤石脂涩肠固脱为主药, 少辅干姜温中, 粳米益脾胃。赤石脂一半全用入煎, 取其温涩之功；一半为末, 小量冲服, 取其直接留着肠中, 更有收敛作用。本方所治不一定必有便脓血, 凡属滑脱不禁, 皆可应用, 所谓"涩可固脱"也。但对实邪未尽者, 切勿误用, 以免留邪为患。

【按】 历代注家对桃花汤证见解不一, 归纳起来, 大略有二：一部分注家认为是下焦虚寒, 不能固摄使然；另一部分注家则认为是少阴传经热邪所致。如何认识上述见解呢？现代伤寒学家冉雪峰 (著《冉注伤寒论》《八法效方举隅》等) 的见解颇有新义。其子冉先德整理先父经验, 认为桃花三汤证为："……慢性非特异性溃疡性结肠炎，病变在远端结肠，以溃疡为主，主要症状是腹痛、腹泻及粪便中含有大量脓血和黏液，病情迁延，日久不愈者，用加减桃花汤推陈致新，排脓生肌，一般情况，治疗半月至三月，可获痊愈。此为千虑一得之见，试之临床，效如桴鼓，不忍自秘，因公诸同仁。加减桃花汤方：赤石脂60g（锉，2/3 入煎，1/3 筛末冲服），干姜3g（炮半黑），薏苡仁30g，瓜瓣12g。上四味，以水5杯，煮石脂、干姜、瓜瓣和薏苡仁令熟，取1杯半，去滓，纳石脂末，日2服，夜1服"[《当代名医临证精华·慢性腹泻专辑》（冉雪峰经验，冉先德整理）第189页]。

以上冉氏父子古今汇通，联系西医学"结肠炎"分析桃花汤证，可以说是破解了桃花汤方证千古难解之谜，特别是学用结合，其临证经验诚为可贵，应认真效法。

还需要明确，临证以桃花汤不仅辨证治疗"结肠炎"，而且可辨证治疗"痢疾"等病属虚寒证者，此异病同治之大法也。

【原文】少阴病，二三日至四五日，腹痛，小便不利，下利不止，便脓血者，桃花汤主之。（307）

【提要】承上条补叙虚寒下利的证治。

【简释】本条是对上条桃花汤的补充。少阴病二三日至四五日，比上条时日较久，阳虚寒滞，故腹痛；脾肾阳衰，统摄无权，滑脱不禁，故下利不止，便脓血；大便过多，损伤津液，故小便不利而量少。仍用桃花汤温涩固脱。

【按】凡是慢性疾病，都有时发时止，或时轻时重之特点。故本条曰："二三日至四五日"，是近来数日病情复发或加重。

【原文】少阴病，下利，便脓血者，可刺。（308）

【提要】论少阴下利便脓血，可用刺法。

【简释】本条承上两条，言少阴病下利，便脓血者，还可用刺法，或针药并行。

【按】本条叙证不详，又未说明刺哪些穴位。一般认为，针与灸各有侧重，"刺法是泻其实热，灸法是温其虚寒"。本证云可刺，应当属热属实，但从临床来看，刺长强穴可治下利滑脱不禁。因此，究竟属寒属热，属虚属实，还应综合具体证候来分析。

【原文】少阴病，吐利，手足逆冷，烦躁欲死者，吴茱萸汤主之。（309）

【提要】论阴寒犯胃，浊阴上逆的证治。

【简释】本条证候以呕吐为主，虽有下利，必不甚剧，其手足逆冷与烦躁，乃因呕吐繁剧所致，这与真阳欲绝之四逆躁烦者不同。呕吐乃因阴寒犯胃，胃中虚冷，故用吴茱萸汤温胃补虚，降逆止呕。尤在泾："此寒中少阴，而复上攻阳明之证。吐利厥冷，烦躁欲死者，阴邪盛极而阳气不胜也。故以吴茱萸温里散寒为主，而既吐且利，中气必伤，故以人参、大枣，益虚安中为辅也。然后条（按：指第296条）云：'少阴病，吐利，烦躁四逆者，死。'此复以吴茱萸汤主之者，彼为阴极而阳欲绝，此为阴盛而阳来争也，病证则同，而辨之于争与绝之间，盖亦微矣。或云先厥冷而后烦躁者，阳欲复而来争也，先烦躁而四逆者，阳不胜而欲绝也，亦通。郭白云云：四逆而烦躁者，不问其余证，先宜服吴茱萸汤；四逆而不烦躁者，先宜服四逆汤；四逆下利，脉不出者，先宜服通脉四逆汤，此三者，治少阴之大法也。"（《伤寒贯珠集·少阴篇·少阴诸法》）

【按】吴茱萸汤证于《伤寒论》凡三见：一为阳明病篇第243条，二为少阴病篇此条，三为厥阴病篇第378条，应互参。本条证候虽似少阴病，原文亦冠以"少阴病"，其实并非少阴病，而列入少阴篇，意在示人应注意少阴病类似证候的鉴别。

【原文】少阴病，下利，咽痛，胸满，心烦，猪肤（按：《汤液本草》"猪肤"称谓"猪皮"）汤主之。(310)

猪肤汤方：猪肤一斤。上一味，以水一斗，煮取五升，去滓，加白蜜一升，白粉[1]五合，熬香[2]，和令相得，温分六服。

【注释】

[1] 白粉："即白米粉也"（王好古）。

[2] 熬香：将上述三药煎熬出香味。

【提要】论少阴阴虚咽痛的证治。

【简释】联系临床及以方测证，猪肤汤所治，以咽痛为主，其他皆或然症。阴虚津耗，虚火上炎，故见咽痛；虚热内扰，故胸满，心烦，治用猪肤汤。方中猪肤甘而微寒，有润燥退热之功；白蜜甘平，能润燥以止咽痛；白米粉可醒脾养胃，全方功能滋阴润燥，补脾和中。王士雄："皮即肤也。猪肤甘凉，清虚热，治下利，心烦，咽痛，今医罕用此药矣。若无心烦，咽痛兼症者，是寒滑下利，不宜用此。"（《随息居饮食谱·毛羽类第六》）

【原文】少阴病二三日，咽痛者，可与甘草汤；不瘥者，与桔梗汤。(311)

甘草汤方：甘草二两。上一味，以水三升，煮取一升半，去滓，温服七合，日二服。

桔梗汤方：桔梗一两，甘草二两。上二味，以水三升，煮取一升，去滓，温分再服。

【提要】论少阴客热咽痛的证治。

【简释】少阴经脉循喉咙，客热中于少阴经脉，因而发生咽痛。用一味甘草为方，清解客热；如果服后咽痛不除，佐以桔梗开肺利咽。王旭高："此治咽痛之主方，非独治少阴咽痛也。甘草生用则凉，故可泄热解毒缓痛；佐以桔梗苦辛，载引甘草于上，清利咽喉，则郁热散而痛自平矣。"(《王旭高医书六种·退思集类方歌注》) 陈亦人："甘草汤与桔梗汤，后世名为甘桔汤，为治疗咽喉疾患的基础方，开肺利咽，与手太阴肺的关系最切，而不关少阴心肾。"(《伤寒论求是·少阴病篇》)

【按】《金匮要略》第七篇第12条治肺痈成脓"桔梗汤主之"。李时珍："仲景治肺痈唾脓，用桔梗甘草，取其苦辛清肺，又能排脓血补内漏也。其治少阴证二三日咽痛，亦用桔梗甘草，取其苦辛散寒，甘平除热，合而用之，能调寒热也。后人易名甘桔汤，通治咽喉口舌诸痛，宋仁宗加荆芥、防风、连翘，遂名如圣汤，极言其验也。"(《本草纲目·第十二卷·草部》)

【原文】少阴病，咽中伤生疮，不能语言，声不出者，苦酒[1]汤主之。(312)

苦酒汤方：半夏（洗，破如枣核）十四枚，鸡子一枚（去黄，内上苦酒，着鸡子壳中）。上二味，内半夏苦酒中[2]，以鸡子壳置刀环[3]中，安火上，令三沸，去滓，少少含咽之，不瘥，更作三剂。

【注释】

[1] 苦酒：即米醋。

[2] 内半夏苦酒中：半夏与苦酒间省略介词"于"字。

[3] 刀环：刀柄部的铁环。今可用铁丝自制。

【提要】论少阴病咽中伤生疮的治法。

【简释】咽中伤生疮，咽部糜烂而有所阻塞，以致语言不利，声不得出，故用苦酒汤少少含咽，取其涤痰消肿，止痛敛疮。本方以半夏为主药散结降痰；佐以鸡子清之甘寒，润燥止痛；更以苦酒消肿敛疮。三者相合，可达散结祛痰，消肿止痛的作用。本方应注意"少少含咽之"的服法，目的是使药效能持续作用于咽部。

【按】关于方中鸡子白（清）的功效，刘渡舟先生说："根据很多文献资料来看，鸡蛋白有利血脉、止疼痛、出声音的效果。有位老医生讲到《伤寒论》，说为什么苦酒汤要用鸡蛋清？他就给我讲了个掌故（按：关于古代人物、典章、制度等等的故事）。古代刑罚里有一种叫笞刑，就是打板子。如果不给衙门一点儿钱，打的就是一种狠毒的板子，屁股不肿，但瘀血都在肉里，也就是杖疮。怎么办？就是鸡蛋白慢慢地轻拍，拍来拍去肉就喧起来了，屁股肿了，瘀血都散出来了，就好得快。再说出声音，戏剧演员，就害怕嗓子哑，有一个方子就是喝鸡蛋清。一喝鸡蛋清，嗓子声音就出来了。鸡蛋清能出声音是来自于实践的"（《刘渡舟伤寒论讲稿》第331页）。

【原文】少阴病，咽中痛，半夏散及汤主之。(313)

半夏散及汤方：半夏（洗），桂枝（去皮），甘草（炙）。上三味，等份，各别捣筛已，合治之。白饮和服方寸匕[1]，日三服。若不能散服者，以水一升，煎七沸，内散两方寸匕，更煮三沸，下火令小冷，少少咽之。半夏有毒，不当散服。

按：方后"半夏有毒，不当散服"八字，疑为后人所加之文。若为仲景原文，岂不前后自相矛盾？《金匮玉函经》、成注本均无此八字。本方"一般要用汤，用散恐怕不现实。因为，半夏和桂枝呛嗓子"（刘渡舟）。

【注释】

[1] 白饮和（huò 或）服方寸匕：白饮，即白水；和，掺和、混杂。此句指将药末（散）与水混合后服方寸匕。

【提要】论少阴感寒咽痛的治疗。

【简释】唐宗海说："此言外感风寒，客于会厌，于少阴经而咽痛。此证余见多矣，喉间兼发红色，并有痰涎，声音嘶破，咽喉颇痛。四川此病多有，皆用人参败毒散即愈，盖即仲景半夏散及汤之意也。"（《伤寒论浅注补正》卷五）半夏散及汤方辛温开达，为治病求因之法。"若见咽痛而投寒凉，则反闭其邪，必致更重。如温病咽痛，脉证不同，治法亦异……此邪之来源所当辨也。"（章楠《伤寒论本旨》卷四）

【按】陈亦人："半夏散及汤，药用半夏、桂枝、甘草，乃是通阳散寒祛痰利咽，与少阴何涉？于咽痛证中提出，亦是为了鉴别，提示咽痛并非都是热证，也有寒证。《类方准绳》载有暴寒咽，用本方加生姜五片，可作旁证。"（《伤寒论求是·少阴病篇》）

【原文】少阴病，下利，白通汤主之。(314)

白通汤方：葱白四茎，干姜一两，附子一枚（生，去皮，破八片）。上三味，以水三升，煮取一升，去滓，分温再服。

【提要】论少阴病阳虚寒盛戴阳证的证治。

【简释】少阴病下利，白通汤主之，以方测证，可知其下利是少阴虚寒证，根据后条"下利脉微"，以及第317条通脉四逆汤方后加减法"面色赤者加葱九茎"来看，本条证候还应有脉微，面红如妆，肢冷，畏寒，舌苔白滑等阴盛于内，格阳于上的证候。白通汤由四逆汤去甘草之缓，加葱白破阴通阳而成。功能破阴回阳，宣通上下。

【按】白通汤证与通脉四逆汤证（317）均属阳气虚衰，阴盛格阳之证。白通汤证为阴寒内盛，格阳于上，故称阴盛戴阳证；通脉四逆汤证为阴寒内盛，格阳于外，故称阴盛格阳证。两者同中有异，需加以鉴别。

【原文】少阴病，下利，脉微者，与白通汤。利不（按：《脉经》卷七"利不"作"下利"）止，厥逆无脉[1]，干呕烦者，白通加猪胆汁汤主之。服汤，脉暴出[2]者死，微续[3]者生。（315）

白通加猪胆汁汤方：葱白四茎，干姜一两，附子一枚（生，去皮，破八片），人尿五合，猪胆汁一合。上五味，以水三升，煮取一升，去滓，内胆汁、人尿，和令相得，分温再服。若无胆，亦可用。

【注释】

[1] 无脉："言诊之而欲绝也"（吴谦）。

[2] 脉暴出：服药后脉象由微细欲绝骤然浮大而按之空豁无根，此烛尽焰高，故主死。《金匮要略》第十四篇第10条说："脉得诸沉，当责有水，身体肿重。水病脉出者，死。"此为急性病，曰"脉暴出"；彼为慢性病，曰"脉出"，彼此病机相类，所预示的预后相同，应互参。

[3] 微续：服药后，其脉由指下欲绝难寻而徐徐微续而出，为真阳渐回，故主生。

【提要】承上条论阴盛戴阳证服热药发生格拒的证治及预后。

【简释】本条应从两个方面理解：一是服了白通汤后病情变化的处理方法；二是服了白通加猪胆汁汤后病情出现顺、逆的不同转归。

服白通汤，不但无效，反而病情加重，由下利而成下利滑脱不止；脉微而至几乎无脉欲绝；更见厥逆等阳虚阴盛证候，所述"干呕，烦者"，此乃阳药被阴邪所格拒的缘故，并非药不对证，故仍主以白通汤，佐入苦降咸寒之猪胆汁、人尿以引阳入阴，此"从者反治"（《素问·至真要大论篇》）的道理，可避免再发生格拒，从而达到破阴回阳的目的。此外，胆汁、人尿还能滋补涸竭之阴液。"猪胆汁和人尿都是生物的代谢物质，能补体液，比草木的生津补液来得快，直接就被人吸收，吃了才有效。"（刘渡舟）

服白通加猪胆汁汤后，可能出现顺与逆两种转归：脉暴出是阴液枯竭，孤阳无依，完全发露于外，故为死候；脉微续是阴液未竭，阳气渐复之象，则预后较好。徐大椿说："暴出乃药力所迫，药力尽则气乃绝；微续乃正气自复，故可生也。"（《伤寒论类方·四逆汤类》）

【原文】少阴病，二三日不已，至四五日，腹痛，小便不利，四肢沉重疼痛，自下利者，此为有水气，其人或咳，或小便（按：《金匮玉函经》卷四、《外台秘要方》卷二"便"下并有"自"字）利，或下利，或呕者，真武汤主之。（316）

真武汤方：茯苓、芍药、生姜（切）各三两，白术二两，附子一枚（炮，去皮，破八斤）。上五味，以水八升，煮取三升，去滓，温服七合，日三服。若咳者，加五味子半升，细辛、干姜各一两；若小便利者去茯苓；若下利者，去芍药加干姜二两；若呕者，去附子加生姜，足前成半斤。

【提要】论少阴病阳虚水泛的证治。

【简释】少阴病，肾阳衰微而不能制水，则水寒之气浸淫内外。成无己说："腹痛者，寒湿内甚也；四肢沉重疼痛，寒湿外甚也；小便不利、自下利者，湿胜而水谷不别也。"（《注解伤寒论》）"或咳"以下诸或见证，是水饮变动不居所致，故用真武汤温阳利水为主方。此条应与太阳病篇的第82条真武汤证互参。

此条方后注四种或然症加减用药之义。尤在泾说："咳者，水寒射肺，气逆而不下也。成氏曰：五味子之酸，以收逆气，细辛、干姜之辛，以散水寒。小便利者，水已下趋，不必更利其水，故去茯苓。下利者，寒盛于内也。故去芍药加干姜，避寒而就温也。呕者，气逆于上也。故去附子，加生姜。二物辛热则同，而生姜善降逆，附子能行而不能下，则不同也。"（《伤寒贯珠集·少阴篇·少阴诸法》）

【按】真武汤证与附子汤证（305）皆为少阴病阳虚，皆表现身痛，而真武汤证之"四肢沉重疼痛"，为阳虚而水寒之气外攻于表；附子汤证之"身体痛，手足寒，骨节痛"，为阳虚而不能温煦四肢体表。两方用药，皆用炮附子、茯苓、白术、芍药，唯真武汤用生姜助附子温散水气，附子汤用人参助附子补益阳气。

【原文】少阴病，下利清谷，里寒外热，手足厥逆，脉微欲绝，身反不恶寒，其人面色赤，或腹痛，或干呕，或咽痛，或利止脉不出者，通脉四逆汤主之。（317）

通脉四逆汤方：甘草二两（炙），附子大者一枚（生用，去皮，破八片），干姜三两（强人可四两）。上三味，以水三升，煮取一升二合，去滓，分温再服。其脉即出者愈。面色赤者，加葱九茎；腹中痛者，去葱加芍药二两；呕者，加生姜二两；

咽痛者，去芍药加桔梗一两；利止脉不出者，去桔梗加人参二两。病皆与方相应者，乃服之。

【提要】论少阴病"里寒外热"的证治。

【简释】本条所述证候之病机是"里寒外热"，里寒是本质，是阳虚生内寒；外热是假象，是阴盛于内，格阳于外、戴阳于上之热。所述下利清谷，手足厥逆，脉微欲绝，是阳气虚衰，阴寒内盛之候；虚阳被格拒于外，故身反不恶寒，其人面色赤。"反不恶寒"的"反"字，是说阳虚本应恶寒，现"不恶寒"为格阳于外也。"其人面色赤"为面红如妆而娇艳，与阳明病"面合色赤"(206) 之满面通红不同。总之，"里寒外热"为通脉四逆汤的辨证关键。通脉四逆汤与四逆汤药味完全相同，只是干姜、附子的用量较大，温阳驱寒之力量更强。据方后加减法及名医经验，该方应加上两味药：一是大补元气的人参，一是通阳破阴的葱白，其回阳复脉之功与通阳救逆之力才更加切实。

此条方后注五种或然证加减用药之义，尤在泾说："面色赤，阳格于上也，葱中空，味辛，能通阳气；腹中痛，阴滞于里也，芍药味酸，能利阴气，止腹痛，故加之，葱通阳而不利阴，故去之；呕者，阴气上逆也，生姜之辛，可散阴而降逆；咽痛者，阳气上结也，桔梗之辛，可开阳结，去芍药者，恶其收也；利止脉不出，亡血也，故不利桔梗之散，而利人参之甘而能补也"（《伤寒贯珠集·少阴篇·少阴诸法》）。

【按】方后注将葱白列入加减法中，不少医家认为是传写之误，而通脉四逆汤中应有葱白。例如，汪琥说："据《条辨》（按：指方有执《伤寒论条辨》）云，通脉者，加葱之谓。其言甚合制方之意，况上证云脉微欲绝云云，其人面色赤，其文一直贯下，则葱宜加入方中，不当附于方后，虽通脉之力，不全在葱，实赖葱为引而效始神……原方中无葱白者，乃传写之漏，不得名通脉也。"（《伤寒论辨证广注·中寒脉证》）

柯韵伯更认为，通脉四逆汤中不但应有葱白，而且应有人参。他说："夫人参所以通血脉，安有脉欲绝而不用者？旧本乃于方后云，面色赤者加葱，利止脉不出者加参，岂非抄录者之疏失于本方，而蛇足于加法乎？"（《伤寒来苏集·伤寒附翼·少阴方总论》）

【原文】少阴病，四逆，其人或咳，或悸，或小便不利，或腹中痛，或泄利下重者，四逆散主之。(318)

四逆散方：甘草（炙），枳实（破，水渍，炙干）、柴胡、芍药。上四味，各十分，捣筛，白饮和服方寸匕，日三服。咳者，加五味子、干姜各五分，并主下利；悸者，加桂枝五分；小便不利者，加茯苓五分；腹中痛者，加附子一枚，炮令坼[1]；泄利下重者，先以水五升，煮薤白三升，煮取三升，去滓，以散三方寸匕，内汤中，煮取一升半，分温再服。

【注释】

[1] 坼（chè 彻）：裂开。

【提要】 辨阳郁四逆的证治。

【简释】 四逆之机，成因复杂。以方测证，本条所述"四逆"乃由于情志等原因，导致气血壅遏，气机不畅，阳气内郁，不能外达四末而手足厥冷（必不甚冷，乃手足不温）。其他五种或然症，皆为气机郁滞，导致肺、心、膀胱、胃肠等功能失常的表现，故用四逆散宣散气血之郁滞。本方用柴胡宣阳解郁使阳气外达，枳实破滞气，芍药和血，甘草缓中调胃。

此条方后注五种或然症加减用药之义。成氏曰："肺寒气逆则咳，五味子之酸，收逆气，干姜之辛，散肺寒，并主下利者，肺与大肠为表里，上咳下利，治则颇同；悸者寒多，心脉不通则心下鼓也，桂枝辛温，入心通阳气；小便不利，水聚于下也，茯苓甘淡，利窍渗水；腹中痛，寒胜于里也，附子辛温，散寒止痛；泄利下重，寒滞于下也，薤白辛温，散寒通阳气。"（《伤寒贯珠集·少阴篇·少阴诸法》）

【按】 本条曰"少阴病四逆"，这与四逆散功效主治不合，故历代注家对本条方证见解不一。以方测证，四逆散为疏畅气机之方，其主症"四逆"必为阳郁不达四末之机。如此方证，若硬要与"少阴病"联系，则只能作如下回答："此本肝胆之剂，而少阴用之者，为水木同源也"（李中梓）。有的注家认为，"四逆"为少阴病寒化证的主症之一，本篇列出此条阳郁四逆的四逆散证，是为了鉴别起见。此说也可能道出了仲景隐而未发之言。总之，从理论指导实践出发，解释本条应跳出"少阴病"的圈子，不要枸于句下。

【方歌】

> 柴芍枳草等分捣，阳郁气滞四逆散，
> 疏肝理气为祖剂，泄利下重薤白煎。

【原文】 少阴病，下利六七日，咳而呕渴，心烦不得眠者，猪苓汤主之。（319）

【提要】 论阴虚而水热互结的证治。

【简释】 少阴病下利，有寒热之分。本条下利，伴有咳而呕渴，心烦不得眠，为阴虚而水热互结证。水气偏渗于大肠则下利；水气犯肺则咳，犯胃则呕；水气内停而津不上布则渴；阴虚有热，上扰神明，则心烦不得眠。根据阳明病第223条所述："脉浮发热，渴欲饮水，小便不利者，猪苓汤主之。"则本条必具有小便不利。本条叙证与阳明猪苓汤证虽有不同，但其病机相同，故皆以猪苓汤利水清热滋阴。

【原文】少阴病，得之二三日，口燥咽干者，急下之，宜大承气汤。(320)

【提要】论燥实灼津真阴将竭治当急下。

【简释】本条急下证当是土燥水竭，只有急下阳明之实，才能救少阴之阴。"口燥、咽干"即燥实内结，蒸灼津液，肾阴损伤的反映。没有提到阳明肠腑燥实证，属于省文，绝不是仅据口燥、咽干而用急下。必须四诊合参，全面分析，始可不误。

【按】关于本条方证之病因、病机与主症，古今注家"仁者见仁，智者见智"。多数注家皆认为既曰急下，当有可急下之阳明腑实证，只有"口燥咽干"一证不足为凭，这是符合临床实际的。要抓住既有阳明胃实，又有少阴阴竭的病机。急下之旨，乃泻土存水，急泻阳明之实，以救少阴将竭之阴。

【原文】少阴病，自利清水，色纯青，心下必痛，口干燥者，急下 (按：赵本原为"可"字，此据成注本改之) 之，宜大承气汤。(321)

【提要】论热结旁流火炽津枯治当急下。

【简释】本条少阴病，亦指真阴耗伤而言。燥实内结，迫液旁流，故"自利清水，色纯青"，所下皆污水而臭秽难闻，此即《素问·至真要大论篇》所谓"暴注下迫，皆属于热"之证候；燥实内阻而胃肠之气壅滞不通，故"心下必痛"，心下指脘腹而言；燥热灼伤真阴，故"口干燥"。亦当急下阳明之实，以救垂绝之阴。此为通因通用之法，只有实邪去，利始能止，阴始能存。

【原文】少阴病六七日，腹胀不大便者，急下之，宜大承气汤。(322)

【提要】论肠腑阻滞土实水竭治当急下。

【简释】本条同样是阳明燥实灼伤肾阴，故宜急下。突出腹胀不大便，说明燥屎内结，壅滞的程度很甚，必非一般腹胀，而是腹满不减，减不足言，故急于攻下以存阴。钱天来说："然必验其舌，察其脉，有不得不下之势，方以大承气汤下之耳。"(《伤寒溯源集》卷九) 尤在泾说："腹胀不大便，土实之征也。土实则水干，故非急下不可。夫阳明居中，土也，万物所归，故无论三阳三阴，其邪皆得还入于胃，而成可下之证。然太阴传阳明，脏邪还腑，为欲愈也。厥阴传阳明者，木邪归土，不能复木也。惟少阴则肾邪入胃，而胃实复将消肾，故虽并用下法，而少阴之法，视太阴厥阴为加峻矣。"(《伤寒贯珠集·少阴篇·少阴诸法》)

【按】前文阳明病第 252~254 条论急下三证，与本篇论少阴病急下三证，可综合探讨，详见前文。

【原文】少阴病，脉沉者，急温之，宜四逆汤。(323)

【提要】论急温之脉。

【简释】尤在泾："此不详何证，而但凭脉以论治，曰少阴病，脉沉者，急温之，宜四逆汤。然苟无厥逆恶寒下利不渴等证，未可急与温法。愚谓学者当从全书会通，不可拘于一文一字之间者，此又其一也。"(《伤寒贯珠集·少阴篇·少阴诸法》)

【按】张志聪说："此承上文急下而并及于急温，意谓少阴水火主气，病火热在上而无水阴相济者，宜急下；病阴寒在下而无阳热之化者，当急温，缓则如焚如溺矣。夫病有缓急，方有大小，若以平和汤治急证者，与庸医杀人同律。夫元气发原于下，从中土而达于四肢。脉沉乃生气不能从下而中，故用下焦之附子，配中焦之炙草、干姜。若中焦为病而生原无恙者，止用理中丸而不必附子矣。"(《伤寒论集注》卷中) 徐大椿说："四逆汤虽能救急驱寒，然元气将脱，病在垂危者，非加人参不为功。"(《伤寒约编》卷六)

【原文】少阴病，饮食入口则吐，心中温温[1]欲吐，复不能吐，始得之，手足寒，脉弦迟者，此胸中实[2]，不可下也，当吐之。若膈上有寒饮[3]，干呕者，不可吐也，当温之，宜四逆汤。(324)

【注释】

[1] 温温（yùn 晕）：积结之义。"温"与"蕴"通。

[2] 胸中实："为胸中痰实"（陈念祖），"痰壅而上塞也"（方有执）。

[3] 膈上有寒饮："虚寒从下上，而阻留其饮于胸中，究非胸中之病也，直从四逆汤急温其下矣"（程应旄）。

【提要】辨胸中痰实宜吐与膈上有寒饮宜温的证治。

【简释】尤在泾："肾者，胃之关也，关门受邪，上逆于胃，则饮食入口即吐，或心中温温欲吐而复不能吐也。夫下气上逆而为吐者，原有可下之例，如本论之哕而腹满，视其前后，知何部不利者而利之，《金匮要略》之食已即吐者，大黄甘草汤主之是也。若始得之，手足寒，脉弦迟者，胸中邪实而阳气不布也，则其病不在下而在上，其治法不可下而可吐，所谓因其高者而越之也。若膈上有寒饮而致干呕者，则复不可吐而可温，所谓病痰饮者，当以温药和之也。故实可下，而胸中实则不可下；饮可吐，而寒饮则不可吐。仲景立法，明辨详审如此。"(《伤寒贯珠集·少阴篇·少阴诸法》)

【原文】少阴病，下利，脉微涩，呕而汗出，必数更衣，反少者，当温其上，灸之。(325)

【提要】论少阴病阳虚气陷的灸治法。

【简释】少阴病下利，脉见微涩，微为阳虚，涩为血少，为真阴真阳两伤之候。阳虚而阴邪上逆则呕；阳虚而卫外不固则汗出；阳虚而气下陷，故数更衣；阴津不足则无物可下，故量反少。本证不但阳气阴血两虚，而且是阳虚气陷，故宜用灸法（如灸百会穴）以温其上，庶可阳升而下利自止。

小　结

本篇为辨少阴病脉证并治。少阴病本证，分寒化证和热化证两大类型。寒化证是心肾阳虚，阴寒偏盛，以脉微细，但欲寐为审证提纲。由于阴盛阳虚，除提纲脉证外，多伴有畏寒蜷卧，四肢厥逆，下利清谷，小便清白等症。治疗原则是扶阳抑阴。如脾肾阳虚，中外皆寒的，治宜四逆汤温运脾肾之阳；阴盛于内，格阳于外的，治宜通脉四逆汤温通内外阳气；阴盛于内，格阳于上的，治宜白通汤温通上下阳气；服用温阳方药发生格拒的，治以白通加猪胆汁汤咸苦反佐。若少阴病，下利便脓血，滑脱不禁的，治宜桃花汤涩肠固脱。若元阳虚衰，寒湿痹痛的，治宜附子汤温经回阳，散寒除湿。若阴盛阳虚兼水气浸渍，治宜真武汤温肾阳，利水气。若真阴真阳两虚，气陷下利的，法当升提阳气，固脱止陷，宜用灸法"温其上"。

热化证主要指阴虚阳亢证，如心中烦不得卧证，治宜黄连阿胶汤滋阴清火。若阴虚有热兼水气不利，治宜猪苓汤滋阴清热利水。此外，若阳气内郁所致的手足厥冷等症，治宜四逆散疏理气机。

少阴咽痛证，因为虚火上炎者，治宜猪肤汤；因为客热上扰者，治宜甘草汤或桔梗汤；因为咽伤生疮者，治宜苦酒汤；因为客寒上犯者，治宜半夏散及汤。

少阴病为里虚证，在治疗上一般禁用汗、下等祛邪之法，但也不是绝对的，如果少阴病阳虚兼太阳表邪，治宜温经解表，可选用麻黄细辛附子汤或麻黄附子甘草汤。若少阴病真阴亏虚并阳明燥实，治宜大承气汤急下存阴。

少阴病的病情危重，预后的判断极其重要。就寒化证来说，主要取决于阳气的存亡，阳回者，可治；阳不回者，预后不良。关于热化证的预后，论中未有论及，应是取决于阴液的存亡，阴存者，可治；阴亡者，死。后世温病学说对温热伤阴的证治有详细的补充发挥，应当参考。

辨厥阴病脉证并治

《伤寒论》对厥阴病的辨证论治是第326~381条，共56条。

厥阴指足厥阴肝经、手厥阴心包经及其所络属的脏腑。足厥阴之脉起于足大趾，沿下肢内侧中线上行，环阴器，抵少腹，挟胃属肝络胆，上贯膈，布胁肋，上行连目系，出额与督脉会于巅顶。手厥阴之脉起于胸中，出属心包络，下膈，络三焦；其支者，循胸出胁上，抵腋下，循上臂内侧中线入肘中，下前臂行两筋之间入掌中，至中指出其端。

厥阴肝经为风木之脏，主藏血而内寄相火，性喜条达，功擅疏泄，与脾胃的受纳运化有密切的关系。因此，厥阴病大多表现为肝气犯胃乘脾的胃热脾寒证。这既不同于太阴病的脾虚寒证，也不同于少阴病的心肾阳虚或肾阴虚心阳亢证，而是上热下寒的寒热错杂证。

厥阴为三阴之尽，厥阴病大多由他经传变而来，既可由太阴、少阴传入，又可由三阳经内陷。其中与少阳经的关系尤为密切，因为厥阴、少阳相表里，少阳病邪易传入厥阴，而厥阴病阳复亦可转出少阳。

在《伤寒论》各篇中，古今注家都有争议的条文，而厥阴病篇最多。有的注家质疑该篇"是千古疑案"，认为"是杂凑成篇"。相比较而言，该篇条文确实不像以前"三阳二阴"病脉证并治那样有章法、有条理；那样文如旋螺，丝丝入扣；那样文简意深，回味无穷！但是，通过反复研习，就会认识到，该篇内容具有一定的规律可循。陈亦人总结性地说："从该篇的内容结构来看，虽然比较复杂，但是杂而有章，全篇56条，约可分为四节：第一节326~329条，和其他五经的体例基本一致（按：指该经病的提纲证、欲愈之脉、欲愈之症及欲解之时等四类条文）。第二节330~357条，讨论厥阴病常见证之一厥证的病机、特征、治则以及其他一些厥证的辨治。第三节358~375条，讨论厥阴病另一常见证下利的病机与证治。第四节376~381条，概述了呕、哕证的治则以及干呕、头痛的主方。其中贯穿着厥热胜复辨证以及疑似除中证的诊断等。"（《〈伤寒论〉求是》第109页）

【原文】厥阴之为病，消渴[1]，气上撞（按：《伤寒总病论》卷一作"冲"）心，心中疼热，饥而不欲食，食则吐蛔（按：《脉经》卷八作"食即吐"），下之，利不止（按：《伤寒总病论》卷一此句下有"乌梅丸主之"五字）。（326）

【注释】

[1] 消渴：指口干渴思饮，饮水后很快地又渴起来。如此表现，临床上或为热病过程中症状之一；或为杂病消渴病（糖尿病）主症之一。

【提要】论厥阴病提纲证。

【简释】足厥阴肝为风木之脏，内寄相火，木能疏土，参与消化，病入厥阴则木火上炎，疏泄失常，因而发生肝胆脾胃或心脏病变等复杂证候。一方面木火燔炽，津液被耗，所以消渴；肝气横逆，所以气上撞心；厥阴经脉挟胃贯膈，肝经气火循经上扰，所以心中疼热，嘈杂似饥；由于肝木乘脾，脾虚不能运化，所以不欲食；食则吐蛔为或然症，是说如果肠中素有蛔虫，脾虚肠寒则蛔不安，蠕动上行而吐出。若误用下法，必致中气更伤，下寒更甚，从而发生下利不止的变证。

【按】对此厥阴病首条，古今注家见解不一，但大多数认为此条为厥阴病寒热错杂证的提纲。

【原文】厥阴中风，脉微浮，为欲愈；不浮，为未愈。（327）

【提要】论厥阴经自受风邪的凭脉辨证。

【简释】尤在泾："此厥阴经自受风邪之证。脉微为邪气少，浮为病在经，经病而邪少，故为欲愈。或始先脉不微浮，继乃转而为浮者，为自阴之阳之候，亦为欲愈，所谓阴病得阳脉者生是也。然必兼有发热微汗等候，仲景不言者，以脉赅证也。若不浮，则邪著阴中，漫无出路，其愈正未可期，故曰不浮为未愈。"（《伤寒贯珠集·厥阴篇·厥阴诸法》）

【原文】厥阴病，欲解时，从丑至卯上[1]。（328）

【注释】

[1] 从丑至卯上：丑（1~3）时、寅（3~5）时、卯（5~7）时，指从凌晨1时（点）始至7时（点）之内的6个小时时间。张令韶："少阳旺于寅卯，从丑至卯，阴尽而阳生也。厥阴病解于此时者，中见少阳之化也。"

【提要】推测厥阴病欲解之时。

【简释】尤在泾："厥阴属风木之脏，寅卯为木王之时，脏气胜而邪气解，亦如三阳及太少二阴之例也。"（《伤寒贯珠集·厥阴篇·厥阴诸法》）

【按】六经病皆有"欲解时"一条，其综合探讨详见第9条。

【原文】厥阴病，渴欲饮水者，少少与之愈。（329）

【提要】论厥阴病阳复的口渴症。

【简释】本条所述"渴欲饮水者"，为厥阴病阳回气暖，求水自滋，当少少与之，以和胃气，自可向愈。

【原文】诸四逆厥者，不可下之，虚家亦然。（330）

【提要】论虚寒厥逆证禁用攻下之法。

【简释】厥逆之证，有虚寒、实热之分。后文第335条曰"厥应下之"，是针对"厥深者热亦深"而言。本条曰"诸四逆厥者，不可下之"，当指虚寒性的厥逆而言。阳气衰微，阴寒内盛所致的四肢厥冷，急当温经回阳，当然严禁攻下。接着提出"虚家亦然"，这是进一步说明，凡阴虚、阳虚及所有正气亏虚之人，均不可用下法。

【原文】伤寒先厥，后发热而利者，必自止；见厥复利。（331）

【提要】论厥热胜复乃阴阳进退生死之机。

【简释】伤寒病深入厥阴，病愈之机全赖阳气来复。阳长阴退，即是生机；阴胜阳消，则入危境。本条所言证候，先有厥冷，则标志阴寒盛而阳气衰，可推知此证不仅见厥，并且伴随虚寒下利。在此过程中，若病人出现发热而肢温脉回，则标志着阳气来复，阴寒之邪渐退，下利亦会随之停止，则病可向愈；若肢厥复见，下利随之复作，这表明正不胜邪，病情又加重。

【按】本条与下文332、333、334、336、341、342等七条皆论厥热胜复证，应互参。

【原文】伤寒始发热六日，厥反九日而利。凡厥利者，当不能食，今反能食者，恐为除中[1]一云消中。食以索饼，不（按：《伤寒补亡论》卷七"不"作"若"）发热者，知胃气尚在，必愈，恐暴热来出（按："出"字疑是衍文）而复去也。后三（按：成注本无"三"字）日脉之[2]，其热续在者，期之旦日夜半愈[3]。所以然者，本发热六日，厥反九日，复发热三日，并前六日，亦为九日，与厥相应[4]，故期之旦日夜半愈。后三日脉之而脉数，其热不罢者，此为热气有余，必发痈脓也。（332）

【注释】

[1]除中：病名，是胃气败绝而反能食的一种反常现象。

[2]脉之：为他诊脉。"脉"，名词用作动词。

[3]期之旦日夜半愈：预料病人第二日半夜就会好。"期"，预期，预料。"旦日"，明日，第二天。

[4]相应：相等。

【提要】本条文字冗繁，其大意是从厥与热日数相较，辨阴阳胜负之机，并辨除中证。

【简释】尤在泾："伤寒始发热六日，厥反九日而又下利者，邪气从阳之阴，而盛于阴也。阴盛则当不能食，而反能食者，恐为除中。中者，胃中之阳气也；除者，去而尽之也，言胃气为邪气所迫，尽情发露，不留余蕴也。不发热，不字当作若，谓试以索饼食之，若果胃气无余，必不能蒸郁成热，今反热者，知胃气尚在，非除中之谓矣。而又恐暴热暂来而复去，仍是胃阳发露之凶征也。后三日脉之，而其热仍在，则其能食者，乃为胃阳复振无疑，故期至旦日夜半，其病当愈。所以然者，本发热六日，厥反九日，热少厥多，其病当进，兹复发热三日，并前六日，亦为九日，适与厥日相应，故知其旦日夜半，其病当愈。旦日，犹明日也。然厥与热者，阴阳胜负之机，不可偏也，偏于厥，则阴胜而碍阳矣；偏于热，则阳胜而碍阴矣。后三日脉之，而脉反加数，热复不止，则阳气偏胜，必致伤及营血，而发为痈脓也。"（《伤寒贯珠集·厥阴篇·厥阴诸法》）

【按】对文中"食以索饼"一句，注解《伤寒论》的第一家成无己曰"食以索饼试之"。此后许多注家都沿用此解，未加剖析。惟方有执具体分析说："'食以'之'食'，与'饲'同。索，当作素……谓以素常所食之饼饵饲之，以颐其意也。一说无肉曰素，谓令不犯食禁也。"笔者赞成释"食"（sì 寺）为"饲"，此乃使动用法，即"食以索饼"指拿饼给病人吃。而"索"之为义，愚认为有二：一是长条类面食；二是病人讨要、索取之义。《千金翼方》"食以索饼"作"食之黍饼"。总之，"除中"而求食，给病人以谷类做成的面食，好消化也。

【原文】伤寒脉迟，六七日，而反与黄芩汤彻其热，脉迟为寒，今与黄芩汤复除其热，腹中应（按：《千金翼方》卷十无"应"字）冷，当不能食，今反能食，此名（按：《金匮玉函经》卷四、《伤寒总病论》卷一并作"为"）除中，必死。(333)

【提要】承上文再论"除中"的成因、特点及其预后。

【简释】脉迟为寒，不可用苦寒方剂，反用黄芩汤除其热，以寒治寒，必致胃气大伤，如果胃气垂绝，则可能发生反能食的"除中"证。脉迟、下利为寒，是医者的一般常识，为何会反予黄芩汤彻其热？这可能当阳复发热之际，医者误作热利而误用黄芩汤，故造成除中危候。

【按】以上二条论"除中"证的预后，这充分说明了脾胃乃后天之本，有胃气则生，无胃气则死。

【原文】伤寒先厥后发热，下利必自止，而反汗出，咽中痛者，其喉为痹（按：《诸病源候论》卷七作"甚为喉痹"）。发热无汗，而利必自止；若不止，必便脓

血。便脓血者，其喉不痹。（334）

【提要】论阳复病愈及阳复太过的变证。

【简释】伤寒先厥后发热，如果属于阴邪退而阳气复，则虚寒下利必随之自止。但阳复不可太过，太过则变为邪热，又会发生新的变证。随着热邪所伤的部位不同，变证也有所不同。或热邪上灼咽喉，则发生喉痹。或热邪内伤血络，则便下脓血。"余疑此条证，或于发厥之时，过服热药而至于此，学者临证宜细辨之。"（汪琥《中寒论辨证广注》卷中）

【原文】伤寒一二日，至四五日厥者，必发热，前热者后必厥，厥深者热亦深，厥微者热亦微。厥应下之，而反发汗者，必口伤烂赤[1]。（335）

【注释】

[1] 口伤烂赤：口舌生疮，红肿糜烂。

【提要】论热厥的证候特点与治疗宜忌。

【简释】伤寒一二日至四五日，或更多时日而厥者，必发热，发热在前而厥在后，此为热厥的特点。热厥是因邪热内郁，阻遏阳气，阳气不能外达四肢也。热厥在肢厥的同时，必具有其他里热证候，此处仅以发热为例。由于热邪郁伏有浅深，四肢厥冷的程度也就有轻重之异。热邪郁遏深重，则不仅手足厥冷，甚至四肢厥冷，而热邪郁遏较轻，则厥冷亦微，所谓"厥深者热亦深，厥微者热亦微"，就是这个道理。"厥应下之"是指热厥的治疗原则，所谓"下之"应包括清透法，而非专指攻下法。热厥因阳明肠腑燥实者，自宜治以攻下；若腑实未见，而是无形邪热内郁，则当用清热透邪法。热厥不可发汗，假使误发其汗，势必劫夺津液，导致热邪更炽，火热上炎，则可能发生"口伤烂赤"等变证。

【按】本条与第330条合看，可知寒厥与热厥的治法迥然不同。此因热邪深伏致厥，故云"厥应下之"；彼因里气虚寒致厥，故云"不可下之"。

厥证是厥阴病篇论述的主要证候之一。热厥与寒厥的三个辨证要点：①辨发厥之时日。先发热而后发厥者，为热厥，亦称"阳厥"，此"乃传经邪热，阳极似阴之证"（汪琥）；初得病即发厥者，为寒厥，亦称"冷厥""阴厥"。②辨发厥之特点。热厥"手掌温，指梢亦温"，或"爪指有时而温"；寒厥"爪指时时常冷"，绝无暂温之时也。③辨四诊不同表现。热厥与寒厥不仅发厥的特点不同，更有舌、脉、症等四诊表现的诸多不同。例如：热厥与寒厥虽然皆可表现沉脉，而有力与无力及兼脉必然不同。其舌象，热厥舌红赤而苔黄燥；寒厥舌淡嫩而苔白润。若四诊不全符合，则应去伪存真，透过表象抓住本质，取舍之间求本而存真也。

热厥"厥应下之"之法，可辨证采用四逆散、白虎汤、承气汤类，这三类方代表了行气解郁法、清热透邪法、泄下通腑法，再加上"救营血而息肝风"之凉血息风法，则是四法。

总之，热厥者，"厥应下之"，凡是泄热之法之方之药，皆可谓"下之"也。寒厥者，厥应温之，方如四逆之类也。

【原文】伤寒病，厥五日，热亦五日，设六日当复厥，不厥者自愈。厥终不过五日，以热五日，故知自愈。(336)

【提要】厥与热日数相等为向愈的证候。

【简释】尤在泾："伤寒厥五日，热亦五日者，阴胜而阳复之也。至六日，阴当复胜而厥，设不厥，则阴退而邪解矣，故自愈。夫厥与热，阴阳消长之兆也，兹初病至终，其厥不过五日，而厥已易热，亦得五日，是其复之之数，当其胜之之数，所谓有阳则复，无太过，亦无不及，故知其病自愈也。"(《伤寒贯珠集·厥阴篇·厥阴诸法》)

【原文】凡厥者，阴阳气不相顺接，便为厥。厥者，手足逆冷是也。(337)

【提要】论厥的病机与主症特点。

【简释】"凡"字冠首应当品味，综观全书并结合临床，厥之成因，不仅阳虚之寒厥与阳郁之热厥，举凡水饮、痰湿、瘀血、气滞以及蛔虫等，皆可导致气血不调，阴阳失和，甚则"阴阳气不相顺接，便为厥"。因此，对厥证要辨证求因，治病求本，方不致误。尤在泾："按经脉，足之三阴三阳，相接于足十指，手之三阴三阳，相接于手十指，故阴之与阳，常相顺接者也。若阳邪内入，阴不能与之相接，而反出于外，则厥；阴邪外盛，阳不能与之相接，而反伏于中，亦厥，是二者，虽有阴阳之分，其为手足逆冷一也。"(《伤寒贯珠集·厥阴篇·厥阴诸法》)

【原文】伤寒，脉微而厥，至七八日肤冷，其人躁无暂安时者，此为脏厥[1]，非蛔厥[2]也。蛔厥者，其人当吐蛔。令 (按：《金匮玉函经》作"今"字) 病者静，而复时烦者，此为脏寒[3]。蛔上入其膈，故烦，须臾复止，得食而呕，又烦者，蛔闻食臭出，其人常自吐蛔。蛔厥者，乌梅丸主之。又主久利。(338)

乌梅丸方：乌梅三百枚，细辛六两，干姜十两，黄连十六两，附子六两 (炮，去皮)，当归四两，蜀椒四两 (出汗[4])，桂枝六两 (去皮)，人参六两，黄柏六两。上十味，异捣筛，合治之。以苦酒渍乌梅一宿，去核，蒸之五斗米下，饭熟捣成泥，和药令相得，内白^[5]中，与蜜杵^[6]二千下，丸如梧桐子大，先食^[7]饮服十丸，日三服，稍加^[8]至二十丸。禁生冷、滑物、臭食等。

【注释】

[1] 脏厥：内脏阳气衰微引起的四肢厥冷，甚至周身"肤冷"及脉微，躁动不安等，此阳亡病危之兆。

[2] 蛔厥：因蛔虫窜扰导致腹中剧痛而手足厥冷等。

[3] 脏寒：指肠寒。

[4] 出汗：以微火炒蜀椒，使其中的水分与油质向外蒸发。

[5] 臼（jiù 旧）：中部下凹的舂米器具。

[6] 杵（chǔ 楚）：捣也。

[7] 先食：饭前空腹服药。

[8] 稍加：渐渐增加。

【提要】论脏厥的脉症特点与蛔厥证治。

【简释】本条重点是讨论蛔厥的证治。首先提出脏厥，目的在于与蛔厥作鉴别。脉微而厥，至七八日，不但肢厥，发展到周身俱冷，并且躁扰无片刻安宁，乃阳气衰微，脏气垂绝的"脏厥"危候，非蛔厥也。尤在泾："蛔厥者，蛔动而厥，其人亦躁，但蛔静则躁亦自止，蛔动则时复自烦，非若脏寒（按：几个版本皆为"寒"，疑为"厥"字之误）之躁无有暂安时也。然蛔之所以时动而时静者，何也？蛔性喜温，脏寒则蛔不安而上膈；蛔喜得食，脏虚则蛔复上而求食，甚则呕吐，涎液从口中出。按古云：蛔得甘则动，得苦则安；又曰：蛔闻酸则静，得辛热则止。故以乌梅之酸，连、柏之苦，姜、辛、归、附、椒、桂之辛，以安蛔温脏而止其厥逆，加人参者，以蛔动中虚，故以之安中而止吐，且以御冷热诸药之悍耳。"（《伤寒贯珠集·厥阴篇·厥阴诸法》）吕震名："此方主治蛔厥，其妙处全在米饭和蜜，先诱蛔喜。此方虽寒热错杂，但温脏之力居多，又得乌梅之酸涩以固脱，故又主久利。"（《伤寒寻源·下集》）

【按】魏念庭说：此条脏寒之"脏字即指胃，《黄帝内经》十二脏，并腑以言脏也"。然而，就蛔虫为肠道寄生虫来说，胃应该是指肠道。"蛔上入其膈"的"膈"，才是指胃，应包括胆道在内。蛔厥颇似胆道蛔虫病。该病主要临床表现为：剑突下或右上腹发生强烈阵发性绞痛，有钻顶感，或放射到右肩部，常伴有恶心、呕吐，吐出胆汁或蛔虫。这补充了原文隐而未言之证候。应当明确，《金匮要略》第19篇已指出"蛔虫之为病，令人吐涎，心痛，发作有时"等特点。

乌梅丸为厥阴病之主方，是蛔厥之专方。凡急病危症与各种杂病，表现为虚实互见，寒热错杂证，均可考虑以乌梅丸（法）或改汤加减治之。清代温病大家叶天士、吴鞠通等即以乌梅丸加减化裁，治疗许多热病与杂病。

【方歌】

乌梅丸中柏连姜，参桂椒辛归附当，

寒热错杂厥阴病，蛔厥久利得安康。

【原文】 伤寒，热少厥微，指头寒，嘿嘿不欲食，烦躁数日，小便利，色白者，此热除也，欲得食，其病为愈；若厥而呕，胸胁烦满者，其后必便血。（339）

【提要】 论热厥轻证的两种转归。

【简释】 伤寒热少厥微，为热厥轻证。由于里热较轻，阳气内郁不甚，故仅表现指头寒；默默不欲食，烦躁及小便色黄，为肝胆气郁有热的表现。本证有向愈或增剧两种转归：一是数日之后，小便由黄变为白色，为里热已除；欲得食乃胃气亦和，可知其病情向愈。一是手足厥冷加重，并伴有呕吐，胸胁烦满等症，表明热邪转甚，若再进一步发展，热邪损伤阴络，则可发生便血等变证。

【原文】 病者手足厥冷，言我不结胸（按：《伤寒总病论》卷一无"言我不结胸"五字），小腹满，按之痛者，此冷结在膀胱关元[1]也。（340）

【注释】

[1] 膀胱关元：概指下焦部位。关元穴在脐下三寸，为任脉经穴，亦是足三阴经与任脉的交会穴。

【提要】 论寒冷凝结肝经证候。

【简释】 尤在泾："手足厥冷，原有阴阳虚实之别。若其人结胸，则邪结于上而阳不得通，如后所云'病人手足厥冷，脉乍紧，邪结在胸中，当须吐之'，以通少阳气者也。若不结胸，但少腹满，按之痛者，则是阴冷内结，元阳不振，病在膀胱关元之间。必以辛甘温药，如四逆、白通之属，以救阳气而驱阴邪也。"（《伤寒贯珠集·厥阴篇·厥阴诸法》）

【按】 此条较费解，其病机，沈元凯、章楠认为是"寒邪直中少阴而入腑者，则为冷结膀胱"。魏荔彤则认为"此条乃申解厥阴病直中之寒邪起于少阴之由……由于肾阳素虚，寒邪自下中之，既中乎少阴，遂达于厥阴"。关于治法，程知、周扬俊认为"此当用温、用灸"。处方，古代吴谦，现代刘渡舟皆主张用当归四逆加吴茱萸生姜汤。

【原文】 伤寒发热四日，厥反三日，复热四日，厥少热多者，其病当愈。四日至七日，热不除者，必便脓血。（341）

【提要】辨厥少热多当愈与热复太过变证。

【简释】吴谦："伤寒邪在厥阴，阳邪则发热，阴邪则厥寒，阴阳错杂，互相胜复，故或厥或热也。伤寒发热四日，厥亦四日，是相胜也。今厥反三日，复热四日，是热多厥少，阳胜阴退，故其病当愈也。当愈不愈，热仍不止，则热于阴，其后必便脓血也。"（《医宗金鉴》卷八）医者应在热复太过之时清热凉血，热邪去，阴络免受损伤，则无便脓血之患。

【原文】伤寒厥四日，热反三日，复厥五日，其病为进。寒多热少，阳气退，故为进也。（342）

【提要】承上条论阴盛阳衰为病进。

【简释】厥是阴盛，热是阳复。本条根据厥的日数多于发热的日数，判断为阴盛阳衰，故主病进。如此证候，宜四逆汤类，扶助阳气。

【按】上条言热胜于厥而伤阴血，此条言厥胜于热而伤阳气。"二条总以邪胜则厥，正胜则热。所以厥者，以厥阴脏中本无真阳也，故厥阴证中喜其发热者，以正胜也，正胜则邪退，故当愈也。假使热气太过，则其热非正气之复而为有余之邪，故肝脏之血为热所逼，疾走下窍，势所必然。若寒多热少，又是正不胜邪，其病为进。故曰邪与正气不两立也。"（周扬俊《伤寒论三注》卷八）

【原文】伤寒六七日，脉微，手足厥冷，烦躁，灸厥阴[1]，厥不还者，死。（343）

【注释】

[1] 灸厥阴：灸什么地方注家见解不一，或曰灸足厥阴肝经之大敦、太冲，或曰灸任脉之神阙、气海、关元，或曰灸其五俞，总之，所灸之穴，是为了通阳、补阳、回阳。人以阳气为本，阳回则生，阳亡则死。

【提要】补述脏厥的挽救之法。

【简释】本条所述证候，即第338条所论及的"脏厥"，而补述其救治之法。如此微弱欲绝之脉，躁无暂安时之症，乃脏中真阳欲脱，而神气浮越之危候。治之应争分夺秒，四逆汤等恐缓不及事，惟灸法可及时挽救。灸治之时，还应准备汤药，两法缓急兼备，以防万一，以尽职责。

【原文】伤寒发热，下利厥逆，躁不得卧者，死。（344）

伤寒发热，下利至甚，厥不止者，死。（345）

【提要】以上二条论述阴先竭而阳后绝的危候。

【简释】尤在泾："伤寒发热，下利厥逆者，邪气从外之内而盛于内也。至躁不得卧，则阳气有立亡之象，故死。此传经之邪，阴气先竭而阳气后绝者死。发热，下利厥逆，证与上同。而下利至甚，则阴欲亡，厥逆不止，则阳亦伤，虽不躁，犹死也。此亦传经之邪，阴先竭而阳后绝者也。"（《伤寒贯珠集·厥阴篇·厥阴诸法》）

【原文】伤寒六七日，不利，便（按：《金匮玉函经》卷四作"忽"；《诸病源候论》卷八作"更"）发热而利，其人汗出不止者，死，有阴无阳故也。（346）

【提要】论阴盛亡阳而汗出不止等危候。

【简释】尤在泾："寒伤于阴，至六七日发热者，阳复而阴解，虽下利犹当自止，所谓伤寒先厥后发热而利者，必自止也。乃伤寒六七日，本不下利，而忽热与利俱见，此非阳复而热也，阴内盛而阳外亡也。若其人汗出不止，则不特不能内守，亦并无为外护矣，是谓有阴无阳，其死必矣。"（《伤寒贯珠集·厥阴篇·厥阴诸法》）

【按】刘渡舟先生说："在临床上观察，有人临死的时候出了一身的汗，叫泄尸汗，因为亡阳了；也有人临死前排大便，因为大气下陷了；也有人一喘就死了，因为阳气上越了。'不知其生，焉知其死。'这一条告诉我们，凡是格阳之病均怕出汗，一出汗就有性命的危险。我学徒的时候见过一个老医生，他在看病的时候，属于老人阳虚的，就问出汗没出汗，有的时候用手摸一摸，他最怕病人出汗，为什么？出汗亡阳，就得用参附汤、四逆汤、六味回阳饮，赶快保护阳气之根，使阳气不要飞越。"（《刘渡舟伤寒论讲稿》第356页）

【原文】伤寒五六日，不结胸，腹濡，脉虚复厥者，不可下，此亡血，下之，死。（347）

【提要】论血虚致厥的脉证及治禁。

【简释】本条是腹诊与脉诊结合对厥证的辨证。伤寒五六日，邪热传里，若邪热与痰水相结，则成结胸证。本条举出"不结胸"，又提出腹部按之柔软，为里无实邪结聚，决非热证、实证。脉虚主正气亏虚，不能荣养四末，故手足厥冷，治宜养血温经。血虚肠燥，可致大便难，若误用攻下，则营血更伤，使病情恶化，甚至导致死亡。

【按】以上第343~347条，张仲景讲了5种濒临死亡之证候。总结这些证候特点，明确其机制，以提高诊断危急重症的水平。五条所述证候，有的相同，有的不同，有联系，有侧重；所述治法，只第343条提出"灸厥阴"，临床应举一反三，凡危在旦夕之病，都应及时采用简、便、廉、验的灸法或/和针刺之法，并且充分发挥中医与西医的不同优势，以抢救生命。

【原文】 发热而厥（按：《脉经》卷七、《金匮玉函经》卷四、《千金翼方》卷十"发热"上并有"伤寒"二字），七日，下利者，为难治。（348）

【提要】 论邪气盛而里气虚，病虽未死，亦为难治。

【简释】 尤在泾："发热而厥者，身发热而手足厥，病属阳而里适虚也。至七日，正渐复而邪欲退，则当厥先已而热后除，乃厥热如故，而反加下利，是正不复而里益虚矣。夫病非阴寒，则不可以辛甘温其里，而内虚不足，复不可以苦寒坚其下，此其所以为难治也。"（《伤寒贯珠集·厥阴篇·厥阴诸法》）

【原文】 伤寒脉促，手足厥逆，可灸之。（349）

【提要】 论阳虚脉促而厥逆者可用灸法。

【简释】 一般说来，脉促为阳盛之象。本条所述脉促与手足厥冷并见，脉证似不相符，如果说脉促属阳热亢盛，则手足厥逆当属热厥，既为热厥，岂有用灸法治疗之理？其实，脉促者阳盛有之，阳气虚极亦有之。钱天来指出："此所谓脉促者，非结促之促，乃短促之促也。阴邪太盛，孤阳不守，故脉作虚数而短促。"（《伤寒溯源集》卷十）汪琥更明确指出："人但知阴证之脉微迟，或绝不至，此其常，今特言脉促者，此其变，合常与变而能通之，始可以言医矣。"（《伤寒论辨证广注》卷十）总之，本条脉促必是虚数无力，应属阴盛阳虚，故用灸法以温经通阳。

【按】 本条脉症，尤在泾认为是由于"阳之郁"，"灸之所以引阳外出"。笔者不赞同这种解释。果如此，岂不是以火助阳，"火气虽微，内攻有力，焦骨伤筋，血难复也"（116）。

【原文】 伤寒，脉滑而厥者，里有热，白虎汤主之。（350）

【提要】 论热厥的证治。

【简释】 脉微而厥为寒厥，脉滑而厥为热厥。若阳极似阴之证，辨脉至关紧要。本条方证除"脉滑而厥"之外，必有呼吸气粗，舌红苔黄，口渴烦躁，小便短赤等里热亢盛证候。热厥有下法与清法，治用白虎汤，以清里而除热也。尤在泾说："此阳明热极发厥之证，误编入厥阴者也。"（《伤寒贯珠集·厥阴篇·厥阴诸法》）

【按】 此条与上条联系起来分析，此条脉滑，滑属数脉，脉滑数有力，发厥则为热厥；上条脉促，促亦属数脉，脉短促无力，发厥则为寒厥。由此可知诊脉在辨证上的重要意义。

【原文】手足厥寒，脉细欲绝者，当归四逆汤主之。(351)

当归四逆汤方：当归三两，桂枝三两(去皮)，芍药三两，细辛三两，甘草二两(炙)，通草二两，大枣二十五枚(擘，一法十二枚)。上七味，以水八升，煮取三升，去滓，温服一升，日三服。

【提要】论血虚寒厥的证治。

【简释】尤在泾："手足厥寒，脉微欲绝者，阳之虚也，宜四逆辈；脉细欲绝者，血虚不能温于四末，并不能荣于脉中也。夫脉为血之腑，而阳为阴之先，故欲续其脉，必益其血，欲益其血，必温其经。方用当归、芍药之润以滋之，甘草、大枣之甘以养之，桂枝、细辛之温以行之，而尤藉通草之入经通脉，以续其绝而止其厥。"(《伤寒贯珠集·厥阴篇·厥阴诸法》)

【按】当归四逆汤中之通草，为今之"木通"，而今之"通草"，古谓之"通脱木"。考证如下：陶弘景曾描述通草为"今出近道绕树藤生，汁白，茎有细孔，两头皆通，含一头吹之，则气出彼头者"。此实乃今之木通。所以《本草图经》云："古方所用通草，皆今之木通。"大体宋代以前木通称为通草，故经方及《神农本草经》《名医别录》言之通草即今之木通。木通味苦而性寒凉，易损伤脾胃，古人罕用之，经方中仅当归四逆汤及当归四逆加吴茱萸生姜汤两方使用之。李中梓云："木通，功能虽多，不出宣通气血四字。"经方所用，即取其通利血脉之功。

现今所用之通草，首载于《本草拾遗》，指出："通脱木……今俗亦名通草"。《本草纲目》："通草，色白而气寒，味淡而体轻，故入太阴肺经，引热下降而利小便；入阳明胃经，通气上达而下乳汁；其气寒，降也，其味淡，升也。"

总之，通草与木通有别：通草甘淡而凉，功能泻肺，利小便，下乳汁；木通味苦而凉，通利血脉，并有泻火利水之功。临证之时，两药应区别应用。

【原文】若其人内有久寒者，宜当归四逆加吴茱萸生姜汤。(352)

当归四逆加吴茱萸生姜汤方：当归三两，芍药三两，甘草二两(炙)，通草二两，大枣二十五枚(擘)，桂枝三两(去皮)，细辛三两，生姜半斤(切)，吴茱萸二升。上九味，以水六升，清酒六升和，煮取五升，去滓，温分五服。一方水酒各四升。

【提要】承上条论血虚寒厥兼里寒的证治。

【简释】血气虚而寒凝于脉络，可致"手足厥寒，脉细欲绝"，如果"内有久寒"，则寒邪既凝滞于经脉，又侵入于内脏。须知厥阴肝经，藏营血而应肝木，内寄相火，虽有沉寒，亦不可施辛热之品，以避免扰动风火，耗伤营阴，故当归四逆汤不加干姜、附子，而但加吴茱萸、生姜宣泄苦降，"而尤藉清酒之濡经浃(jiē 夹。

（湿透）脉，以散其久伏之寒也"。（尤在泾）是方散寒而不助火，养营血而不滞邪，实为厥阴营虚，内有久寒之良方。

【按】当归四逆汤与当归四逆加吴茱萸生姜汤证的辨证要点是"血虚寒凝"。凡由此病机引起的内科、妇科、男科、儿科、外科及五官科不同部位之寒证、痛证等多种病症，皆可用上述两方之一，或适当加减，方证相对，必有良效。

【方歌】

当归四逆细辛通，桂芍炙草大枣重，

脉细欲绝手足厥，血虚寒凝多种病。

内有久寒加姜萸，内外诸痛与寒证。

【原文】大汗出，热不去，内（按：《千金翼方》卷十无"内"字）拘急，四肢疼，又（按：《脉经》卷七无"又"字，《千金翼方》"又"作"若"）下利，厥逆而恶寒者，四逆汤主之。（353）

【提要】论阳虚厥利的证治。

【简释】大汗出，热不去，四肢疼，似属于外感之邪发汗不当，而更见腹内拘急，下利，厥逆而恶寒，则是阳亡于外，寒盛于内之证，故以四逆汤主治，复阳驱阴。阳回则汗自敛，热自除，利自止，厥自温也。

【原文】大汗，若[1]大下利而厥冷者，四逆汤主之。（354）

【注释】

[1] 若："若"字的语法词义之一为表示选择关系，可译为"或""或者"。黄宝臣说："此条文意，注家皆以'而厥冷者'句统承大汗、大下利言，愚谓玩一'若'字，似非一时并见之证，则'而厥冷者'句自当分承，言大汗而厥冷者，又若大下利而厥冷者，均以四逆汤主之也。"（《伤寒辨证集解》卷七）

【提要】论大汗或大下利而厥冷的治疗。

【简释】喻嘉言："此证较上条无外热相错，其为阴寒易明。然既云大汗、大下利，则体液亦亡，但此条不得不以救阳为急，俟阳回尚可徐救其阴，所以不当牵制也。"（《尚论篇·厥阴经》）

【原文】病人手足厥冷，脉乍紧者，邪结在胸中，心下满而烦，饥不能食者，病在胸中，当须吐之，宜瓜蒂散。（355）

【提要】论胸中痰实致厥的证治。

【简释】病人既非厥阴之为病，亦非外感之邪，因手足厥冷，故列于厥阴病篇。脉症合参，为痰涎实邪凝结在心，故心胸满闷，烦扰不安，饥不能食；脉乍紧者，乍，忽也，即脉忽然而紧，手足忽然厥冷，何故？"病在胸中"，怪病多痰也。痰阻胸中，胸阳时通时窒，故脉乍紧乍不紧，手足时冷时温。治病求本，法当涌吐痰涎，宜瓜蒂散。此条应与第166条瓜蒂散证互参。

【原文】伤寒厥而心下悸，宜先治水，当服茯苓甘草汤，却治其厥。不尔，水渍入胃，必作利也。（356）

【按】茯苓甘草汤方见第73条。

【提要】论水停心下致厥的证治。

【简释】《金匮要略·痰饮咳嗽病脉证并治第十二》篇曰："水停心下，甚者则悸，微者短气。"厥与心下悸同见，因知手足厥冷亦由水停心下，阳气被阻遏，不能外达四末所致。厥与悸既然均是水饮为患，治宜先用茯苓甘草汤温胃散水，水饮去则阳气布达，其手足厥冷亦可缓解，故治水即是治厥。若水邪去而厥不除，再治其厥。此治病先后缓急之法，克敌制胜运筹帷幄之策。如果不先治水气，不仅悸与厥不得痊愈，而水饮浸渍，下渗入肠，势必发生下利等症。

【按】厥证的具体病因病机可归纳为以下八个方面：一是寒厥；二是热厥；三是阳厥；四是血厥；五是痰厥；六是水厥；七是蛔厥；八是脏厥。以上所述八种厥证，只有阳厥在少阴病篇，其余七种皆在厥阴病篇。总而言之，厥之证候，轻者手足厥寒，重者四肢厥冷，甚则周身肤冷。厥之成因，凡阳虚、阳郁、热盛、燥屎、血气不足、痰浊、水饮、蛔虫及食积等众多因素，皆可致厥。厥之病机，以"阴阳气不相顺接"，血气不能温养为基本病机。由于厥证具体病因病机不同，其兼症及舌象、脉诊必然不同。总之，辨厥证要四诊合参，治厥证既要求因，又要求本。

【原文】伤寒六七日，大下后，寸（按：《脉经》卷七无"寸"字）脉沉而迟，手足厥逆，下部脉[1]不至，喉咽不利，唾脓血，泄利不止者，为难治，麻黄升麻汤主之。（357）

麻黄升麻汤方：麻黄二两半（去节），升麻一两一分，当归一两一分，知母十八铢，黄芩十八铢，葳蕤十八铢（一作菖蒲），芍药六铢，天门冬六铢（去心），桂枝六铢（去皮），茯苓六铢，甘草六铢（炙），石膏六铢（碎，绵裹），白术六铢，干姜六铢。上十四味，以水一斗，先煮麻黄一两沸，去上沫，内诸药，煮取三升，去滓，分温三服。相去如炊三斗米顷[2]，令尽，汗出愈。

【注释】

[1] 下部脉：有两种解释：一指尺脉；一指趺阳脉。

[2] 相去如炊三斗米顷：相距（时间）如同煮熟三斗米饭的功夫。"去"：距，距离。"炊"：烧水煮熟食物。"顷"：少时，片刻，这里指时间。

【提要】 误下后上热下寒，正虚阳郁的证治。

【简释】 外感病六七日，邪已化热但未成实，误用大下之坏证。误下后阳陷于里，郁而不伸，故寸脉沉而迟，下部脉不至；阳郁不达四末，故手足厥冷；大下之后，阴阳两伤，阴伤而肺热气痹，故喉咽不利，甚则唾脓血；阳伤而脾虚气陷，故泄利不止。总之，本证病机为正伤邪陷，肺热脾寒，不但虚实混淆，而且寒热错杂，为了兼顾，所以有麻黄升麻汤之制。该方由14味药组成，是《伤寒论》中用药最多的方子，其制方有两个特点：一是清宣、温补并用，而偏重宣透邪气；二是方药剂量小。钱天来分析说："此因误下，寒邪陷入阴中，故以麻黄为君，升麻为臣，桂枝为佐，以升发其寒邪，发越其阳气也；知母、黄芩为臣，所以杀其郁热之邪也；石膏为佐，所以肃清上焦，利喉咽而解胃热也；当归、葳蕤、天冬、芍药，养血滋阴，所以止唾脓血也；白术补土，干姜守中，甘草和脾，茯苓淡渗，皆所以温里寒而理中焦，补下后之虚，治泄利不止也。此条脉证虽繁，治法虽备，然终是寒邪误陷所致，故必待麻黄、升麻、桂枝之汗解而后可愈，故麻黄、升麻之分两居多也。"（《伤寒溯源集》卷十）

【按】 柯韵伯指出：麻黄升麻汤"其方味数多而分两轻，重汗散而畏温补，乃后世粗工之伎，必非仲景方也"。柯氏此说一出，有的注家附和之。考《伤寒论》的别本《金匮玉函经》与唐代孙思邈《千金翼方》均载此方，王焘《外台秘要方》第一卷不仅载此方，并引《小品》注云："此仲景《伤寒论》方"。上述文献足以证明，柯氏之说只是臆断。程门雪批评说："柯氏未之思，遽下断语，不当也。"（《中医杂志》1979，10∶79）

【原文】 伤寒四五日，腹中痛，若转气下趣（按：尤注本作"趋"）[1]少腹者，此欲自利也。（358）

【注释】

[1] 趣（qū趋）："趣"与"趋"通。《诗·械朴》毛《传》："趣，趋也。"《说文解字·走部》："趋，走也。"

【提要】 论寒性下利的先兆症状。

【简释】 尤在泾："伤寒四五日，正邪气传里之时，若腹中痛而满者，热聚而实，将成可下之证。兹腹中痛而不满，但时时转气下趋少腹者，热不得聚而从下注，将成下利之候也。而下利有阴阳之分，先发热而后下利者，传经之热邪内陷，此为热利，必有内烦脉数等证；不发热而下利者，直中之阴邪下注，此为寒利，必有厥冷脉微等证，要在审问明白也。"（《伤寒贯珠集·厥阴篇·厥阴诸法》）

【按】张志聪："自此以下凡十八节，皆论厥阴下利，而有阴阳寒热虚实生死之不同。"（《伤寒论集注》卷四）

【原文】伤寒本自寒下，医复吐下之，寒格[1]，更逆吐下，若食入口即吐，干姜黄芩黄连人参汤主之。(359)

干姜黄芩黄连人参汤方：干姜、黄芩、黄连、人参各三两。上四味，以水六升，煮取二升，去滓，分温再服。

【注释】

[1] 寒格："经曰：格则吐逆。格者，吐逆之病名也"（吴谦）。"寒格，谓药寒致成格拒也"（方有执）。

【提要】论寒格的证治。

【简释】尤在泾："伤寒本自寒下，盖即太阴腹满自利之证，医不知而复吐下之，里气遂虚，阴寒益甚，胃中之阳被格而上逆；脾中之阴被抑而下注，得不倍增吐下乎？至食入口即吐，则逆之甚矣。若以寒治逆，则寒下转增，或仅投温剂，则必格拒而不入，故以连、芩之苦，以通寒格，参、姜之温，以复正气而逐阴邪也。"（《伤寒贯珠集·厥阴篇·厥阴诸法》）

【按】此方辛开苦降补虚，临证时应视寒热之孰轻孰重及虚的程度，适当增减"四物"剂量。陈修园谈论应用此方的经验说："若汤水不得入口，去干姜加生姜汁少许，徐徐呷（xiā 虾。小口地喝）之，此少变古法，屡验。"（《伤寒论浅注·辨厥阴病脉证》）

【方歌】

"芩连苦降借姜开，济以人参绝妙哉！

四物平行各三两，诸凡拒格此方该。"（陈修园）

【原文】下利，有微热而渴，脉弱者，今[1]自愈。(360)

【注释】

[1] 今：本条与后文第361、367条等3条之"今"字，应理解为"将"。

【提要】论虚寒下利将愈的脉症。

【简释】虚寒下利，症见微热微渴，是阳气渐复之征；脉弱者，为邪气已衰之象。阳复邪却，故断为将自愈。

【原文】 下利脉数，有微热汗出，今自愈；设复紧 <small>（按：《千金翼方》卷十"设"</small>
<small>下有"脉"字）</small>，为未解。（361）

【提要】 论寒利将愈的脉症及未解的脉象。

【简释】 虚寒下利，见到数脉，乃是阴证转阳之脉；微热汗出，为阳气恢复而
病将自愈之症。条文末尾提出"设复紧，为未解"，可知原是紧脉，未提属于省
文。由紧转数，为邪去阳复。假使又见脉紧，紧为阴脉，是寒邪又盛，所以说
未解。

【按】 以上二条所述"微热而渴，与脉数有微热汗出，并阳气内充之象，而脉
弱又阴气衰退之征，故今自愈。夫脉弱者，脉紧去而转弱也，设复紧，则阴邪仍
盛，其病岂能遽已耶？"（《伤寒贯珠集·厥阴篇·厥阴诸法》）

【原文】 下利，手足厥冷，无脉者，灸之不温，若脉不还，反微喘者死。
少阴负趺阳者，为顺也 <small>（按：成注本、尤注本将"少阴负趺阳者，为顺也"另列一条）</small>[1]。
（362）

【注释】

[1] 少阴负趺阳者，为顺也："负，承也"（张志聪）。庐之颐说："盖少阴者，肾之脉，动于人
迎；胃阳者，胃之脉，动于足趺。若少阴负趺阳而不至者，此胃气尚存，盖人之有胃，犹树之有根，
枝叶虽枯槁，根本将自生，虽逆犹顺也。"总之，此句大意是说，后天之气尚存，则有生机，以"有
胃气则生"也。

【提要】 论虚寒下利危象。

【简释】 下利，手足厥冷，无脉，病情十分危险，使用汤药恐怕缓不济急，所
以用灸法 <small>（常器之《伤寒补亡论》言"当灸气海、关元"）</small> 急救。尤在泾："阴寒下利，而至
厥冷无脉，阳气将竭而死矣。灸之所以通既绝之阳，乃厥不回，脉不还而反微喘，
残阳上奔，大气下脱，故死。

少阴，肾脉也；趺阳，胃脉也，下利为土负水胜之病。少阴负趺阳者，水负而
土胜也，故曰顺。此条当为太阴下利而设，亦与厥阴无涉也。"（《伤寒贯珠集·厥阴篇
·厥阴诸法》）

【原文】 下利，寸脉反浮数，尺中自涩者，必清脓血[1]。（363）

【注释】

[1] 清脓血：即便下脓血。成无己："清与圊通，《脉经》曰'清者厕也。'"

【提要】论热利脉症。

【简释】尤在泾："此阳邪入里而作下利之证。寸浮数者，阳邪强也，尺中涩者，阴气弱也，以强阳而加弱阴，必圊脓血。"（《伤寒贯珠集·厥阴篇·厥阴诸法》）

【按】此条可作两种解释：一是按热利解释；一是本为虚寒下利，由于阴证转阳，阳复太过，阳热下伤阴络之脉症。

【原文】下利清谷，不可攻表，汗出必胀满。（364）

【提要】论虚寒下利而攻表的变证。

【简释】尤在泾："清，与圊同，即完谷也，乃阳不运而谷不腐也。是当温养中土，不可攻表出汗，汗出则阳益虚，阳虚则气不化，故必胀满。此寒中太阴之证，非厥阴病也。"（《伤寒贯珠集·厥阴篇·厥阴诸法》）

【按】太阳病篇第91条有类似本条的表述，应互参。

【原文】下利[1]，脉沉弦者，下重也；脉大[2]者，为未止；脉微弱数者，为欲自止，虽发热，不死。（365）

【注释】

[1] 下利：本条指痢疾，下文"下重"（即里急后重）二字可证。

[2] 脉大：《素问·脉要精微论篇》云"大则病进"，故下文云"为未止"。

【提要】举脉略症，辨下利的转归。

【简释】尤在泾："沉为里为下，弦为阴，下利脉沉弦者，阴邪在里而盛于下，故下重也。脉大者，邪气盛，经曰：大则病进，故为未止。脉微弱，为邪气微，数为阳气复，阴寒下利，阳复而邪微，则为欲愈之候，虽复发热，亦是阳气内充所致，不得比于下利发热者死之例也。"（《伤寒贯珠集·厥阴篇·厥阴诸法》）

【原文】下利，脉沉而迟，其人面少赤[1]，身有微热，下利清谷者，必郁冒[2]汗出而解，病人必微厥。所以然者，其面戴阳，下虚故也。（366）

【注释】

[1] 面少赤：下文所谓"其面戴阳"，即面红如妆之状。

[2] 郁冒："头目之际郁然昏冒"（汪琥）。《金匮要略·妇人产后病脉证治第二十一》篇论新产妇人三病之一即"郁冒"。

【提要】论戴阳证而郁冒者可汗出而解。

【简释】尤在泾："下利清谷，脉沉而迟，阴在里在下也。面少赤，身有微热，阳在上在外也。夫阴内阳外而为病者，必得阳入阴出而后解，而面虽赤而未甚，身虽热而亦微，则其阳之发露者仅十之三，而潜藏者尚十之七也。藏而能动，必当与阴相争，争而未胜则郁冒，争而既胜则汗出，汗出而内伏之阴从外出，外出之阳从内入，而病乃解矣。然此证下虚无气，中上不守，惟藉君主之灵，以收散亡之气，而驱沉伏之阴，郁冒汗出，则心君震怒之候，病人所以必微厥也，设非下虚之故，何至危殆若是。然或真阳毕露，则必不能与邪争，不争亦必无幸矣。"（《伤寒贯珠集·厥阴篇·厥阴诸法》）

【按】"戴阳"是下真寒而上假热，临床表现为面色浮红如妆，足冷，气促，烦躁，小便清长，大便完谷不化，舌胖嫩苔黑而润，脉沉细无力或浮大无力等。需要辨别的是，本条所述"戴阳"，为虚阳郁遏，乃阳虚之人感受外邪出现的"戴阳"现象，与前通脉四逆汤证之戴阳有所不同，所以有郁冒汗解的可能。如果是戴阳重证，不可能汗出而解。

【原文】下利，脉数而渴者，今自愈。设不瘥，必清脓血，以有热故也。（367）

【提要】论虚寒下利阳复自愈与阳复太过的证候。

【简释】虚寒下利，第360条曰："下利，有微热而渴，脉弱者，今自愈。"第361条又曰："下利脉数，有微热汗出，今自愈……"前后互参，此条所谓"脉数"，为脉略数而弱（少力），此乃阴病见阳脉，阳气来复之兆，故病将自向愈。若阳复太过（可因过用热药），热伤阴络，可发生便血。

【按】此条说明，"厥阴病有一个两极分化的问题，以前是寒，寒的还挺厉害；这回是热，热得过头了，就要伤阴，又要圊脓血"（刘渡舟）。

【原文】下利后脉绝，手足厥冷，晬时[1]脉还，手足温者，生，脉不还者，死。（368）

【注释】

[1] 晬（zuì 醉）时：即一昼夜24小时。《集韵·十八队》："晬时者，周时也。"

【提要】论下利而阳微欲绝的两种转归。

【简释】下利后阴液脱竭，阳气衰微，故手足厥冷与脉伏不见。其机制与第385条所述的"利止，亡血也"之四逆加人参汤证；第317条所述的"利止，脉不出者"之通脉四逆汤证相类。这种病证，多属暂时性的暴脱，经过一定时间之后，阳气尚有来复的可能。如果肢温脉还，即有生机；如果厥仍不回，脉仍不起，才是死候。本条未出治法，应是省文，绝不意味着消极等待，第362条所述的"灸之"及回阳救逆类方药都可采用。

【按】钱天来说："夫利有新久，若久利脉绝而至手足厥冷，则阳气以渐而虚，直至山穷水尽，阳气磨减殆尽，脉气方绝，岂有复还之时？惟暴注下泄，忽得之骤利，而厥冷脉绝者，则真阳未至陡绝，一时为暴寒所中，致厥利脉伏，真阳未至陡绝，故阳气尚有还期。此条乃寒中厥阴，非久利也，故云晬时脉还，手足温者生；若脉不见还，是孤阳已绝而死矣。"（《伤寒溯源集》卷十）

【原文】伤寒（按：山田业广曰"'伤寒'二字疑衍，前后诸条，不冒'伤寒'字可征"）下利，日十余行，脉反实者，死。(369)

【提要】正虚脉实者预后不良。

【简释】虚寒性的下利，脉沉而微细，这是脉证相应。今下利日十余行，"脉反实者，死"。实者，何脉也？《素问·平人气象论篇》所谓"死肝脉来，急而劲，如新张弓弦"。《玉机真脏论》所谓"诸真脏脉见者，皆死不治也"。总之，"脉反实"乃胃气败绝而真脏脉现之死候。张璐曰："伤寒在三阳邪热全盛之时，其脉当实。今传次厥阴，为邪气向衰之际，况复下利日十余行，而反见实脉，是正衰邪盛，故主死也。"（《伤寒缵论》卷上）

【原文】下利清谷，里寒外热，汗出而厥者，通脉四逆汤主之。(370)

【提要】论虚寒下利，阴盛格阳的证治。

【简释】尤在泾："挟热下利者，伤在太阴之阴；中寒清谷者，伤在少阴之阳；里寒外热，汗出而厥，为阴内盛而阳外越之象，故于四逆加干姜一倍，以温里而胜寒邪，曰通脉者，盖欲使阳气内行，而厥与利俱止耳。"（《伤寒贯珠集·厥阴篇·厥阴诸法》）

【按】张锡驹曰："若寒伤厥、少二经，则阴寒气甚，谷虽入胃，不能变化其精微，蒸津液而泌糟粕，清浊不分，完谷而出，故下利清谷也。在少阴则下利清谷，里寒外热，手足厥逆，脉微欲绝，身反不恶寒（按：少阴病篇第317条）；在厥阴则下利清谷，里寒外热，汗出而厥。俱宜通脉四逆汤，启生阳之气而通心主之脉也。"（《伤寒直解》卷五）

【原文】热利下重者，白头翁汤主之。(371)

白头翁汤方：白头翁二两，黄柏三两，黄连三两，秦皮三两。上四味，以水七升，煮取二升，去滓，温服一升。不愈，更[1]服一升。

【注释】

[1] 更（gèng）：副词，表示动作行为的重复。译作"再""还""又"等。后文第375条"更烦"之"更"字，也当如此解。

【提要】论湿热疫毒下迫大肠的证治。

【简释】"热利"是指湿热、疫毒所致的痢疾；下重即腹中急迫而肛门坠重。本方证必是便下脓血臭秽，痢下频作，肛门灼热，腹痛时甚，身热，脉弦数，舌鲜红苔黄腻或黄燥，以及后文第373条所说的渴"欲饮水"。白头翁汤功能清热解毒，凉血止痢。方以白头翁清热凉血解毒，为治热毒赤痢之要药；黄连、黄柏清热解毒，燥湿止利；秦皮苦寒性涩，清热涩肠止利。

【按】白头翁汤为治热毒痢的专方，临证时可加入金银花、生地黄、牡丹皮、赤芍等，以增强清热解毒凉血之功。下利较久，势必伤阴，故《金匮要略·妇人产后病脉证并治第二十一》篇说："产后下利虚极，白头翁加甘草阿胶汤主之。"此外，还可加敛阴药，如生牡蛎等。

【方歌】

白头翁汤连柏秦，阿米巴痢效如神，

热利下重及诸病，异病同治此方珍。

【原文】下利腹胀满，身体疼痛者，先温其里，乃[1]攻其表。温里，宜四逆汤；攻表，宜桂枝汤。（372）

【注释】

[1] 乃：时间副词，相当于"然后"。

【提要】虚寒下利兼有表证的治则及主方。

【简释】本条应与《太阳病》篇第91条及前文第364条互参。本证下利清谷，腹胀满，是脾肾阳气虚衰，寒凝气滞，浊阴不化所致，即所谓"脏寒生满病"，此时虽有身疼痛的表证，但以里虚为急，治当先温其里，宜用四逆汤。俟里阳恢复，清便自调，倘若表证未罢，再治其表，宜用桂枝汤。"四逆用生附，则寓发散于温补之中；桂枝有甘、芍，则兼固里于散邪之内，用法之精如此。"（《伤寒贯珠集·太阴篇·太阴诸法》）

【按】大凡表里同病，法当表里兼治，如大青龙汤证（38、39）、小青龙汤证（40、41）、桂枝人参汤证（163）之例。若表里同病而表证为急者，应先解表后治里；里证为甚者，当先治里后解表。如此急者、甚者先治，乃知常达变之大法。

【原文】下利，欲饮水者，以有热故也，白头翁汤主之。（373）

【提要】补叙热利的一个辨证要点。

【简释】本条承接第371条，补充热利的一个辨证要点，即渴欲饮水。如果要问，少阴病"自利而渴"（282）与本条如何区别呢？须知少阴病口渴，乃因下焦阳虚，不能蒸腾气液以上承所致，其渴必不甚，或渴喜热饮，且有阳虚之证候。本方证下利，渴欲饮水等，属于里热伤津，治宜白头翁汤清热。

【原文】 下利，谵语者，有燥屎也，宜小承气汤。（374）

【提要】 论燥屎内结的证治。

【简释】 认识此条的关键是"有燥屎"，由于燥屎内结，邪热上乘于心则谵语；燥屎内结为何反见下利呢？此"热结旁流"也。所下稀便必臭秽难闻，同时伴见腹痛拒按，潮热，舌苔黄燥，脉沉实等。治用小承气汤通腑泻实，里实去则谵语下利自止。少阴病篇急下三证之一的第321条说："少阴病，自利清水，色纯青，心下必痛，口干燥者，急下之，宜大承气汤。"彼此应互参。

【原文】 下利后更烦，按之心下濡者，为虚烦也，宜栀子豉汤。（375）

【提要】 论心胸郁热的证治。

【简释】 下利后余热未尽，症见胸中烦闷，但心下按之柔软而不坚，可知属于虚烦。所谓"虚"，是指心下虚软，非虚弱之虚。栀子豉汤清透郁热，为"火郁发之"之意。

【按】 本条应与第76、77、78、221、228条等互参。

【原文】 呕家有痈脓者，不可治呕，脓尽自愈。（376）

【提要】 论因痈脓致呕者不可止呕。

【简释】 尤在泾："痈脓者，伤寒热聚于胃口而不行，则生肿痈，而脓从呕出，痈不已则呕不止，是因痈脓而呕，故不可概以止呕之药治之，脓尽痈已，则呕自止。此胃痈杂病，当隶阳明，不当入厥阴也。以下九条（按：指本条及第380、355、381、379、374、364、362下半段、350条），均非厥阴本病，叔和不察，误编厥阴篇中，兹特检出，另列简误。其他厥阴进退，及下利呕逆等证，亦有不必定属厥阴者，叔和以为不便清晰，故总隶厥阴，而实为三阴并有之证，兹仍其旧，学者当以意会之。"（《伤寒贯珠集·厥阴篇·厥阴诸法》）

【原文】 呕而脉弱，小便复利，身有微热，见厥者，难治，四逆汤主之。（377）

【提要】 论阴盛阳虚的证治。

【简释】 尤在泾："脉弱便利而厥，为内虚且寒之候，则呕非火邪，乃是阴气之上逆；热非寒邪，乃是阳气之外越矣，故以四逆汤救阳驱阴为主。然阴方上冲而阳且外越，其离决之势，有未可即为顺接者，故曰难治。或曰呕与身热为邪实，厥利脉弱为正虚，虚实互见，故曰难治，四逆汤，舍其标而治其本也，亦通。"（《伤寒贯珠集·厥阴篇·厥阴诸法》）

【按】以上第376、377条与《金匮要略·呕吐哕下利病脉证治第十七》篇第1、14条相同。

【原文】干呕，吐涎沫，头痛者，吴茱萸汤主之。(378)

【提要】论厥阴病浊阴上逆的证治。

【简释】尤在泾："干呕吐涎沫者，厥阴寒邪上攻阳明也。头痛者，厥阴之脉上出额，与督脉会于巅，寒气随经上入于头，故痛也。然头者诸阳之会，以阴邪而得干之，其阳不振甚矣。故以吴茱萸辛热，入厥阴散寒邪为君；生姜辛温，和胃止呕吐为臣；人参、大枣甘温，助正气养阳气为佐也。"（《伤寒贯珠集·厥阴篇·厥阴诸法》）

【按】《伤寒论》吴茱萸汤证共三条：一为阳明病"食谷欲呕"(243)；一为"少阴病，吐利，手足逆冷，烦躁欲死"(309)；一为本条"干呕，吐涎沫，头痛"，这三条证候虽然有所不同，但阴寒内盛，浊阴上逆的病机是一致的，所以均治以吴茱萸汤。

【原文】呕而发热者，小柴胡汤主之。(379)

【提要】论厥阴病转出少阳的证治。

【简释】尤在泾："此邪在少阳之经，非厥阴本病……或厥阴病而外连少阳者亦有之。"以厥阴与少阳为表里，呕而发热，乃脏邪还腑，其发热特点是寒热往来，或低热不退，口苦，脉弦细，故用小柴胡汤从少阳治之。

【原文】伤寒大吐大下之，极虚，复极汗者，其人外气怫郁[1]，复与之水，以发其汗，因得哕。所以然者，胃中寒冷故也。(380)

【注释】

[1] 其人外气怫郁："言其人面上之气，恰如外来之邪怫郁于表"（汪琥）。虽疑似表邪未解，实为虚浮之阳外越之象。

【提要】论伤寒误治之变证。

【简释】伤寒用大吐大下法治疗，身体已经极虚，"复极汗出者，非又汗之而极出也，因大吐大下之后，真阳已虚，卫外之阳不能固密，所以复极汗出，乃阳虚而汗出也。愚医尚未达其义，以其人外气怫郁，本是虚阳外越，疑是表邪未解"

（钱天来《伤寒溯源集》卷十），所以复与之水（即多饮温水以试图发汗的疗法），以发其汗，结果增加了哕逆变证。最后，对哕逆病机做出补充说明，极汗则阳气外越而中阳更虚，胃中寒冷而气逆不降，所以哕逆。"哕之一证，有虚有实……点出胃中寒冷字，是亦吴茱萸汤之治也"（程郊倩《伤寒论后条辨》卷十二）。或辨证采"用五苓散、理中汤，甚者四逆汤耳"（钱天来）。

【按】"夫伤寒以胃气为本，故特结胃气一条以终厥阴之义。盖吐、下、发汗皆所以伤胃气，故于此总发明之。"（张锡驹《伤寒直解》卷五）

【原文】伤寒哕而腹满，视其前后，知何部不利，利之则愈。(381)

【提要】承上条补述哕的辨证及治法。

【简释】哕证有虚实之别，虚者主胃败；实者为邪结。本证伤寒哕而腹满，是邪实内结之证，与上条胃气将败之哕不同，故用通利之法，使邪有出路，胃气得降，则哕逆自愈。张锡驹："此即一哕通结六经之证，以见凡病皆有虚实，不特一哕为然也……夫伤寒致哕，非中土败绝，即胃中寒冷，然亦有里实不通，气不得下泄，反上逆而为哕者。《玉机真脏论》曰：脉盛、皮热、腹胀、前后不通、闷瞀，此为五实。身汗得后利，则实者治。今哕而腹满，前后不利，五实中之二实也。实者泻之。前后，大小便也，视其前后二部之中何部不利，利之则气得通，下泄而不上逆，哕即愈矣……医者能审其寒热虚实，而为之温凉补泻于其间，则人无夭扎之患矣。"（《伤寒论直解》卷五）

【按】以上第378、379、381条分别重见于《金匮要略》第十七篇第9、15、7条。该篇尚有哕的辨证论治二条，应互参。

小　结

厥阴病是热病发展的最后阶段，亦是邪正相争的危重阶段，临床证候复杂多变。其主要病机有二：一是上热下寒或寒热错杂证，如乌梅丸证（228）、麻黄升麻汤证（357）、干姜芩连人参汤证（359）。二是厥热交替发作的阴阳胜复证，可据厥热时间的长短以辨病势的进退。厥为阴胜，热为阳复，因此，厥多于热为病进，热多于厥为病退，厥热相等为病愈。若发热不罢，则是阳复太过，热伤上焦气分则发生喉痹；热伤下焦血分则发生大便脓血；热伤脉络则发生痈脓。

本篇对厥证的辨证论治十分丰富，首先明确了厥证的病机与主症，即"凡厥者，阴阳气不相顺接，便为厥。厥者，手足逆冷者是也"（337）。并且具体论述了蛔厥（338）、热厥（350）、血厥（351）、寒厥（353）、痰厥（355）、水厥（356）等六种厥证的辨证论治。《伤寒论》所述厥证论治不止这六种，详见第356条之后的"厥证论"。

下利是厥阴病篇论述的主要内容之一。例如：热利下重的白头翁汤证；热结旁流下利的小承气汤证；虚寒下利的通脉四逆汤证；虚寒下利兼表之先里后表的治则等。

呕哕，亦是厥阴病篇论述的常见证候。例如：肝寒犯胃，症见干呕，吐涎沫，头痛，治用吴茱萸汤（378）；阳虚阴盛，症见呕而脉弱等，治用四逆汤（377）；厥阴转出少阳，症见呕而发热，治用小柴胡汤（379）。哕有虚实之辨，胃中虚冷，治宜温降（380）；邪实致哕，应视其前后，选用利水或通下方法（381）。

需要明确，厥阴病篇内容，有的不一定是厥阴病，但亦列入此篇之中。

最后还要探讨一个问题，即《伤寒论》与后世温病学的关系。在六经病脉证并治的381条内容之中，明确提到"温病"之名及其证候者，只有第6条，而虽无温病之名，却有温病之实的条文还有不少。这些内容有待深入研究，并应该与后世温病学说联系起来研究，以利发掘和提高。仅以厥阴病篇的内容为例，本篇并未论述足厥阴肝与手厥阴心包之热病的典型证候，而后世温病学则详细阐发了热陷心包、热盛动风、虚风内动等厥阴病的辨证论治。现代名医洪子云说得好："业伤寒者，必熟温病；专温病者，必通伤寒。"（《名老中医之路》第253页）

辨霍乱病脉证并治

《伤寒论》对霍乱病的辨证论治是第382～391条，共10条。

霍乱，是以卒然发作，上吐下泻为主要临床表现的疾病。霍，有迅速、急骤、卒然的意思；乱，即变乱。因其病起于顷刻之间，吐泻交作，挥霍撩乱，故名霍乱。

霍乱的病因，多为饮食不洁，冷热不调，或感受暑湿、寒湿及疫疠之邪。

霍乱的病机，《黄帝内经》认为属太阴湿土之为病，如《素问·六元正纪大论篇》说："太阴所至，为中满，霍乱吐下。"又说："土郁之发……呕吐霍乱。"《灵枢·五乱》篇谓："清气在阴，浊气在阳，营气顺脉（按：《黄帝内经太素》卷十二营卫气行"脉"作"行"），卫气逆行，清浊相干……乱于肠胃，则为霍乱。"说明霍乱是由于胃肠功能紊乱，清气不升则泻，浊气不降则吐，清浊相干，升降失常，故吐利交作。

霍乱的分类，后世医家根据临床表现的不同，将霍乱分为湿霍乱与干霍乱两类，其中以卒然发作，上吐下泻为主症的，称为"湿霍乱"；对卒然腹中绞痛，欲吐不能吐，欲泻不能泻的，称为"干霍乱"。本论所述之霍乱，以呕吐而利为主症，故当属湿霍乱。

本篇所论之霍乱，包括了多种急性胃肠病，也可能包括西医学所说的由霍乱弧菌引起的烈性传染病——霍乱。由于霍乱多发生于夏秋季节，或与感受外邪有关，并常伴有头痛、发热、恶寒、身疼等症，与伤寒相类似，故将本病列于六经病证之后，以利辨别。

【原文】问曰：病有霍乱者何？答曰：呕吐而利，此名霍乱。（382）

【提要】论霍乱的主症。

【简释】尤在泾："此设为问答，以明霍乱之病。谓邪在上者，多吐；邪在下者，多利；邪在中焦，上逆为呕吐，复下注而利者，则为霍乱。霍乱，挥霍撩乱，成于顷刻，变动不安，而其发热恶寒，亦与阳明（按：阳明病初感外邪，可见"恶寒"，见第183条）相类也。"（《伤寒贯珠集·太阳篇下·太阳类病法》）

【按】仲景对霍乱病的认识，与《黄帝内经》的理论一脉相承，并创立了辨证论治的方法。

【原文】问曰：病发热，头痛，身疼，恶寒，吐利者，此属何病？答曰：此名霍乱。霍乱自吐下，又利止，复更发热也。（383）

【提要】论霍乱类似伤寒的辨证。

【简释】张令韶说："上节论霍乱之邪在内，此节论霍乱之邪复由内而外出也。"（《伤寒直解》卷六）郭雍说："此论霍乱似伤寒之证也。"（《伤寒补亡论》卷十七）郭氏一语道破本条辨证之关键。条文自设问答，求索病因病机是：饮食之邪暴伤胃腑，乱于胃肠而"吐利"，吐利伤及人体正气，体表失其温养，故发热，头痛，身疼，恶寒，如此证候，似伤寒外感而非表证。所谓"霍乱自吐下"，是说霍乱之主症特点是吐下，是病从内发，如此吐下，非误治，亦非伤寒传变所致。接着说"又利止，复更发热"者，只曰"利止"，实为"吐下"皆止的省文法，此内邪已解之佳兆；复更发热，为霍乱病恢复期营卫失和的表现，非外感之发热。

【按】西医学临床观察，霍乱病人典型的临床表现可分为三期：①泻吐期；②脱水期；③恢复期。在脱水期"体表温度下降"，进入"恢复期"，其"体温回升后，约1/3病人有反应性发热"。上述观察表明，古今医家、中西医工作者都认识到霍乱病的主症特点是"呕吐而利"，即"霍乱自吐下"，其吐利止的恢复期可表现"发热"。

【原文】伤寒，其脉微涩者，本是霍乱，今是伤寒[1]，却[2]四五日，至阴经上转入阴必利；本呕下利者，不可治也。欲似大便而反矢气仍不利者，此属阳明也，便必硬，十三日愈。所以然者，经尽故也。下利后，当便硬，硬则能食者，愈。今反不能食，到后经中，颇[3]能食，复过一经能食，过之一日当愈；不愈者，不属阳明也。（384）

【注释】

[1] 本是霍乱，今是伤寒："本"：副词，本来，原来。"今"：连词，表示假设。

[2] 却：介词，相当"于"。

[3] 颇：副词，表示轻微程度或深重程度，此可译为"稍微，略微"。《千金要方·序》："至于弱冠，颇觉有悟。"

【提要】辨霍乱与伤寒之脉证的异同及其转归。

【简释】本条行文错综繁复，很难理解。尤在泾的解释较为清晰，引述如下："脉微为少气，涩为无血，伤寒脉不应微涩，而反微涩者，以其为霍乱吐下之后也。本是霍乱，今是伤寒者，吐不止而复更发热，如上条所云也，热则邪还于表，当从阳而解矣。乃四五日，至阴经上转入阴必利者，邪气不从阳而解，而复入阴为利也。夫霍乱之时，既呕且利，里气已伤，今邪转入里而复作利，则里气再伤，故不可治。若欲大便而反矢气仍不利者，胃气复而成实，邪气衰而欲退也，故可期之十三日愈。所以然者，十二日经气再周，大邪自解，更过一日，病必愈耳。

下利后便硬者，病从太阴而转属阳明也。阳明病，能食者为胃和，不能食者为胃未和，是以下利后，便硬而能食者，愈。或始先不能食，继复转而能食者，过于前一日亦愈。其不愈者，则病不属阳明，虽能食，不得为胃和，故病不愈也"（《伤寒贯珠集·太阳篇下·太阳类病法》）。

【按】尤氏于"经尽故也"之后，另列一条。

【原文】恶寒脉微而复利，利止，亡血也，四逆加人参汤主之。（385）

四逆加人参汤方：甘草二两（炙），附子一枚（生，去皮，破八片），干姜一两半，人参一两。上四味，以水三升，煮取一升二合，去滓，分温再服。

【提要】论阴液先脱，阳气随亡的证治。

【简释】霍乱吐下之后，阴液大量耗伤，阳气随之而亡失，故症见"恶寒脉微"；下利之后又复下利，则阴液更伤，阳气更微；所云"利止"者，非病愈之佳兆，乃阴竭之恶候，故曰"亡血也"。徐灵胎："亡阴即为亡血，不必真脱血也。"（《伤寒论类方·四逆汤类》）王晋三："四逆加人参，治亡阴利止之方。盖亡阴而阳亦与之俱去，故不当独治其阴，而以干姜、附子温经助阳，人参、甘草生津和阴。"（《绛雪园古方选注·温剂》）

【方歌】

"四逆原方主救阳，加参一两救阴方，

利虽已止知亡血，须取中焦变化乡"（陈修园）。

【原文】霍乱（周岐隐曰："'霍乱'下应有'已'字。头痛，发热，身疼痛，非霍乱之证，乃霍乱之余邪也。如缺"已"字，证治即格格不入。"），头痛，发热，身疼痛，热多欲饮水者，五苓散主之；寒多不用水者，理中丸主之。（386）

理中丸方：人参、干姜、甘草（炙）、白术各三两。上四味，捣筛，蜜和为丸，如鸡子黄许大，以沸汤数合和一丸，研碎，温服之，日三四、夜二服。腹中未热，益至三四丸，然不及汤。汤法：以四物依两数切，用水八升，煮取三升，去滓，温服一升，日三服。若脐上筑者，肾气动也，去术加桂四两；吐多者，去术加生姜三两；下多者，还用术；悸者，加茯苓二两；渴欲得水者，加术足前成四两半；腹中痛者，加人参足前成四两半；寒者，加干姜足前成四两半；腹满者，去术加附子一枚。服汤后，如食顷，饮热粥一升许，微自温，勿发揭衣被。

【提要】论霍乱病的两种证治。

【简释】尤在泾："霍乱该吐下而言，头痛发热，身疼痛，则霍乱之表证也，而有热多、寒多之分，以中焦为阴阳之交，故或从阳而多热，或从阴而多寒也。热多则渴欲饮水，故与五苓散去水而泄热；寒多则不能胜水而不欲饮，故与理中丸燠土以胜水。

加减法：

脐上筑者，脐上筑筑然跳动，肾气上而之脾也。脾方受气，术之甘能壅脾气，故去之；桂之辛能下肾气，故加之。

吐多者，气方上壅，甘能壅气，故去术，辛能散气，故加生姜。

下多者，脾气不守，故须术以固之。悸者，肾水上逆，故加茯苓以导之。

渴欲得水者，津液不足，白术之甘，足以生之。

腹中痛者，里虚不足，人参之甘，足以补之。

寒者，腹中气寒也，干姜之辛，足以温之。

腹满者，气滞不行也，气得甘则壅，得辛则行，故去术加附子。"（《伤寒贯珠集·太阳篇下·太阳类病法》）

【按】理中丸为一方二法，既可制成丸剂，亦可煎汤服用。病情缓而需久服者，可用丸；病势急若服丸剂效果不佳者，当用汤剂。服药后，腹中由冷而转有热感者，为脾阳恢复之征兆；若腹中未热，说明是病重药轻，当增加丸药的服用量，由一丸加至三四丸，或改用汤剂。为增强药物疗效，温养中气，在服药后约一顿饭的时间，可喝些热粥，并温覆以取暖。

理中丸于后文第395条并治"大病瘥后，喜唾，久不了了，胸上有寒"者。理中汤于《金匮要略》第九篇又名人参汤（其甘草为生用），主治虚寒性胸痹证。

【方歌】

> 脾胃虚寒理中汤，人参白术草干姜，
> 呕吐下利腹中痛，胸痹阳虚亦此方。

【原文】吐利止而身痛不休者，当消息[1]和解其外，宜桂枝汤小和[2]之。（387）

【注释】

[1] 消息：斟酌的意思。《玉篇·水部》"消"字下云："消息，犹斟酌也。"

[2] 小和：微和。此指少少服用，不可过多。

【提要】论里和而表未和的证治。

【简释】吐利止，为里气已和；身痛不休者，或为在表营卫之气未和，或因表邪未解。桂枝汤为解肌和表之通治方，无表邪者，可调和营卫之气；有表邪者，可微汗祛肌表之邪。小和，言少少与服，不令过度之意。

【按】此条所谓"吐利止"则里气已趋于调和，这没有争议。"而身痛不休者"，是属于表邪未解，还是吐利（不但伤里，而且伤表）之后表虚未复，必须辨别。若霍乱病兼外感，此可以解释为表邪未解；若霍乱病并未兼外感，此"身痛"是表虚"不荣则痛"，或似痛非痛，有酸软、倦怠、乏力之感。曰"宜桂枝汤小和之"，和者，和其营卫之不和也。王子接说："桂枝汤，和剂祖方也。"（《绛雪园古方选注·条目》）不可一见用桂枝汤就认定有表邪。

【原文】吐利汗出，发热恶寒，四肢拘急，手足厥冷者，四逆汤主之。（388）

【提要】论霍乱吐利液脱阳亡的证治。

【简释】尤在泾："此阳虚霍乱之候。发热恶寒者，身虽热而恶寒，身热为阳格之假象，恶寒为虚冷之真谛也。四肢拘急，手足厥逆者，阳气衰少，不柔于筋，不温于四末也。故宜四逆汤助阳气而驱阴气。"（《伤寒贯珠集·太阳篇下·太阳类病法》）

【按】上述吐利所致阴液暴脱之病证，古人尚无现今"输液"之法，是其抢救重病患者之不足。但古人根据危重病人之阴液不能速生，而阳气所当急固的原则，治用急救回阳法是其长处。因此，古今并重，中西结合，优势互补，必能提高救治危重病人的水平。

【原文】既吐且利，小便复利而大汗出，下利清谷，内寒外热，脉微欲绝者，四逆汤主之。（389）

【提要】承上条论阳气虚衰更重的证治。

【简释】尤在泾："此亦虚冷霍乱之候。四肢拘急，手足厥冷，虚冷之著于外者也；下利清谷，脉微欲绝，虚冷之著于里者也，而其为霍乱则一……"此条所述证候较前更甚，亦曰"四逆汤主之"，但联系前后条证治，"设四逆不足以杀其势，其用通脉四逆，具见言外矣。"（张璐《伤寒缵论·厥阴》）

【按】"既吐且利"，如此吐利交作必亡津液，则小便当少，却说"小便复利"，何也？古今注家多避而不释，或释为小便清利，唯沈金鳌明确指出："此条小便利，是门户不约也。"所谓"门户不约"，即小便失禁。

【原文】吐已下断，汗出而厥，四肢拘急不解，脉微欲绝者，通脉四逆加

猪胆汁汤主之。(390)

通脉四逆加猪胆汁汤方：甘草二两（炙），干姜三两（强人可四两），附子大者一枚（生，去皮，破八片），猪胆汁半合。上四味，用水三升，煮取一升二合，去滓，内猪胆汁，分温再服，其脉即来。无猪胆，以羊胆代之。

【提要】 承上条论病情更重阴竭阳亡证治。

【简释】 吐已下断，并非正气恢复佳兆，乃无物可吐而自已，无物可下而自断，为津气内竭的危候。阳气外脱，故汗出淋漓而四肢厥冷；阳亡阴竭，筋脉失其温润，故四肢痉挛拘急不解；脉微欲绝者，为心阳衰竭之象。对此至危至重之证，如仅用四逆温运回阳，犹恐不足，故急取通脉四逆加猪胆汁汤，启下焦之生阳，补已竭之津液。本方功能回阳救逆，益阴和阳，系通脉四逆汤加猪胆汁组成。以通脉四逆汤破阴回阳而救逆，加猪胆汁之苦寒性滑，"胆苦入心而通脉，胆寒补肝而和阴，引置阳药不被格拒。《黄帝内经》曰：'微者逆之，甚者从之'，此之谓也"（《注解伤寒论》）。

【按】 本方证对"吐已下断"之阴液内竭证（严重脱水），李中梓认为"恐人参亦必不可缺也"。（《伤寒括要》卷下）

【原文】 吐利发汗，脉平[1]，小烦者，以新虚[2]不胜谷气故也。(391)

【注释】

[1] 脉平：即脉转平和。

[2] 新虚：素日脾胃不虚，胃气被卒病吐利所伤而虚，故曰"新虚"。

【提要】 论病后胃虚，应注意饮食调护。

【简释】 吐利发汗后而脉平，是大邪已去，阴阳趋于调和，病已向愈之征。若微烦不适者，是因病后新虚，脾胃尚弱，食入不易消化所致。应节减饮食，"损谷则愈"（398），或适当用健脾和胃消食之剂，则小烦可解。

小　结

霍乱是以卒然发生上吐下泻为主症特点的一种急性胃肠病。因其兼见恶寒发热，头痛身痛等表证，或类似表证的证候，故附列六经病之后，以利鉴别。

霍乱的病因病机是饮食内伤，导致胃肠功能紊乱。其典型表现是突发"呕吐而利"，迅速导致阴液暴脱而阳气随亡，治以四逆加人参汤回阳救阴，更甚者治用通脉四逆加猪胆汁汤，较轻者用四逆汤即可。其病情较缓而不典型，"热多欲饮水者"，用五苓散通阳化气；"寒多不用水者"，用理中丸（汤）温中化湿。若"吐利止而身痛不休"，营卫未和者，宜桂枝汤和其营卫。若吐利已止，胃气尚虚，不能消化谷食而"小烦"者，节食养胃可也。

辨阴阳易瘥后劳复病脉证并治

　　伤寒是一切热性病的总称，范围很大。仲景"勤求古训，博采众方"，并结合自己的临证经验，创造性地总结了伤寒热病的辨证论治规律——六经"病脉证并治"。本篇是继六经病证治之后列出的，虽然只有七条（392～398），却切切不可忽视之。因为，大病初愈，阴阳未平，气血未复，余邪未尽，稍有疏忽，则有引起疾病复发的可能。当此之际，以禁房室，慎起居，节饮食，安心静养为要。否则，难免造成阴阳易、瘥后劳复、食复及余邪未尽而"死灰复燃"。本篇不仅仅针对上述证候进行辨证论治，更重要的是提出了许多护理学内容，为后世护理学的创立奠定了基础。

　　【原文】伤寒阴阳易[1]之为病，其人身体重，少气，少腹里急，或引阴中拘挛，热上冲胸，头重不欲举，眼中生花—作眵，膝胫拘急者，烧裈散主之。（392）

　　烧裈散方：妇人中裈[2]近阴处[3]，取烧作灰。上一味，水服方寸匕，日三服。小便即利，阴头微肿，此为愈矣。妇人病，取男子裈烧灰服。

　　【注释】

　　[1] 阴阳易：指患病未愈或初愈之际，男女交接后引起的病证。阴阳是代表男女两性，双方性交，男病传不病之女，女病传不病之男，故曰"易"。易者，就是交换，传给了对方。

　　[2] 中裈（kūn 坤）：古时称裤子为"裈"。"中裈"即内裤。

　　[3] 近阴处：即裤裆处。

　　【提要】论阴阳易的证治。

　　【简释】尤在泾："阴阳易者，男子大病新瘥，尚有余热，妇人与之交而得病，名曰阳易；或妇人大病新瘥，余热未尽，男子与之交而得病者，名曰阴易，以阴阳相感，精气交通，热气从之而传易也。其人身体重，少气者，劳伤真气，而热胜之也。少腹里急，或引阴中拘挛，及膝胫拘急者，精虚热入，而脉道不通也。热上冲胸，头重不欲举，眼中生花，则热气熏蒸，而且上淆清阳矣。裈裆得阴浊最多，以类相入，导其热气，俾从阴而入者，仍从阴而出也。"（《伤寒贯珠集·厥阴篇·厥阴诸法》）

　　【按】关于阴阳易的病名、病因、病机及证候表现，古今注家尚无大的争议。有争议的是此条之方烧裈散。由于这个方子药源特殊，功效很难理解，故对其疗效历来存在争议。而许多医家是肯定烧裈散之疗效的。刘渡舟先生在他的《伤寒论讲稿》说到，他曾专程请教经方派李汉卿，"李老认为……烧裈散还确实管用。他说治好过七例"。历代医家的经验是，对阴阳易也要辨证论治，烧裈散是个"专方"，辨证论治与专方专药结合运用，疗效才会更切实。

【原文】大病瘥后，劳复者，枳实栀子豉汤主之。(393)

枳实栀子豉汤方：枳实三枚(炙)，栀子十四个(擘)，香豉一升(绵裹)。上三味，以清浆水七升，空煮取四升，内枳实、栀子，煮取二升，下豉，更煮五六沸，去滓，温分再服。覆令微似汗。若有宿食者，内大黄如博碁子大五六枚，服之愈。

【提要】论瘥后劳复的证治。

【简释】尤在泾："大病新瘥，血气未复，余热未尽，而强力作劳，因复发热者，名曰劳复。为其余热之气，因劳而外浮也。枳实、栀子所以下热，豆豉所以散热，盖亦表里之剂，而气味轻薄，适宜于病后复发之体耳。若有宿食者，名曰食复，《黄帝内经》所谓食肉则复，多食则遗也。故于枳实栀子豉汤中，少加大黄，以逐其宿食。"(《伤寒贯珠集·厥阴篇·厥阴诸法》)

【原文】伤寒瘥以后，更发热，小柴胡汤主之。脉浮者，以汗解之；脉沉实一作紧者，以下解之。(394)

【提要】论瘥后更发热的证治。

【简释】尤在泾："伤寒瘥已后，更发热者，不因作劳，亦未过食，而未尽之热自从内而达于外也，故与小柴胡汤，因其势而解之，且人参、甘、枣可以益病后之虚，黄芩、半夏可以和未平之里也。脉浮者，邪气连表，汗之使之外解。脉沉实者，邪气居里，下之使从里解，亦因其势而利导之耳。"(《伤寒贯珠集·厥阴篇·厥阴诸法》)

【按】对本条所谓"脉浮者，以汗解之；脉沉者，以下解之"之治法及相关方药，注家有不同见解。上述尤氏之注为其一，万全指出具体处方曰："脉浮者，热在表，小柴胡加桂枝汤；脉沉者，热在里，小柴胡加芒硝汤"(《伤寒摘锦》卷下)。而吴谦则认为："此承上条详言证脉，以别其治也。伤寒瘥已后，更复发热者，虽有劳复、食复之别，然须分或宜和、或宜汗、或宜下之不同。如脉浮有表，当以汗解者，用枳实栀子豉汤汗之；脉沉有里者，当以下解者，用枳实栀子豉加大黄汤下之；若无表里证，当和解之者，用小柴胡汤和之。对证施治，斯为合法。"(《医宗金鉴》卷十) 章楠说："瘥后更发热者，余邪隐伏，触动而发，表里不和，故主以小柴胡和解表里。再审其脉浮者，邪在表，以汗解之；脉沉实者，邪在里，以下解之。此明其大端如是，非必以麻桂为汗，承气为下也。"（《伤寒论本旨》卷五）

总之，本条提出瘥后发热，或用小柴胡汤和解，或用汗法，或用下法，意在示人以法，应随证治之。

【原文】大病瘥后，从腰以下有水气者，牡蛎泽泻散主之。(395)

牡蛎泽泻散方：牡蛎（熬）、泽泻、蜀漆（暖水洗去腥）、葶苈子（熬）、商陆根（熬）、海藻（洗去咸）、栝楼根各等份。上七味，异捣，下筛为散，更于白中治之，白饮和，服方寸匕，日三服。小便利，止后服。

【提要】论瘥后腰以下有水气的证治。

【简释】大病瘥后，由于气化不利，致使湿热壅滞，水气不行，停聚于腰下，可见下肢肿满，二便不利，脉沉有力等邪实证。根据《金匮要略》提出的"诸有水者，腰以下肿，当利小便"的法则，故用牡蛎泽泻散利水逐邪。陈修园说："太阳之气，因大病不能周行于一身，气不行而水聚之，今在腰以下，宜从小便利之。牡蛎、海藻生于水，故能行水，亦咸以软坚之义也；葶苈利肺气而导水之源；商陆攻水积而疏水之流；泽泻一茎直上，栝楼生而蔓延，二物皆引水液而上升，可升而后可降也；蜀漆即常山之苗，自内而出外，自阴而出阳，所以引诸药而达于病所。又散以散之，欲其散布而行速也。但其性甚烈，不可多服，故曰'小便利，止后服'。"（《长沙方歌括》卷六）吴谦指出："此方施之于形气实者，其肿可随愈也。其病后土虚，不能制水，肾虚不能行水，则又当别论，慎不可服也。"（《医宗金鉴》卷十）

【按】本条提示我们：大病之后，既要注意调护正气，又要及时祛除邪气。"在临床辨证的时候，大病瘥后，腰以下有水气，要分清虚实……牡蛎泽泻散是治疗实性水的，有水还有热，脉沉而有力，小便不利，肚子胀，下肢肿，用手按之发硬。如果按之如泥，肚子一摸发软，这个方子它就不好用，所以这个方子治实证，不治虚证。"（《刘渡舟伤寒论讲稿》第385页）

【方歌】

病后腰下有水肿，牡蛎泽泻蜀漆葶，
商陆海藻栝楼根，利水泄热治实证。

【原文】大病瘥后，喜唾，久不了了，胸（按：《金匮玉函经》卷四作"胃"）上有寒，当以丸药（按：《金匮玉函经》《千金翼方》卷十并无"以丸药"三字）温之，宜理中

丸。（396）

【提要】论瘥后虚寒喜唾的证治。

【简释】大病已瘥，若时而咯吐少许痰涎，不久可自愈。若时时吐唾沫痰涎，久久不已，则属脾胃虚寒，水津不能温化，聚于胸膈，故曰"胸上有寒"。寒者，饮也。因属寒饮，所以症见痰液稀薄，口不渴，喜温畏寒，小便清白等。治宜理中丸温补脾胃阳气。"然不用理中汤而用理中丸者，非取其缓也，因病后余证，不必用大剂力救，但欲其常服耳。"（钱天来《伤寒溯源集》卷十）

【按】关于本条大病瘥后"胸上有寒"之成因，注家有不同的解读，有的认为"素禀"使然，有的认为过用"凉药"所致。联系临床，上述两种成因，或为其一，或兼而有之。

关于理中丸（汤）的功效问题，该方立论在于温补脾胃，其实亦能温肺。《金匮要略》第七篇第5条曰："肺痿吐涎沫……此为肺中冷……甘草干姜汤以温之。"可为佐证。若再联系《金匮要略》第九篇第5条"胸痹心中痞（病位在心）……人参汤亦主之"之法，可知理中丸（汤）不仅温补脾肺，亦能温补"君主之官"也。

【原文】伤寒解后，虚羸少气，气逆欲吐，竹叶石膏汤主之。（397）

竹叶石膏汤方：竹叶二把，石膏一斤，半夏半斤（洗），麦门冬一升（去心），人参二两，甘草二两（炙），粳米半升。上七味，以水一斗，煮取六升，去滓，内粳米，煮米熟汤成，去米，温服一升，日三服。

【提要】论伤寒解后余热未清而气阴两虚的证治。

【简释】伤寒热病经过治疗，病邪虽已衰退，而余热未清，气阴未复，胃气未和，症见"虚羸少气，气逆欲吐"等。"虚羸"言其形体虚乏瘦弱（《说文解字》："羸，瘦也，弱也。"），"少气"言其气力不足，总之是形气尚未复原。人以胃气为本，"气逆欲吐"则是初愈之际，胃气尚弱，饮食难化，虚热扰之而气逆于上也。"竹叶石膏汤乃白虎汤之变法，以其少气，故加参、麦之甘以益气；以其气逆有饮，故用半夏之辛以下气蠲饮，且去知母之咸寒，加竹叶之甘凉，尤于胃虚有热者为有当耳。"（《伤寒贯珠集·厥阴篇·厥阴诸法》）

【按】该方竹叶之功用，《神农本草经》曰"治咳逆上气"；《名医别录》曰"主除烦热"。后世医家认识得更明确，《药品化义》说："竹叶清香透心，微苦凉热，气味俱清……清气分之热，非竹叶不能；凉血分之热，除柏叶不效"。《本草求真》言竹叶"总属清利之品，合以石膏同治，则能解除胃热"。

医圣将竹叶石膏汤写在六经病脉证并治最后一方，其用心诚如徐大椿所说：此"仲景先生治伤寒愈后调养之方"。

笔者认为，竹叶石膏汤是一个清补良方，凡热病的各个阶段与杂病的各种疾患，只要是气阴两虚，虚热内扰证，皆可以该方为主方大法，适当加减治之。

【方歌】

> 清补竹叶石膏汤，半冬人参草粳良，
>
> 虚羸少气且欲吐，伤寒解后调养方。

【原文】病人脉已解，而日暮微烦，以病新瘥，人强与谷，脾胃气尚弱，不能消谷，故令微烦，损谷则愈。(398)

【提要】论病愈后应注意饮食调摄。

【简释】病人脉已解，盖指病邪已去，病人脉证已趋于平和。"而日暮微烦"者，何也？以朝则人气生，暮则人气衰，病人新瘥，正气尚未完全恢复，故傍晚可稍感心胸烦闷等。再者，病情刚刚痊愈，脾胃之气尚弱，消化谷食的功能尚待恢复，此时若让病人勉强进食不能消化的食物，"故令微烦"。烦者，泛指进食后胃中不适等证候。应减少饮食，以糜粥调养，暂且不可进肉食，则自然向愈。

【按】此条与《霍乱病》篇末条所谓"吐利发汗，脉平，小烦者，以新虚不胜谷气故也"可互文见义，应互相发明，以彰显医圣心法。

"损谷则愈"一句作为六经病脉证并治的结束语，充分体现了医圣张仲景以胃气为本，注重饮食调护的思想。这种思想与《黄帝内经》一脉相承。《素问·脏气法时论篇》说："毒药攻邪，五谷为养，五果为助，五畜为益，五菜为充，气味和而服之，以补精益气。"《素问·五常政大论篇》指出：药物治病，治到一定程度就应停药，以"谷肉果菜，食养尽之，无使过之，伤其正也"。这是对以药治病与以食养人二者关系的科学论述。医圣告诫医者与病者：病人初愈，不"损谷"节食，难免导致"食复"，举一反三，不节劳则"劳复"，不节欲则"女劳复"。因此，病人在康复阶段，应节食以防食复，节劳以防劳复，节欲以防女劳复，并应调节情志，谨防外邪，则无病复之忧矣。

小　结

本篇对大病瘥后几种常见病的诊治作了简要论述。病后调养要注重保精、节劳、养胃、慎药，既要补益已虚之正气，又要去除未尽之邪气。若伤寒将愈之时，余邪未尽，精气已虚，因犯房事而"阴阳易之为病……烧裈散主之"。若大病瘥后，因劳而复，见烦热痞满者，可治以枳实栀子豉汤；兼有宿食者，可加大黄。若瘥后复发热，病邪在表，当以汗解；里有实热，当用泻下；邪在少阳，则用小柴胡汤和解。若瘥后腰以下有水气，用牡蛎泽泻散利小便，逐水邪。若瘥后胸上寒饮而喜唾，治用理中丸温化。若瘥后虚羸少气，气逆欲吐者，治以竹叶石膏汤清热补虚。若病邪已去，胃气尚弱，勉强进食，不能消化，致令微烦者，损谷节食则愈。

　　总之，对"阴阳易瘥后劳复病"的处治必须谨慎，既要严格遵循辨证论治法则，又要根据大邪已解的特点处方遣药，并应注重"损谷则愈"等善后护理，这是本篇提示给我们的基本思想。